S. Ranade, C. Hosius, J. Heckmann

Ayurveda

Unseren Ehefrauen
Dr. Sunanda Ranade
Maria Luisa Barontini
Johanna Niehoff-Heckmann
gewidmet

Subhash Ranade, Christian Hosius, Jürgen Heckmann

Ayurveda
Basislehrbuch

URBAN & FISCHER
München · Jena

Zuschriften und Kritik an:
Urban & Fischer, Lektorat Ganzheitsmedizin, Karlstraße 45, 80333 München

Wichtiger Hinweis für den Benutzer

Die Erkenntnisse in der Medizin unterliegen laufendem Wandel durch Forschung und klinische Erfahrungen. Herausgeber und Autoren dieses Werkes haben große Sorgfalt darauf verwendet, dass die in diesem Werk gemachten therapeutischen Angaben (insbesondere hinsichtlich Indikation, Dosierung und unerwünschten Wirkungen) dem derzeitigen Wissensstand entsprechen. Das entbindet den Nutzer dieses Werkes aber nicht von der Verpflichtung, anhand der Beipackzettel zu verschreibender Präparate zu überprüfen, ob die dort gemachten Angaben von denen in diesem Buch abweichen und seine Verordnung in eigener Verantwortung zu treffen.

Bibliografische Information Der Deutschen Bibliothek

Die Deutsche Bibliothek verzeichnet diese Publikation in der Deutschen Nationalbibliografie; detaillierte bibliografische Daten sind im Internet über http://dnb.ddb.de abrufbar.

ISBN 3-437-55850-1

1. Auflage 2003

03 04 05 06 07 5 4 3 2 1

Um den Textfluss nicht zu stören, wurde bei Patienten und Berufsbezeichnungen die grammatikalisch maskuline Form gewählt. Selbstverständlich sind in diesen Fällen immer Frauen und Männer gemeint.

Planung und Lektorat: Christel Hämmerle, München
Redaktion: Walburga Rempe-Baldin, München
Herstellung: Kerstin Wilk, München
Satz, Druck und Bindung: Kösel, Kempten
Umschlaggestaltung: Spieszdesign, Neu-Ulm
Umschlagfotos: Manfred Krames, Karlsruhe, Eduard Würdinger, Augsburg
Gedruckt auf 100 g/qm Claudia Star

Aktuelle Informationen finden Sie im Internet unter der Adresse:
www.urbanfischer.de

Vorwort

Die moderne Medizin entwickelt sich mit großer Geschwindigkeit weiter. Dennoch bleiben viele offene Fragen. Viele chronische Erkrankungen können zwar behandelt, aber nicht geheilt werden. Zudem lassen Intensivierung und technischer Fortschritt zum einem und gesundheitspolitische Entscheidungen zum anderen immer weniger Zeit für die Arzt-Patienten-Beziehung. Diese Entwicklungen machen deutlich, dass die westliche Schulmedizin durch alternative Ansätze sinnvoll ergänzt werden oder Teilbereiche komplett übernehmen sollte. Die traditionelle indische Medizin Ayurveda bietet eine Möglichkeit als Komplementärmedizin in das bestehende medizinische System verankert zu werden. Denn sie liefert Erklärungsmöglichkeiten für eine Reihe von Erkrankungen, deren Ätiologie nach westlichem Verständnis unklar ist.

Ayurveda basiert auf einer zweitausendjährigen Erfahrung und nicht auf wissenschaftlichen Ergebnissen und Experimenten. Dies ist einer der Gründe, warum Ayurveda bisher von der westlichen Medizin nicht anerkannt wird. Klar sollte allerdings auch sein, dass es sich nicht um eine mystische oder esoterische Medizin handelt, auch wenn es hierzulande oft so vermarktet wird. Es handelt sich auch nicht, wie bestimmte Formen des Ayurveda suggerieren (diese werden hier nicht berücksichtigt), um einen Markenartikel. Vielmehr ist Ayurveda ein Wissen, das frei zugänglich gemacht werden sollte.

Dieses Buch soll helfen den Zugang zu Ayurveda zu finden, es frei von Dogmen vorstellen und therapeutische Ansätze exemplarisch aufzeigen. In den Kapiteln 1–4 werden Grundlagen dargestellt, die für das Verständnis der Diagnose und Therapie (Kapitel 5 und 6) unerlässlich sind. Dieses Buch kann allerdings nur ein kleiner Schritt auf einem langen Weg sein. Es besteht nicht der Anspruch nach der Lektüre zu einem Spezialisten heranzureifen. Denjenigen, die bereits Erfahrungen mit Ayurveda gemacht haben, soll es bei der Behandlung verschiedener Erkrankungen Leitfaden sein. In Kapitel 7 finden Sie Informationen zu Bezugsquellen und Ausbildungsmöglichkeiten. Abgerundet wird dieses Buch durch einen in dieser Form einzigartigen Index zu den Medikamenten (Kapitel 7.2).

Ayurveda hat als Komplementärmedizin durchaus eine Berechtigung, in verschiedenen Bereichen eingesetzt zu werden, in denen die moderne Medizin keine ausreichenden Erklärungsansätze und Therapieoptionen bietet. Vor dem Hindergrund der Kostenexplosion sei an dieser Stelle exemplarisch an die individuelle Prävention erinnert, die ein grundlegend anderes Gesundheitsbewusstsein vermittelt, bei dem das Individuum eingebettet in seine Konstitution und seine Umwelt betrachtet wird. In diesem Zusammenhang ist es wichtig zu betonen, dass die einheimische Kräuterheilkunde und andere naturheilkundliche Verfahren in den ayurvedischen Kontext „über-

setzt“ werden müssen. Das reine Übernehmen des indischen Ayurveda führt sicherlich in eine Sackgasse. Diese Entwicklung steckt allerdings noch in den Kinderschuhen.
Leider hat sich bis heute in Deutschland kein Ausbildungssystem etabliert, das dem indischen entsprechend wäre. Dort wird Ayurveda wie auch die westliche Medizin an fünf Universitäten gelehrt. Die Möglichkeiten hierzulande sind eher beschränkt; praktische Erfahrung kann in nicht ausreichendem Maße in Deutschland erworben werden. Es bleibt zu hoffen, dass ein seriöses Ausbildungssystem entwickelt wird, das frei von Dogmen und rein kommerziellen Interessen gelehrt wird. Nur durch eine derart seriöse Verbreitung wird es auf Dauer gelingen, Ayurveda als einer medizinischen Alternative den Weg zu bahnen.
Wir hoffen mit diesem Buch einen kleinen Beitrag dazu geliefert zu haben.

Pune (Indien), Prüm/Eifel und Offenburg im April 2003

Prof. Subhash Ranade
Dr. Christian Hosius
Dr. Jürgen Heckmann

Zur Aussprache der Sanskrit-Wörter

c, ch	= tsch (*Caraka* sprich: Tschanraka)
ḍ, ḍh, ṇ, ṭ, ṭh	= d, dh, n, t, th aber mit zurückgebogener Zungenspitze gesprochen
j, jh	= dsch (*Jaipur* sprich: Dschaipur; *Rajas* sprich: Radschas)
ṛ	= ri (*Kṛṣna* sprich: Krischna)
ś	= sch (palatal – *Śukra* sprich Schukra, mit weichem sch)
ṣ	= sch (zerebral mit zurückgebogener Zungenspitze)
y	= j (*Yoga* sprich: Joga)

Lange Vokale sind mit Längszeichen (z. B. ā, ī, ū) versehen. Eine Silbe ist lang durch einen langen Vokal oder nachfolgende Doppelkonsonanz. Im Sanskrit bilden auch e und o lange Silben. Die Betonung liegt bei den Sanskrit-Wörtern:

- auf der vorletzten Silbe, wenn diese lang ist *(Aśoka, Kaniṣka)*
- auf der drittletzten Silbe, wenn diese lang und die vorletzte kurz ist
- auf der viertletzten Silbe, wenn die drittletzte und die vorletzte kurz sind.

Inhaltsverzeichnis

1 Ursprung und Entwicklung des Ayurveda

1.1 Kulturgeschichte Indiens

Obwohl seit dem 18. Jahrhundert die Geschichte des indischen Kontinents erforscht wird, stimmen Indologen darin überein, dass ihre kritische Rekonstruktion über den Ursprung und das Wesen der indischen Kultur höchst ungewiss ist. So wurde noch bis ca. 1920 davon ausgegangen, dass die indische Geschichte ihren Anfang nahm mit der ab 1500 v. Chr. einsetzenden Einwanderung der Arier, einem Volk, das wie andere indogermanische Stämme aus den Steppen Zentralasiens stammte.

1.1.1 Die Indus-Kultur

Im Rahmen einer 1924 durchgeführten archäologischen Forschungsexpedition stellten sich die Zusammenhänge etwas differenzierter dar. Archäologen, die an zwei Fundstätten arbeiteten – Harappa im östlichen Panjab und Mohenjo Daro in Sindh – entdeckten die ersten Zeugnisse einer Hochkultur im Industal. Diese städtisch orientierte Zivilisation war ebenso fortgeschritten und entwickelt wie die Hochkulturen in Ägypten, Mesopotamien und China, die zeitgleich ihre Blütezeit erlebten. Weitere Untersuchungen schienen die Ansicht zu untermauern, dass eine reife und bemerkenswert einheitliche Gesellschaft ein Gebiet von mehr als 1,3 Millionen Quadratkilometern bevölkerte und damit das Gebiet des Industales weit überschritt. Der Name Induskultur ist, obwohl irreführend, dennoch der weiterhin gebräuchliche neben der Bezeichnung Harappa-Kultur.
Die Induskultur stützte sich auf die Landwirtschaft, man nützte die jährlichen Hochwasser des Indus, um mit Weizen, Gerste, Hülsenfrüchten, Sesam, Senf, Datteln Gemüse und auch Reis bestellte Felder zu bewässern. Zu den

domestizierten Tieren gehörten Katzen, Hunde und Vieh: Rinder, Büffel, Schafe, Ziegen und vermutlich Geflügel. Dabei glich, so wird angenommen, die Agrar- und Hirtengesellschaft der Induskultur, eher einer losen Förderation von Menschen als einem einheitlichen Staat. Zunächst nahm man an, die Wurzeln dieser Kultur liege in Mesopotamien, doch die späteren Funde ließen 1998 die Archäologen RICHARD H. MEADOW von der Harvard Universität und J. MARK KENOYER von der Universität Wisconsin, Madison zum Schluss kommen, dass es sich um eine eigenständige Zivilisation handelt, die bereits etwa 3000 v. Chr. existiert hat. Der amerikanische Historiker WILL DURANT weist in seiner „Kulturgeschichte der Menschheit, Das Vermächtnis des Osten" darauf hin, diese Hochkultur sei vermutlich bereits früher, noch entwickelter gewesen. „Sonderbar genug, die untersten Schichten dieser Überreste (von Mohenjo-Daro) weisen eine höher entwickelte Kunst auf als die oberen – als ob die ältesten Lager von einer bereits Hunderte, vielleicht Tausende von Jahren alten Kultur herrührten ... Nach der Hausarchitektur, dem Siegelschnitt und der Anmut der Tonwaren zu schließen, war die Induskultur zu Beginn des dritten Jahrtausends v. Chr. der babylonischen überlegen. Aber das war eine späte Phase der indischen Kultur; sie könnte auch schon früher führend gewesen sein."
Erste Zeugnisse dieser frühen Hochkultur Indiens präsentieren sich uns in den Ausgrabungen der Städte Harappa und Mohenjo Daro. Obwohl die Schrift dieser Kultur bis heute noch nicht entziffert werden konnte, erhalten wir durch die archäologischen Funde einen Einblick in frühgeschichtliche Zeit. Auffallend ist vor allem die weit entwickelte Hygiene in diesen Städten: Nahezu jedes Haus verfügte über Bad und Toilette und es bestand ein geschlossenes Kanalisationssystem. Eine Vielzahl von Kleinfunden, meist in Form von Speckstein-Siegeln mit Tierdarstellungen, vereinzelt auch menschliche Figuren und Schriftzeichen, legten nahe, dass es sich dabei um religiöse Sinnbilder handelt. Das Bemerkenswerte daran: Diese frühesten uns bekannten Zeugnisse indischer Kunst behalten über Jahrtausende fast unverändert ihre Gültigkeit bei, sie lassen sich in der Formwelt der verschiedenen indischen Religionen weiterverfolgen. Als Blütezeit der Harappa-Kultur wird der Zeitraum von 2300 bis 2100 v. Chr. angenommen.

1.1.2 Die vedische Epoche

Gegen Mitte des zweiten vorchristlichen Jahrtausends wanderten Hirten- und Bauernstämme, die sog. Arier, über den Kybher-Pass in den Nordwesten Indiens ein. Ihre Überlegenheit im Umgang mit Waffen dürfte der wesentliche Grund gewesen sein, warum das alteingesessene Volk immer weiter nach Süden abgedrängt und die Indus-Kultur durch eine neue Kultur abgelöst wurde. Die vedische Epoche (1600–800 v. Chr.) beginnt mit der Ein-

wanderung der Arier und endet mit dem Wirken des Buddha um das 6. Jh. v. Chr. In dieser Zeit breitet sich der Einflussbereich der arischen Kultur vom Nordwesten Richtung Osten aus, die alteingesessene Bevölkerung wird nach Süden verdrängt. Die heute Südindien bewohnenden Draviden sind wahrscheinlich die Nachfahren der indischen Urbevölkerung. In diesem Zeitraum von etwa 1000 Jahren entwickelte sich die arische Kultur.
Die Arier lebten in hierarchischen Gesellschaftsstrukturen, Königtümer entstanden, die Kriegerkaste herrschte in vielen Siedlungen. Die Sprache der Arier war Sanskrit und in ihr waren auch die alten vedischen Texte gehalten, die Mythen, philosophische Traktate und Riten enthielten. Die Arier glaubten an Naturgötter wie Himmel, Erde, Feuer, Morgenröte und den Wind. Den Göttern brachten sie Opfer unter freiem Himmel dar; in ihrer Vorstellung waren die Götter von den Opfern der Menschen abhängig. Nebenher existierte der angestammte Volksglaube, mit Dämonen, Fruchtbarkeits- und Mutterkulten, unvermindert weiter. Die Gottheiten der späten hinduistischen Dreiheit, nämlich *Brāhma, Viṣṇu, Śiva,* nahmen im vedischen Pantheon eine nur untergeordnet Stellung ein. Der wichtigste Gott war der Kriegsgott Indra.

Die Veden

Die Basis der indischen Philosophie bilden die Veden (von der Sanskrit-Wurzel vid = wissen: heiliges Wissen), die aus der Zeit um 1000 v. Chr. stammen. Diese Texte begründeten die vedische Religion und fungieren noch heute als höchste kanonische Autorität aller Hindus. Sie wurden zunächst mündlich von Generation zu Generation überliefert und erst sehr spät schriftlich festgehalten, da Standesinteressen die Aufzeichnung dieser religiösen Texte auf viele Jahrhunderte hinaus verhinderte[1].
Die vedische Literatur ist der Anfangspunkt der gesamten indischen Literatur. Dem orthodoxen Hindu gelten sie als von der Weltseele ausgehauchte Offenbarung, die von den *Ṛṣis,* heiligen Menschen erschaut wurde[2]. Der älteste Teil der Veden, die *Saṃhitās,* wird in *Ṛgveda, Yajurveda und Samaveda* unterteilt. Später kommt der *Atharvaveda* hinzu. Der *Ṛgveda* entstand etwa 1200–1000 v. Chr., die restlichen *Saṃhitās* etwa 1000–800 v. Chr. Jede dieser *Saṃhitās* hat als erläuternde Texte mehrere *Brāhmaṇas* (80–600 v. Chr.) und *Upaniṣaden* (700–500 v. Chr.). In den *Saṃhitās* spiegelt sich noch eine klassenlose Gesellschaft wider, die in den späteren Texten vollständig verloren geht. Mit der Einführung der von den Brahmanen (Priester) gesteuerten Kas-

1 Mylius 1988, S. 24

2 Mylius 1988, S. 29

tenhierarchie errichteten und festigten die hellhäutigen Arier zugleich auch ihre politische Herrschaft über die Nichtarier.

Ṛgveda

Der *Ṛgveda* oder das Wissen um die Lobeshymnen besteht aus 1028 Hymnen. Sie richten sich in erster Linie an Götter, aber auch an Dämonen, Könige, Ahnen, Tiere oder Pflanzen. Der am häufigsten genannte Gott ist Indra, in mehreren Hymnen wird sein mythischer Kampf gegen Vṛtra, ein schlangenähnliches Unwesen, beschrieben. Auch Agni, der Gott des Feuers und Bote zwischen Göttern und Menschen wird häufig verehrt. Auffallend ist das Fehlen des späteren Hochgottes Śiva, der wahrscheinlich aus der Induskultur stammt, dessen Stelle der schreckliche Gott Rudra einnimmt. Der andere spätere Hochgott Viṣṇu ist bereits rudimentär vorhanden.

Samaveda, Yayurveda und Atharveda

Die drei späteren Veden setzen sich wie folgt zusammen:

- Der **Samaveda**, das Wissen um die Gesänge besteht aus 1810 Hymnen *(Saṃhitā),* den Liedern, die von bestimmten Brahmanen bei Opferzeremonien gesungen werden.
- Der **Yajurveda** enthält die Opfersprüche, die der das Opfer darbringende Brahmane zu sprechen hat. Man unterteilt die fünf verschiedenen *Saṃhitās* in den schwarzen und den weißen *Yajurveda*. Der schwarze *Yajurveda* hat vielfältigere Mantras, Mantras und Erklärungen sind jedoch oft recht bunt gemischt.
- Der **Atharvaveda** besteht aus 731 Hymnen und bildet größtenteils eine Sammlung von Zaubersprüchen. Den Schwerpunkt bilden Beschwörungen dämonischer Mächte. Es gibt Zaubersprüche zur Heilung von Krankheiten, zur Abwehr von Dämonen oder auch Segenssprüche. Aber es finden sich auch zahlreiche Sprüche zur Schädigung anderer, also schwarze Magie.

1.1.3 Buddhistische Zeit

Etwa 320 v. Chr. kommt mit *Candragupta Maurya* ein Herrscher an die Macht, der die Maurya-Dynastie begründete und ein größeres Reich vom Indus bis nach Bengalen bilden konnte. Sein Enkel *Aśoka*, der etwa 268 v. Chr. an die Macht kam, dehnte den Herrschaftsbereich bis weit nach Südindien aus. Acht Jahre nach seiner Königsweihe bekehrt er sich zum Buddhismus, welcher für die restliche Herrschaftszeit der Maurya-Dynastie (bis etwa 185 v. Chr.) vorherrschende Religion wurde. *Aśoka* ließ Rasthäuser und Schöpfbrunnen an den Straßen anlegen und Bäume entlang der Straßen pflanzen. Hospitäler zur ärztlichen Versorgung der Bevölkerung wurden gegründet, aus fernen Gegenden stammende Heilkräuter wurden angepflanzt. Der Zerfall dieses Großreiches zeichnet sich bereits in den letzten Jahren der Herrschaft *Aśokas* ab. Die Spendefreudigkeit *Aśokas* nahm so unmäßige Züge an, dass er schließlich von seinem Enkel und Thronfolger entmündigt worden sein soll. In den Jahrhunderten um die Zeitenwende existieren in Indien viele kleinere Reiche. Der Buddhismus wird politisch zurückgedrängt, wirkt aber bis zu den muslimischen Invasionen weiter. Erst im vierten Jahrhundert nach Christus entsteht ein neues Großreich.

1.1.4 Das Gupta-Reich

Ab 320 n. Chr. entwickelt sich auf dem indischen Subkontinent unter der Gupta-Dynastie ein neues Großreich, das etwa 500 n. Chr. durch den Einfall der Hunnen zerstört wird. In diesem Zeitraum lebte wohl der berühmteste Dichter der altindischen Literatur, *Kālidasā*. Auch andere wichtige Werke der indischen Literatur entstanden wohl zu dieser Zeit wie zum Beispiel das Kāmasutrā des *Vātsyāyana,* ein Buch über die indische Liebeslehre. Auch die bildenden Künste erleben eine Blütezeit, wie sich an erhalten gebliebenen Statuen und Reliefs nachvollziehen lässt. Buddhisten, Jainas und Hindus treten mit ihren Kunstwerken gleichermaßen hervor. Nach der Zerstörung dieses Reiches erscheinen wieder viele kleine Reiche auf der politischen Landkarte Indiens.

1.1.5 Muslimische Herrschaft in Indien

Von 998–1030 n. Chr. regierte im Gebiet des heutigen Afghanistan ein muslimischer Herrscher, *Mahmud von Ghazni,* der ein Reich vom Kaspischen Meer bis zum Panjab schuf. Während seiner gesamten Regierungszeit unternahm er zahlreiche Raubzüge nach Indien. Es wurden riesige Schätze geplündert, Universitäten zerstört und Bibliotheken verbrannt und eine große Zahl an Kunsthandwerkern und Gelehrten versklavt. So wurden beispielsweise nach dem Überfall auf Kanauj 50 000 Sklaven mitgeführt. Obwohl diese Raubzüge nicht auf Gebietsgewinn angelegt waren, weitete sich der muslimische Machtbereich bis östlich des Indus aus, von wo eine weitere Expansion relativ leicht zu erreichen war. Im Jahre 1192 wurde dann die letzte starke Hindu-Konföderation besiegt. Der islamische Machtbereich fand seinen Höhepunkt unter der Moghul-Dynastie (1526–1857). Das von den islamischen Einwanderern importierte medizinische System vermischte sich mit dem Ayurveda. Das resultierende System wurde tibb-i-unani, griechische Medizin, genannt. Im 16. Jh. ließ der Moghul-Herrscher *Akbar*, das gesamte indische Wissen sammeln, so auch das medizinische Wissen. Als wichtigstes Werk entstand das Āyurveda Saukhya des *Toḍaramalla*.

1.2 Ursprung und Schriften des Ayurveda

1.2.1 Ursprung des Ayurveda

Nach der traditionellen indischen Erklärung wurde das ayurvedische Wissen den Menschen von *Ṛṣis* (Heilige, „Seher“) überbracht. Diese waren in Sorge, dass die Menschen aufgrund von Krankheiten und frühem Tod von ihrem spirituellen Weg zur Erlösung abgebracht werden. Sie begaben sich in den Himalaya, um dort zu meditieren und die Götter um eine Lösung dieses Problems zu bitten. Die Götter gaben den *Ṛṣis* das ayurvedische Wissen in Versform, welches in den Urformen der *Saṃhitās* festgehalten wurde.
Bei dem Versuch eines wissenschaftlicheren Ansatzes zur Erklärung der Ursprünge des Ayurveda stehen uns nur die überlieferten schriftlichen Zeugnisse zur Verfügung. Hier fällt auf, dass wir zum einen in den Veden eine Vorstellung über Medizin vorfinden, die völlig von magisch-religiösem Denken geprägt ist. Nach einer großen zeitlichen Lücke – der Übergang ist nicht dokumentiert – erscheint dann um die Zeitenwende das ausgearbeitete empirisch-rationale Konzept des Ayurveda. Die plausibelste Erklärung, wie sich die Medizin in dem Zeitraum zwischen den beiden verschiedenen Ansätzen entwickelte, lieferte K. G. Zysk[3]. Nach seiner Ansicht sammelten heterodoxe, also außerhalb des orthodoxen Hinduismus stehende Mönche, die umherwanderten, dieses Wissen an. Auf ihrer Wanderschaft versuchten diese Wandermönche, zu denen auch z. B. buddhistische Mönche zählten, kranken Menschen zu helfen. Dabei tauschten sie ihre Erfahrungen häufig auch aus. Im Gegensatz zu anderen Glaubensrichtungen, wie z. B. den Jainas, wurden sie durch keine Askesevorschriften an der Ausübung einer Heilkunde gehindert. So wurden wohl die buddhistische Gemeinde und deren Klöster der wichtigste Motor für die Entwicklung des Ayurveda. Das Fehlen schriftlicher Zeugnisse aus dieser Zeit lässt sich damit erklären, dass die Weitergabe des Wissens in mündlicher Tradition stattfand und deshalb nur die am besten ausgearbeiteten Texte „überlebten“.

[3] Asceticism and Healing in Ancient India. Oxford University Press 1991

1.2.2 Schriften des Ayurveda

Die altindische Literatur ist unvollständig, viele zum Teil erhebliche Details fehlen. Eine Historiographie, vergleichbar mit der altgriechischen war den Indern fremd. Klar ist, dass die Veden der älteste Teil und der Ausgangspunkt der indischen Literatur darstellen (Mylius 1988). Das systematische Wissenssystem *(Śāstra)* des Ayurveda hat seinen Ursprung 1500 Jahre vor unserer Zeitrechnung und reicht bis in das 19 Jahrhundert hinein.

Die Veden

Von medizinischem Interesse sind bei den *Saṃhitās* der *Ṛgveda* und der *Atharvaveda*. Das medizinische Verständnis ist rein magisch-religiös: Die Ursache von Krankheiten wurde dämonischen Kräften zugeschrieben, die einen Menschen beherrschen konnten, wenn dieser gegen (religiöse) Gesetze verstieß. Der vedische Heiler lässt sich wahrscheinlich am ehesten mit einem Schamanen vergleichen: Er hatte Kenntnis von medizinisch wirksamen Pflanzen, konnte sich in einen Zustand der Trance versetzen und kannte die in den Veden beschriebenen Beschwörungsformeln, um Dämonen abzuwehren oder die Heilkraft der Pflanzen zu erbitten. Das anatomische Wissen war aber nur sehr oberflächlich.
Einige Verse aus dem *Ṛgveda* und *Atharvaveda* seien genannt, um das medizinische Verständnis dieser Zeit zu veranschaulichen:

„Für mich gibt deine Hand mir Gesundheit
für mich gibt sie die beste Gesundheit
für mich ist sie die universelle Medizin."[4]

„Im Wasser liegt Unsterblichkeit
im Wasser liegt Medizin
im Wasser liegt Ambrosia
im Wasser liegt das Feuer welches allen Frieden bringt
im Wasser liegt die universelle Medizin."[5]

„Oh du, die in der Bergwelt geboren
mächtigste aller Heilpflanzen, komme oh Alpenscharte und
vertreibe das Fieber.

4 Ṛgveda, X, 60, 12

5 Ṛgveda, I, 23, 19–20

Oh du, geboren in den großartigen Bergen voller Adlerhorste
weil sie von deiner Heilkraft bei Fieber gehört haben kommen sie mit
Reichtum beladen zu dir.

Im unvergänglichen Sitz der Götter, im dritten Himmel von hier
dort entdeckten dich die Götter, durch deine Ansicht
erlangten sie Unsterblichkeit.
Während sie in einem goldenen Luftschiff mit goldenen Bändern reisten
entdeckten sie dich, oh Blume der Unsterblichkeit.

Sie brachten dich auf goldenen Straßen
in goldenen Schiffen mit goldenen Naben herab zu uns.
Mit deiner göttlichen Potenz zerstörst du Krankheiten der Kopforgane
vor allem der Augen sowie Hauterkrankungen und Fieber."[6]

Caraka

Die *Caraka-Saṃhitā,* das Werk des Autoren *Caraka*, der Leibarzt des Kaisers *Kaniṣka* gewesen sein soll, ist der älteste, heute erhaltene, rein medizinische Text. Obwohl das ursprüngliche Manuskript seit langer Zeit verschollen ist, sind praktische alle Kapitel noch vollständig erhalten. Diesen Umstand verdanken wir der alten Tradition, jeweils Abschriften mit Kommentaren von klassischen Werken herzustellen. Mindestens vier Autoren waren am Verfassen der *Caraka-Saṃhitā* beteiligt. Der Name *Caraka* deutet nicht so sehr auf den Namen eines bestimmten Autors hin, sondern bezeichnet den populären wandernden Mediziner. Als ursprünglicher Autor wird *Ātreya* anerkannt. Sein Schüler *Agniveśa* soll die Manuskripte angefertigt haben. 43 Kommentare werden aufgelistet, von denen heute nur noch die folgenden vollständig oder in Fragmenten vorhanden sind.

- *Caraka-nyāsa* von *Bhaṭṭāra-Haricandra*
- *Caraka-pañjikā* von *Svāmi-Kumāra* aus dem vierten Jahrhundert
- *Nirantara-pada-vyākhyā* von *Jejjaṭa* aus dem sechsten Jahrhundert
- *Āyurveda-dīpikā* von *Cakrapāṇidatta* aus dem elften Jahrhundert
- *Tattva-candrikā* von *Śivadāsa-Sena* aus dem sechzehnten Jahrhundert.

Alle Kommentare sind in Sanskrit verfasst. Zusätzlich gibt es noch zahlreiche Auslegungen in Regionalsprachen. *Cakrapāṇidattas* Kommentar gilt als der beste und wird heute am häufigsten zitiert. Die Entstehungszeit der *Caraka-Saṃhitā* als Bearbeitung eines älteren Textes, des *Agniveśatantra,* lässt sich

---

[6] Atharvaveda, Buch 5, Kapitel 4, Verse 1 bis 10

in etwa auf die ersten drei Jahrhunderte unserer Zeitrechnung eingrenzen. Die drei Werke von *Caraka*, *Suśruta* und *Vāgbhaṭa* werden als die große Trilogie *(Bṛhat Trayī)* bezeichnet, während die wichtigsten Werke der drei neueren Autoren *Mādhava*, *Śārṅgadhara* und *Bhāvamiśra* die kleine Trilogie *(Laghu Trayī)* genannt werden.

Inhaltsübersicht

Die *Caraka-Saṃhitā* wird in acht Bücher, die so genannten „Sthāna“ unterteilt, die wiederum in Kapitel gegliedert sind. Die Titel und Inhalt der acht Bücher sind wie folgt:

- **Sūtra-sthāna – „Der Abschnitt der Grundlagen“:** Die Grundelemente des Ayurveda werden erklärt, allgemeine Hygiene und vorbeugende Medizin erläutert, die wichtigsten Arzneimittel aufgezählt und die bedeutenden Aspekte einer erfolgreichen Behandlung genannt. Ebenso werden Hinweise zur Zusammenstellung, Zubereitung und Wirkung von Nahrungsmitteln gegeben.
- **Nidāna-sthāna – „Der Abschnitt der Ätiologie“:** Dieser Abschnitt behandelt Ursachen, Entstehung, Pathologie und Diagnose der acht wichtigsten Krankheiten sowie einige Therapiemöglichkeiten.
- **Vimāna-sthāna – „Der Abschnitt über verschiedene Themen“:** Unter anderem werden die Wirkprinzipien der Geschmacksrichtungen beschrieben, die Entstehung von Epidemien und Infektionskrankheiten dargestellt, die drei Wege, zu Erkenntnis zu gelangen, aufgeführt und die verschiedenen Typen von Patienten charakterisiert.
- **Śārīra-sthāna – „Der Abschnitt über den Körper“:** Hier werden die universelle und menschliche Entstehungsgeschichte aufgeführt sowie die Embryologie, menschliche Konstitution und die anatomischen Bestandteile des Körpers aufgelistet.
- **Indriya-sthāna – „Der Abschnitt über die Sinne“:** Enthält die Prognostik verschiedener Krankheiten, Vorzeichen des nahenden Todes.
- **Cikitsā-sthāna – „Der Abschnitt über die Heilmittel“:** Nennt praktische Therapiehinweise für spezielle Erkrankungen mit zahlreichen Rezepten und Vorschriften für ein gesundes und langes Leben.
- **Kalpa-sthāna – „Der Abschnitt über die Therapie“:** Enthält pharmazeutische Aspekte bestimmter Medikamente, besonders für das therapeutisch induzierte Erbrechen und Abführen.
- **Siddhi-sthāna –„Der Abschnitt über das Gelingen“:** Methoden für wirksames Behandeln sind beschrieben, vor allem die Anwendung und Ausführung von *Pañcakarma*-Therapien.

Die *Caraka-Saṃhitā* enthält die Beschreibung 341 pflanzlicher, 177 tierischer und 64 mineralischer Medikamente. Sie ist teils in Prosa und teils in

Versen niedergeschrieben und eignet sich besonders zum Studium der Inneren Medizin und des *Pañcakarma.*

Übersetzungen

Die *Caraka-Saṃhitā* wurde schon sehr früh ins Arabische und im achten Jahrhundert von *Ali-Ibn-Zain* ins Persische übersetzt. *Rhazes* (841–926) fertigte eine lateinische Version mit dem Titel „Sharaca indianus“ an, die auch von *Avicenna* (980–1027) benutzt wurde. Es gibt außerdem eine tibetische und eine mongolische Übersetzung.
Von den englischen Übersetzungen, ist diejenige von Ram Karan Sharma und Vaidya Bhagavan *Dash* besonders zu empfehlen, da auch die wichtigen Kommentare von *Cakrapāṇidattas Āyurveda-dīpīkā* enthalten sind. Sie ist leider immer noch unvollständig, da *Kalpa-sthāna* und *Siddhi-sthāna* bisher noch nicht veröffentlicht wurden.

Suśruta

Die *Suśruta-Saṃhitā* beschreibt die ayurvedische Chirurgie und gilt als das älteste uns erhaltene ayurvedische Werk. Sie entstand wohl kurz vor der Zeitenwende. Die uns heute vorliegende Fassung, eine Überarbeitung von *Nāgārjuna*, stammt etwa aus dem 4. Jh. n. Chr.

Inhaltsübersicht

Dieses Werk besteht aus sechs Büchern mit 184 Kapiteln. *Suśruta* behandelt darin 1120 Krankheiten, 700 Heilpflanzen, 57 tierische und 64 mineralische Medikamente.

- **Sūtra-sthāna** bildet mit 48 Kapiteln das umfangreichste Buch und gibt eine Übersicht über das Gesamtwerk.
- **Nidāna-sthāna** behandelt Ätiologie, Pathologie und Diagnostik der wichtigsten Krankheitsbilder seiner Zeitepoche.
- **Śārīra-sthāna** stellt die Anatomie sowie Embryologie dar.
- **Cikitsā-sthāna** beschreibt detailliert die Therapieverfahren, insbesondere die chirurgischen Maßnahmen.
- **Kalpa-sthāna** beinhaltet die Toxikologie, sowie Erste-Hilfe-Maßnahmen bei akuten Verletzungen.
- **Uttara-tantra,** eine spätere Hinzufügung, behandelt sämtliche Fachbereiche des Ayurveda: Augenheilkunde, HNO-Erkrankungen, Kinderheilkunde sowie innere Medizin und psychische Erkrankungen.

Zusätzlich zu den relativ einfachen chirurgischen Maßnahmen wurden auch komplexe Eingriffe vorgenommen, wie z.B. Rhinoplastik, Hauttransplantation, Amputationen und Schädelöffnungen zur Entfernung von Tumoren.

Übersetzungen

Im achten Jahrhundert wurde die *Suśruta-Saṃhitā* von *Ibn Abillsaibial* unter dem Titel „Kitabshah-shundal-hindi" ins Arabische übersetzt. HESSLER fertigte zwischen 1846 und 1850 eine lateinische Ausgabe, HOERNLE und KUNTE übersetzten sie 1876 erstmals in die englische Sprache. Heute ist die englische Übersetzung von KAVIRAJA KUNJALAL BHISHAGRATNA,[7] am meisten in Gebrauch. Eine kurze Zusammenfassung mit dem Titel „Synopsis of Ayurveda based on a translation of Suśruta Saṃhitā" von SINGHAL und PATTERSON,[8] gibt eine guten Überblick in das großartige Werk von *Suśruta.*

Vāgbhaṭa

Der chinesische Pilger *I-Tsing* schrieb im siebten Jahrhundert, dass die *Saṃhitās* von *Caraka* und *Suśruta* von *Vāgbhaṭa* zusammengefasst und aktualisiert worden sind. Beispielsweise werden Veränderungen in der Chirurgie erwähnt, außerdem führte er eine Reihe bislang nicht beschriebener Heilpflanzen auf. Der Titel dieses umfangreichen und komplexen Textes lautet *„Aṣṭāṅga-Saṃgraha". Vāgbhaṭa* wurde in Sindh, einer Provinz im heutigen Pakistan geboren und lernte Ayurveda von seinem Vater sowie einem buddhistischen Mönch namens *Avaloka.* Das Datum der Entstehung liegt etwa bei 600 n. Chr. Man nimmt an, dass auch *Vāgbhaṭa* Buddhist war. Seine Arbeiten waren nicht nur in Indien populär, sondern fanden ihren Weg nach Tibet, China und Japan. Ob der gleiche Autor auch die *Aṣṭānga-Hṛdaya-Saṃhitā* geschrieben hat oder diese später geschrieben wurde, ist strittig. Die *„Aṣṭānga-Hṛdaya",* erfreut sich wegen ihrer Klarheit und einfach zu erlernenden Versform größerer Popularität als der *Aṣṭāṅga-Saṃgraha,* dessen Prosa in einem sehr archaischen Stil verfasst wurde.

Inhaltsübersicht

Der *Aṣṭāṅga-Saṃgraha* besteht aus sechs Büchern, 150 Kapiteln und 9241 Versen oder Prosapassagen. *Vāgbhaṭa* erwähnt als erster der drei Autoren die Funktion der medizinischen Astrologie. *„Aṣṭānga"* bedeutet achtfaltig.

---

7 Chowkhamba Sanskrit Series, Vārāṇasī

8 Oxford University Press, Delhi

Somit zeigt der Titel an, dass sich dieses Werk mit den acht Fachrichtungen des Ayurveda in folgender Schwerpunktsetzung befasst.

- **Sūtra-sthāna:** Grundlagen, präventive Medizin, Einfluss der Jahreszeiten auf den menschlichen Organismus, richtige Ernährungsweise sowie die Einteilung der Medikamente und die verschiedenen Formen des *Pañcakarma*
- **Śārīra-sthāna:** entsprechend der Bedeutung des Wortes „*Śārīra*" (Körper) werden Anatomie, Konstitution, Embryologie, Marma (Vitalpunkte) sowie Prognostik dargestellt
- **Nidāna-sthāna:** Ätiologie, Symptome, Pathologie und Diagnostik
- **Cikitsā-sthāna:** Behandlungsmöglichkeiten der im vorangegangenen Buch beschriebenen Krankheiten
- **Kalpa-sthāna:** Pharmakologie und Herstellung der Medikamente
- **Uttara-sthāna:** Beschreibung der verschiedenen Teilbereiche wie Augenheilkunde, HNO-Heilkunde und Kinderheilkunde.

Übersetzungen

Die *Aṣṭāṅga-Hṛdaya-Saṃhitā* wurde schon früh ins Tibetische und Arabische übersetzt. 1937 haben HILGENBERG und KIRFEL eine deutsche Übersetzung erstellt.[9] Die populäre englische Version stammt von SRIKANTHA MURTHY[10], der vor kurzem auch die Übersetzung des *Aṣṭāṅga-Hṛdaya-Saṃhitā* fertig gestellt hat.

Mādhava, Śārṅgadhara und Bhāvamiśhra

Die nachfolgenden drei medizinischen Werke stammen aus der nachklassischen Zeit: Der größte Anteil dieser Werke bilden Kompilationen älterer Texte, im *Mādhava-Nidāna* fällt vor allem die neue Anordnung der Verse auf. Die *Śarṅgadhara-Saṃhitā* erwähnt zum ersten Mal die Pulsdiagnose. Der *Bhāvaprakāśa* führt erstmalig die von den portugiesischen Kolonialherren eingeschleppte Syphilis auf. Neben diesen „klassisch ayurvedischen" Texten entsteht auch eine umfangreiche alchemistische Literatur, deren Ursprung vorwiegend im Tantrismus liegt. Die Hauptrolle in diesen Texten spielt die Suche nach einem Lebenselixier, das man im Quecksilber gefunden zu haben glaubte. Zudem existieren zahlreiche andere medizinische Texte aus dieser Zeit, die als *Nighaṇṭu* (Wörtersammlung, Lexikon) bezeichnet werden und vor allem für die Pharmakologie und Therapeutik relevant sind.

[9] E. J. Brill, Leiden 1941

[10] Drei Bände; Chowkhamba Sanskrit Series, Vārāṇasī

Mādhava-Nidāna

Mādhavakāra verfasste im achten oder neunten Jahrhundert den *Roga-Viniścaya,* besser bekannt als *Mādhava-Nidāna*. Sie ist ein äußerst populäres Werk, weil hier zum ersten Mal in der Geschichte der Medizin eine genaue Auflistung der Ätiologie der wichtigsten Krankheiten mit ihren Symptomen und Prognose entstand. Der weitaus größte Teil der Verse stammt aus älteren Texten, hauptsächlich der *Caraka-Saṃhitā,* der *Suśruta-Saṃhitā,* dem *Aṣṭāṅga-Saṃgraha* und der *Aṣṭānga-Hṛdaya-Saṃhitā*. Durch die Auswahl der Verse entstand ein diagnostisches Fachbuch. Die in diesem Text vorgenommene Gruppierung der Krankheitsbilder wurde von den meisten späteren Autoren übernommen. Noch heute dient sie den Ayurveda-Ärzten als Handbuch

Inhaltsübersicht

In 73 Kapiteln werden unter anderem folgende Erkrankungen aufgeführt: Fieber, Durchfall, Hämorrhoiden, Verdauungsschwäche, krankhafte Blässe, Gelbsucht, Tuberkulose, Husten Schluckauf, verschiedene Formen der Atemnot einschließlich Asthma, Appetitlosigkeit, Erbrechen, Ohnmacht, Schwindel, Alkoholismus, Geisteskrankheiten, Epilepsie, akute Gelenkbeschwerden wie Gicht oder Rheumatismus, neurologische Erkrankungen (Halbseitenlähmung, Fazialisparese) und urologische und gynäkologische Erkrankungen.

Übersetzungen

Bereits fünfzig Jahre nachdem der *Roga-Viniścaya* von *Mādhava* geschrieben worden war, wurde sie auf Anweisung des Kalifen *Harun-al-Rashid* ins Arabische übersetzt. 1914 übersetzte Mario Valludri die ersten fünf Kapitel unter dem Titel „Saggio de Versione del Mādhava Nidāna" in die italienische Sprache. Dieses Manuskript wurde im Giornale della Societa Asiatica Italiana in Florenz veröffentlicht. Eine Neuauflage der englischen Übersetzung von Gupta aus dem Jahre 1892 ist von Satguru Publications des Indian Book Centre, Delhi, erschienen. Meulenbeld hat 1974 eine englische Übersetzung der ersten zehn Kapitel angefertigt.[11] Eine empfehlenswerte Ausgabe mit Original Sanskrit Texten und englischer Übersetzung wurde von Srikanta Murthy geschrieben.[12]

[11] Hrsg.: Orientalo-Rheno-Traiectina, Leiden

[12] Chowkhamba Sanskrit Series, Vārāṇasī

Śārṅgadhara-Saṃhitā

Die von *Śarṅgadhara* um 1226 verfasste *Saṃhitā* ist ein kurzes, aber solides Handbuch für Ärzte. Sie ist in drei Teile gegliedert. Der erste, theoretische Teil befasst sich mit der Terminologie, den Gewichten und Maßen, der richtigen Zeit zur Einnahme der Medikamente, der Pulsdiagnose und mit Anatomie und Physiologie. Der zweite Teil behandelt die Herstellung von Medikamenten aus Pflanzen, die Reinigung von Metallen und die Zubereitung quecksilberhaltiger Arzneien. Der dritte Teil erläutert die verschiedenen Behandlungsformen wie *Pañcakarma,* therapeutisches Rauchen oder Verbände. In diesem Text werden Drogen fremden Ursprungs wie zum Beispiel Opium *(Ahiphena)* erstmals erwähnt.

Die Namen der fünf Untergruppen von *Kapha* variieren leicht von den bisherigen. Zudem bezeichnet der Autor Zähne, Haare und *Ojas* (Essenz der Körpergewebe) als *Upadhātu* oder sekundäres Gewebe.

1984 wurde eine erste englische Übersetzung von SRIKANTA MURTHY gefertigt.[13]

Bhāvaprakāśa

Das jüngste Werk der leichten Trilogie *Bhāvamiśra,* wurde um 1550 von *Bhāvamiśra* verfasst. Der Autor gibt an, dass er aus allen zu seiner Zeit vorhanden Texten zitiert. Es fand weite Akzeptanz als Textbuch durch seine klare Gliederung der Krankheiten in Ätiologie, Symptomatik und Therapeutik *(Hetu-liṅga-auṣadha).* Verschiedene neue Erkrankungen, die früher nicht beschrieben worden waren sind aufgeführt, wie z. B. die Syphilis, die von den portugiesischen Seefahrern nach Indien gebracht wurde oder die Beschreibung von weißem Ausfluss bei Frauen *(Soma-roga)* einschließlich psychosomatischer Ursachen. Sehr ausführlich wird die Behandlung der Pocken beschrieben. Diese beinhaltet auch ein Bittgesang an die „Pockengöttin“.

1998 hat Prof. SRIKANTA MURTHY den Bhavaprakasha ins Englische übersetzt und Krishnadas Academy in Vārāṇasī hat denselben in zwei Bänden publiziert.

[13] Chowkhamba Sanskrit Series, Vārāṇasī

1.3 Weitere Entwicklung des Ayurveda

1.3.1 Der britische Einfluss auf die ayurvedische Medizin

Unter britischem Einfluss wurde die ayurvedische Medizin zurückgedrängt. Die ablehnende Grundhaltung der Briten führte dazu, dass die staatliche Förderung für Ayurveda gestrichen und z. B. 1833 in Kalkutta die ersten Schulen, in denen Ayurveda gelehrt wurde, geschlossen wurden. Bald darauf waren in Indien alle Lehrstätten dieser Art verschwunden. Das bestehende Wissen wurde direkt von Lehrer zu Schüler oder innerhalb der Familien weitergegeben. Trotz der Unterdrückung wurde die überwiegende Mehrheit der Bevölkerung durch das traditionelle System versorgt. Zu Beginn des 20. Jahrhunderts wurden in Folge der beginnenden nationalen Bewegung indische Schulen und Universitäten gegründet und damit eine Reinstitutionalisierung der traditionellen Medizin gefördert. 1927 wurde die erste Fakultät für Ayurvedische Medizin an der Benares Hindu Universität gegründet. 1946 wurde von der indischen Regierung ein Komitee einberufen, um Richtlinien für Lehre und Forschung der traditionellen indischen Medizin zu erarbeiten. Nach der Unabhängigkeit 1947 verbesserte sich die Situation rasch.

1.3.2 Ayurveda weltweit heute

Indien

In Jamnagar (Bundesstaat Gujarat) wurde 1965 eine ayurvedische Universität eröffnet. Es ist die einzige Universität, an der nur Ayurveda gelehrt wird. Ayurvedische Fakultäten gibt es mittlerweile an 45 Universitäten, 140 Colleges sind diesen Universitäten angegliedert. Einige von ihnen wie das Astang Ayurveda College in Pune haben graduierte und postgraduierte Studiengänge eingerichtet, andere nur postgraduierte Sudiengänge (Benares Hindu Universität). Für ausländische Studenten bieten die Universitäten in Pune, Jamnagar und Varanasi (Benares Hindu University) komprimierte Kurse über 9 Monate an. Die indische Regierung reserviert jedes Jahr zwei Studienplätze (in Bangalore und Benares, den beiden einzigen englischsprachigen Ausbildungsstätten) für ausländische Kandidaten. Voraussetzungen für dieses $4\frac{1}{2}$ Jahre dauernde Studium mit Staatsexamen und anschließenden Internistenjahr ist ein technisches Abitur. Durch die Tatsache, dass Ayurveda an staatlich anerkannten Hochschulen vermittelt wird, ist Ayurveda auch zur Schulmedizin geworden und durchläuft also ähnliche Entwicklungen wie die Schulmedizin in der nördlichen Hemisphäre. Dies bedeutet, dass der holistische Aspekt oft verloren geht oder zu kurz kommt.

Europa

Vor allem in Italien ist Ayurveda verbreitet. Verschiedene Zentren gibt es z. B. in Mailand, Savona, Bologna, Florenz und in Varese.
In Warschau wird ein ambulantes Behandlungszentrum unter der Leitung der Internationalen Akademie für Ayurveda geführt.
Die Stiftung ARCI (Ayurveda Research Centre International) mit Sitz in Bangalore hat bereits 1989 mit den ersten Ausbildungsgängen im deutschsprachigen Raum begonnen. Mittlerweile bildet ihr europäischer Ableger, die SEVA Akademie, jedes Jahr über 100 Ärzte, Heilpraktiker, Psychologen und Physiotherapeuten aus. Auch die Internationale Akademie für Ayurveda mit Sitz in Pune hat in Deutschland mit einem Ausbildungsprogramm begonnen. Mittlerweile gibt es auch eine Europäische Ärzte-Gesellschaft für Ayurveda.

USA

Auch hier gibt es eine Reihe von Behandlungszentren z. B. in Boston, Houston, Sacramento, Dallas und in Forida. Am Florida Vedic College besteht die Möglichkeiten der Ausbildung bis zum Doktorat. Der Universität von Kalifornien wurde 1999 eine Fakultät für Ayurveda angegliedert. Auch an den privaten Hochschulen ist es mittlerweile nicht mehr schwer, einen Studienplatz zu bekommen.

Japan

In Japan wird Ayurveda durch die Ayurveda International Diffusion Association und die Reseach Society of Ayurveda verbreitet.

2 Grundlagen

2.1 Philosophie der Ayurveda-Medizin

Ayurveda stützt sich als Gesundheitskunde, Lebensphilosophie und medizinische Disziplin auf die zwei philosophischen Richtungen des *Sāṃkhya-Yoga* und *Nyāya-Vaiśeṣika*. In beiden stehen Mensch, Natur und Kosmos im Mittelpunkt, doch die Betrachtungsweise ist unterschiedlich. Während im *Sāṃkhya-Yoga* die Entfaltung des Universums auf ein Zusammenspiel der beiden Grundprinzipien Urgeist *(Puruṣa)* und Urmaterie *(Prakṛti)* zurückgeführt wird (☞ Kap. 2.1.2), besteht nach Auffassung des *Nyāya-Vaiśeṣika* das Universum aus multiplen Formen von Teilchen (☞ Kap. 2.1.3). Diese Kombination „idealistischer" und „materialistischer" philosophischer Konzepte macht Ayurveda als ganzheitliche Medizin auch in der heutigen Zeit noch interessant.

2.1.1 Historische Entwicklung

Die philosophischen Richtungen des alten Indiens können im Wesentlichen zwei Gruppen zugeordnet werden: den vedischen und später entstandenen nichtvedischen Schulen. Der Ausgangspunkt der vedischen Kultur ist historisch nicht belegt. Sicher ist nur, dass sich vedische Traditionen lange vor dem Buddhismus entwickelt haben, und Buddha starb 480 v. Chr. Vermutlich ist die vedische Zeit auf etwa 1000 Jahre vor Buddha zu datieren. Archäologische Funde, die Anfang des letzten Jahrhunderts in Harappa und Mohenjo Daro entdeckt wurden, geben Hinweise auf eine „prävedische" Zivilisation, die von manchen Autoren schon zum vedischen Zeitalter gerechnet wird (☞ Kap. 1.1).

Die vedischen Schulen gehören also zu den ältesten philosophischen Systemen in Indien und sind hoch geachtet. Später entwickelten sich mit Buddhismus, Materialismus und Jainismus eigenständige nichtvedische Schulen völlig anderer Ausrichtung. Mit den so genannten *Ṣaṭ-darśanas* bildeten sich daneben auch sechs Systeme aus, die in vedischer Tradition stehen bzw. von den vedischen Schulen akzeptierte Lehren werden. Diese philosophischen Systeme werden zum Teil als „Doppelsysteme" miteinan-

der verbunden. Es handelt sich dabei um die Verbindung von *Sāṃkhya-Yoga, Nyāya-Vaiśeṣika* und um die Systeme *Pūrvamīmāṃsā* und *Vedānta.*
Zu den ursprünglichen vedischen Schriften *(Veden)* gehören mit *Ṛgveda, Yajurveda, Samaveda* und *Atharvaveda* vier unterschiedliche *Saṃhitās* (Literatursammlungen ☞ Kap. 1.1.2). Alle vedischen Schriften beinhalten *Mantras* (Hymnen oder religiöse Gedichte) und *Brāhmanas* (Gebetslieder). Hinzukommen mit den *Upaniṣaden* altindische spirituelle Lehren (Upaniṣad heißt so viel wie Geheimphilosophie), deren Gedankengut stellenweise bereits in den *Brāhmaṇas* enthalten ist. Wegen ihrer tief reichenden philosophischen Aspekte werden die *Upaniṣaden* neben Mantras und *Brāhmaṇas* oft als dritter Bestandteil der vedischen Literatur gewertet. Diese spirituellen Lehren sollen dem Menschen helfen, sich den Ursprung des Lebens bewusst zu machen oder nach dem Sinn seiner Existenz zu suchen.
Die philosophischen Grundlagen des Ayurveda stammen in erster Linie aus dem *Atharvaveda.* Dabei hat die vedische Philosophie als „religiöse Weltanschauung" spirituellen Charakter. Denn Vedas und *Upaniṣaden* beziehen sich wiederholt auf eine „absolute Realität" und deren Verbindung zum Kosmos und zu den Menschen. Es überwiegt eine monistische (nicht dualistische) Sichtweise, in der die Seele des Menschen als Bestandteil einer absoluten kosmischen Seele betrachtet wird. Die Mantras bringen in dichterischer Form zum Ausdruck, dass Bewusstsein nicht durch rein biologische Mechanismen entsteht, sondern durch das Wahrnehmen der absoluten Existenz. So betrachtet ist z. B. Wissen nicht ein Ergebnis des Lernens, sondern Lernen als Annäherung an das absolute Wissen zu verstehen.

Vedische und nichtvedische Lehren (Darśanas) im Überblick

Mit *Sāṃkhya-Yoga* und *Nyāya-Vaiśeṣika* liegen der Ayurveda-Philosophie zwei Lehren zugrunde, die in vedischer Tradition stehen, auch wenn sie in manchen Grundsätzen davon abweichen. In diesen beiden *Darśanas* sind Leben, Mensch, Natur und Kosmos die zentralen Themen, doch ihre Betrachtungsweise ist unterschiedlich.

Sāṃkhya-Yoga

Nach der Lehre des *Sāṃkhya-Yoga* ist die existierende Welt von den Sternen bis hin zu den Menschen Ergebnis der Entfaltung der Materie *(Prakṛti)* unter Einwirkung der Nichtmaterie oder „Überseele" *(Puruṣa).* Die bestehende Urnatur ist sozusagen keimhaft angelegt und wird in einem evolutionären Prozess des Werdens in unterschiedlichen Formen hervorgebracht. Dieser Evolutionsprozess kann auf allen Ebenen stattfinden und sich auf der kosmischen wie auf der menschlichen Ebene manifestieren. Der Mensch ist diesem Konzept zufolge nicht nur ein natürliches biologisches Wesen, sondern eine von der kosmischen Existenz untrennbare Mikroeinheit. Die Unterscheidung der manifestierten Welt basiert auf der Wahrnehmung der fein- und grobstofflichen materiellen Einheiten, die als *Tattvas* bezeichnet werden. Auf die wesentlichen Inhalte und Begriffe des *Sāṃkhya-Yoga* wird weiter unten noch näher eingegangen.

Nyāya-Vaiśeṣika

Im Unterschied dazu handelt es sich bei der Philosophie des *Nyāya-Vaiśeṣika* um eine Art „Teilchen-Lehre“: Alles auf irdischer wie auch auf kosmischer Ebene ist aus Teilchen geformt. Nicht die stufenweise Entfaltung der Urmaterie ist der Ausgangspunkt der Betrachtung, sondern die Materie in ihrem stofflichen Ausdruck. Demzufolge werden zunächst die unterschiedlichen existenten Formen analysiert, um daraus die allgemeine Sicht von Natur und Kosmos, aber auch der menschlichen Existenz abzuleiten. In diesem Sinne vertritt *Nyāya-Vaiśeṣika* ein vergleichsweise modernes naturwissenschaftliches Konzept, das in der Heilkunde und Pharmakologie des Ayurveda eine wichtige Rolle spielt. Grundlage der *Nyāya-Vaiśeṣika*-Lehre ist die These, dass die Welt von den *Sapta-padārthas* (sieben Kategorien der Teilchen) zusammengehalten wird (siehe ausführlichere Darstellung weiter unten). Diesen sieben Kategorien zufolge haben Grundsubstanzen teils Teilchencharakter im Sinne von „Atomen“ oder „Molekülen“ und bilden teils ein Kontinuum.

Vedānta

Eine wichtige vedische Lehre ist auch der *Vedānta*. Er stellt ein intellektuell anspruchsvolles spirituelles Konzept auf der Grundlage eines nicht dualistischen und absoluten Phänomens *(Brāhman)* dar. *Brāhman* steht primär nicht für Materielles, *Brāhman* ist der Begriff für die absolute Existenz, Wissen und Freude *(Sat, Cit, Ānanda)*. Er umfasst sowohl die kosmische „Überseele“ als auch alle sichtbaren Manifestationen. Im *Vedānta* wird ausgehend von einer dritten absoluten Kraft über das im *Sāṃkhya-Yoga* formulierte Prinzip der zwei unvergänglichen, nicht voneinander trennbaren Grundkräfte *(Puruṣa* und *Prakṛti)* hinausgegangen. Denn, so die *Vedānta*-Philosophie, es kann ein absolutes Prinzip nicht zweimal geben und es kann auch nicht aufgeteilt werden. Deshalb wird die materielle Realität als *Māyā* (Illusion oder Vergängliches) bezeichnet. Im *Vedānta* wird durchaus anerkannt, dass es materialistische Veränderungen durch Involutions- und Evolutionsprozesse gibt, die einen Anfang und ein Ende haben und sich in Raum und Zeit manifestieren. Doch bei Herleitung dieser vergänglichen Dinge gelangt man zum Absoluten, Unvergänglichen, zu *Brāhman*. So lässt sich *Brāhman* nicht von den materiellen Dingen trennen.

Cārvāka und moderne Naturwissenschaft

Im Gegensatz zu den vedischen Lehren, stehen die nicht-vedischen Konzepte der anderen philosophischen Schulen sowie des *Cārvāka* und der aristotelischen Lehre. Die materialistische indische Schule von *Cārvāka* sieht in Geist und Seele eines Menschen nichts anderes als Funktionen seines Organismus. Das Konzept *Cārvākas* lässt sich ohne weiteres mit heutigen naturwissenschaftlichen Theorien vereinbaren, die nur die physisch-materielle und mit den Sinnen wahrnehmbare Welt für real halten.

Auch für die heutigen Naturwissenschaften sind Seele und Geist als Produkt des menschlichen Organismus aufzufassen. Man geht davon aus, dass ein lebendiger Organismus aufgrund von chemisch-biologischen Reaktionen entsteht. Ab einer bestimmten Phase würde sich dann das Bewusstsein entwickeln, im Prinzip durch Selbstwahrnehmung und durch Umwelteindrücke über die Sinnesorgane. Die Verarbeitung des Wahrgenommenen geschieht im Gehirn und dient wahrscheinlich zum Schutz des eigenen Lebens und zur Erhaltung der Spezies. Im Grunde beruht vermutlich alles Lebendige auf physikalischen und biochemischen Reaktionen, wie der Ursprung des Kosmos, der im Urknall vermutet wird. Ohne diese Reaktionen würde es keine Existenz, kein Bewusstsein, kein Wissen und keine Freude geben.

Aristotelische Lehre

Von der altgriechischen Schule des ARISTOTELES (384–322 v. Chr.) wird die Seele als geistiges Lebensprinzip betrachtet, sie manifestiert sich als „erste Wirklichkeit eines von der Natur gebildeten Körpers“. Obwohl sie von ARISTOTELES nicht als materiell definiert wird, gibt es für die Seele außerhalb des materiellen Körpers keine Existenz. Nach ARISTOTELES ist die Seele eine „unpersönliche Gestalt und substanzlose Kraft“. Alle psychisch-intellektuellen Vorgänge kämen nur durch die Verbindung von Körper und Seele zustande, könnten aber für sich allein genommen nicht existieren. Beim Tod eines Menschen erlöschen auch seine Persönlichkeitsmerkmale. Was übrig bleibt, sei einzig ein unpersönliches Lebensprinzip. Die Philosophie des Aristoteles zeigt zwar stellenweise eine gewisse Ähnlichkeit zum *Sāṃkhya-Yoga*-Konzept, aber auch klare Differenzen.

2.1.2 Grundzüge des Sāṃkhya-Yoga

Sāṃkhya bedeutet übersetzt so viel wie „Zahl oder Aufzählung bezogen auf die verschiedenen Evolutionsstufen der Materie" und ist eine der ältesten philosophischen Lehren Indiens. Ihr Ursprung lässt sich historisch nicht belegen. Das *Sāṃkhya*-System wird zurückgeführt auf *Kapila*, die philosophische Grundlage des *Yoga* bilden die *Yogasūtras* des *Patañjali*. *Sāṃkhya* wird zum Teil auch als „innere Reflexion" bezeichnet und würde damit einem eher intellektuellen Erleben (Realisation) der eigenen Existenz entsprechen. Im *Yoga* findet diese Realisation des Daseins hingegen in Form intensiver Meditation statt, die zur „Wahrnehmung" des absoluten Selbst *(Samādhi)* führen soll. Im *Sāṃkhya-Yoga* werden die beiden Prinzipien *Puruṣa* und *Prakṛti* bzw. *Mūlaprakṛti* als absolute Realität betrachtet (☞ Tab. 2-1).

Puruṣa („Überseele", Nichtmaterie)	Prakṛti bzw. Mūlaprakṛti (Materie)
absolutes Bewusstsein	ohne Bewusstsein
passiv, aber intelligent	aktiv, ohne Intelligenz
unveränderlich und konstant	veränderlich, aber konstant
durch die 3 Komponenten *(Triguṇas)* nicht beeinflussbar	hat die 3 Komponenten *(Triguṇas)* in sich integriert

Tab. 2-1 Gegenüberstellung von *Puruṣa* und *Prakṛti*

Urprinzipien

Qualitäten

Puruṣa ist als reiner Geist („Überseele") unvergänglich, unerschaffen und unveränderlich. Es kann als Nichtmaterie jedoch nicht vom Materiellen getrennt werden, da ohne *Puruṣa* eine Entfaltung der Materie nicht möglich ist. *Puruṣa* entspricht einer absoluten Existenz und absolutem Wissen und steht somit außerhalb von Raum und Zeit. Daher lässt sich *Puruṣa* rein intellektuell auch nicht erfassen, weil sich alle Denkvorgänge auf die Dimensionen von Raum und Zeit beziehen. In diesem Sinne steht *Puruṣa* für das wahre Selbst und für alles Spirituelle.

Prakṛti (Materie) bzw. *Mūlaprakṛti* (Urmaterie) ist nicht erschaffen worden, sondern immer schon vorhanden gewesen und kann auch nicht zerstört werden. *Mūlaprakṛti* ist quantitativ unveränderlich, d.h. es kann weder etwas davon weggenommen noch hinzugefügt werden. Als *Mūlaprakṛti* bleibt die Urmaterie unmanifestiert, kann jedoch als *Prakṛti* in unterschiedlicher Form in Erscheinung treten. Wie *Puruṣa* wird auch die Urmaterie im *Sāṃkhya* als absolute Realität gesehen, die auf nichts anderes mehr zurückführbar ist. Der wesentliche Unterschied zwischen *Puruṣa* und *Mūlaprakṛti* besteht in ihrer Veränderbarkeit: *Puruṣa* ist als Nichtmaterie unveränderlich, während die Urmaterie viele Stufen der Entfaltung durchmachen kann. Aus diesem Grund wird auch von einer Entwicklungslehre *(Pariṇāmavāda)* gesprochen (siehe dazu den Abschnitt „Entfaltung von *Prakṛti*").

Dynamik

Puruṣa ist im Sinne des absoluten Wissens gleichbedeutend mit Intelligenz, während Materie keine eigene Intelligenz hat. Doch Materie stellt eine konstante Quantität dar mit der Möglichkeit, sich zu verändern. Auf der Stufe von *Mūlaprakṛti* ist die Materie noch undifferenziert. Doch sobald sie in den Wirkungsbereich von *Puruṣa* gelangt, kommt es zu einer ersten Unterteilung der Materie entsprechend den drei primären Eigenschaften oder Komponenten *(Triguṇas)*, die als *Sattva, Rajas* und *Tamas* bezeichnet werden. Alle weiteren Differenzierungen, bis hin zu kosmischer Intelligenz und lebendigen Phänomenen, gehören dann zum Bereich der sich in unterschiedlichen Phasen entfaltenden Materie *(Prakṛti)*. Den Beginn dieser Entfaltung oder Evolution der Materie – aus Urmaterie *(Mulaprakṛti)* unter der Einwirkung von *Puruṣa* – könnte man sich vielleicht ähnlich wie den Urknall vorstellen. Das *Sāṃkhya*-Konzept macht im Anschluss an diese Stufe einen großen Sprung von der kosmischen hinunter zur menschlichen Ebene, denn es sieht den Menschen als mikrokosmische Einheit vergleichbar zum Makrokosmos.
Das Universum besteht aus Materie *(Prakṛti)*, die wegen ihrer drei primären Komponenten sehr komplex ist. Diese drei Komponenten sind in allem Materiellen vorhanden und können, obwohl sie unterschiedliche Eigenschaften besitzen, nicht voneinander getrennt werden. Aus der Beschreibung ergibt sich, wie antagonistisch diese *Guṇas* oder **Eigenschaften** der **Materie** sind und sich trotzdem in funktioneller Harmonie ergänzen.

- **Rajas** ist Energie und sorgt für Dynamik und Aktivität
- **Tamas** ist Masse und damit träge, passiv und unbeweglich
- **Sattva,** am Schwersten zu verstehen, ist die Essenz, die sich in den Phänomenen zeigt. Es neigt zur Manifestation und dient als Reflektionsfläche für die schöpferische Intelligenz.

Gemäß der *Sāṃkhya*-Theorie ist die Entfaltung der Materie bis hin zur unendlichen Komplexität des Universums nur unter dem Einfluss dieser Komponenten möglich. Es ist so zu verstehen, dass die drei Komponenten *Sattva, Rajas* und *Tamas* bereits in der Urmaterie angelegt sind, aber bis zur Einwirkung von *Puruṣa* latent bleiben und erst dann ihre dynamische Wirkung bei der Entfaltung der Materie zeigen.

Entwicklungsstufen

Das Evolutionskonzept des *Sāṃkhya* beruht auf 25 **Tattvas** oder Entwicklungsstufen – den 24 grobstofflichen *Tattvas* und *Puruṣa,* dem 25. feinstofflichen Prinzip. An oberster Stelle steht mit *Puruṣa* jenes erste Prinzip, das als Seele, „Überseele", Urgeist, Nichtmaterie oder absolute Intelligenz zu interpretieren ist. Ohne *Puruṣa* wäre die Materie *(Prakṛti)* nicht funktionsfähig. Andererseits benötigt *Puruṣa* Materie, um überhaupt etwas erzeugen zu können. Die weitere Entfaltung geschieht in folgenden Stufen (☞ Tab. 2-2).

Puruṣa (Urgeist oder „Überseele")	
Mūlaprakṛti (Urmaterie)	
Mahat (Intellekt oder Intelligenz)	
Ahaṃkāra (Ego)	
Manas (Geist oder Psyche)	
5 Jñānendriya (Sinnesorgane – Augen, Nase, Ohren, Zunge, Haut)	**5 Tanmātras** (Wahrnehmungsgegenstände – Farbe, Geruch, Schall, Geschmack, Tastsinn)
5 Karmendriya („Tat"-/Handlungsorgane – für Motorik, Gestik, Sprache, Ausscheidung und Fortpflanzung	**5 Mahābhūtas** (Grundelemente – Äther, Wind, Feuer, Wasser, Erde)

Tab. 2-2 Evolutionskonzept des *Sāṃkhya*

Hier ist das Verhältnis des Mikrokosmos Mensch zum Makrokosmos zu berücksichtigen. Denn es geht um die Wahrnehmung des kosmischen Geschehens durch den Menschen mithilfe seiner Sinnesorgane und des Intellekts.
In der Klassifikation der 25 *Tattvas* steht als erstes Prinzip *Puruṣa* (als Urgeist oder absolute Intelligenz) an oberster Stelle. Als zweites Prinzip wird *Mūlaprakṛti* (die Urmaterie) genannt, die sich zunächst nicht manifestiert, sondern erst nach der Einwirkung von *Puruṣa* mit den drei integralen Komponenten oder Eigenschaften von Materie *(Sattva, Rajas, Tamas)* manifest wird. An dritter Stelle kommt *Mahat* (Intellekt), gefolgt von *Ahaṃkāra* (Ego) und *Manas* (Geist im Sinne von Psyche). In weiteren Stufen entwickeln sich dann die fünf Sinnesorgane *(Jñānendriya)* und die fünf „Tat"-/Handlungsorgane *(Karmendriya).* Schließlich kommt es zur Entfaltung der fünf *Tanmātras* (Wahrnehmungsgegenstände) und zuletzt der fünf *Mahābhūtas* (Grundelemente). Es handelt sich bei diesen Phänomenen um Produkte der Materie-Entfaltung, die vom Menschen wahrgenommen werden können bzw. die ihn mit dem Kosmos verbinden.

Entfaltung der Materie (Prakṛti)

In der *Sāṃkhya*-Lehre ist nur *Puruṣa* als ein nichtmaterielles, absolutes Prinzip beschrieben, das Intelligenz, Bewusstsein und „Überseele" entspricht. Alles andere, selbst die feinstofflichen, individuellen seelischen Vorgänge, wird dem Bereich der Materie *(Prakṛti)* zugeordnet. So fällt z. B. die individuelle Seele, als Kern der menschlichen Persönlichkeit, vorwiegend in den Bereich der sich entfaltenden Materie (☞ Kap. 3.1). Der Unterschied zur naturwissenschaftlichen Theorie liegt darin, dass nach der *Sāṃkhya*-Auffassung Materie in allen Formen nicht von *Puruṣa* trennbar ist, während es für die Naturwissenschaft keine Intelligenz oder kein Bewusstsein außerhalb der Materie gibt.
In der *Sāṃkhya*-Klassifikation der 25 *Tattvas* treten *Mahat* (kosmische Intelligenz) und *Ahaṃkāra* (Ego) als erste Phänomene nach Entfaltung der *Mūlaprakṛti* (Urmaterie) in Erscheinung.
Bei dem Konzept der *Tattvas* sind drei grundsätzliche Aspekte zu berücksichtigen: der Wahrnehmende (Subjekt), das Wahrgenommene (Objekt) und der Vorgang des Wahrnehmens selbst. Im Gegensatz zur *Nyāya-Vaiśeṣika*-Lehre wird im *Sāṃkhya* keine direkte Trennung zwischen Mensch und Kosmos vorgenommen. Es ist hier wichtig zu betonen, dass im Prozess der Materie-Entfaltung in feinstofflicher Form bereits ab der Stufe des Ego *(Ahaṃkāra)* zwei Seiten bestehen, die Subjekt- und die Objekt-Seite. Somit wäre schon auf dieser Stufe der Begriff der individuellen Seele anzuwenden. Das Ego *(Ahaṃkāra)* wird von den drei *Guṇas* (Eigenschaften) der Materie *(Sattva, Rajas und Tamas)* geprägt. In der weiteren Entfaltung von Materie kommt es zur Entwicklung der fünf Sinnesorgane und der fünf Handlungsorgane. Die *Indriyas* (Organe) werden hier nicht im anatomischen Sinne als grobstoffliche Einheiten betrachtet, sondern in Bezug auf ihre feinstoffliche Fähigkeit zur sensorischen Wahrnehmung oder zur Ausführung bestimmter Funktionen. Die Sinnesorgane erfüllen Funktionen wie Hören, Tasten, Sehen, Schmecken und Riechen. Die „Tat"-/Handlungsorgane ermöglichen das Sprechen, Greifen, Laufen, Entleeren und Zeugen. Das eigentliche Wahrnehmen geschieht über die *Tanmātras* (Wahrnehmungsgegenstände) unter dem Einfluss der *Pañca-bhūtas*, der fünf Grundelemente.

Entstehung des Universums

Dem *Sāṃkhya* zufolge gibt es zwei Theorien zur Entfaltung des Universums. Die erste wird *Pariṇāmavāda* (Theorie der evolutionären Transformation) genannt und führt jegliche Manifestationsform, vom Menschen bis zu den Sternen, auf eine einzige Grundsubstanz zurück: auf *Mūlaprakṛti* (Urmaterie) unter dem Einfluss von *Puruṣa* („Überseele", Nichtmaterie). Auf Grund der zweiten Theorie, *Satkāryavāda,* ist ein Produkt (d. h. eine Folge oder erkenn-

bare Wirkung) bereits in latenter Form in der Ursache vorhanden und kommt im Zuge der Entfaltung zum Vorschein: So ist z. B. Öl bereits im Sesamsamen enthalten, in anderen Worten heißt dies, dass nichts aus Nichts entstehen kann, sondern dass etwas (Ursache und latente Wirkung) von Anfang an vorhanden ist. Es gibt nur eine Veränderung in Raum und Zeit.
Nach der *Sāṃkhya*-Lehre werden drei Arten von Wissen angewandt, um die Entfaltungsphänomene zu erkennen:

1. *Pratyakṣa* (durch Sinnesorgane und Intellekt erworbenes Wissen)
2. *Anumāna* (Konstrukte des logischen Denkens, Folgerungen)
3. *Śabda* (von Autoritäten vermitteltes Wissen).

Yoga

Yoga könnte als „Verbindung des Körpers mit der Seele" übersetzt oder als Umsetzung des Absoluten durch eine disziplinierte Lebensweise und durch körperlich-geistige Übungen beschrieben werden. Dazu gehören ein geregeltes Leben nach ethischen Grundsätzen, gezielte körperliche und geistige Übungen sowie intensive Meditation. Yoga wird mit dem Ziel praktiziert, durch Erhaltung der psychosomatischen Gesundheit die spirituelle Endstufe *Samādhi* (Erleuchtung) zu erreichen. In dieser Erleuchtung soll der Mensch in der Lage sein, die absolute Realität zu erleben, die sich sonst außerhalb seiner Sinneswahrnehmung und intellektuellen Wahrnehmung befindet.
Yoga hat weitreichende philosophische, aber auch praktisch-gesundheitliche und meditative Aspekte. Im Wesentlichen kann man Yoga vier Gruppen zuordnen: *Jñāna-Yoga* (Yoga des Wissens), *Bhakti-Yoga* (Yoga der selbstlosen Hingabe), *Karma-Yoga* (Yoga der selbstlosen Betätigung) und *Rāja-Yoga* (Yoga durch intensive Selbstdisziplin mit körperlichen und geistigen Übungen sowie Meditation). Auf nähere Einzelheiten wird hier nicht eingegangen, da es weltweit ausführliche Literatur zu Yoga gibt.
In der Ayurveda-Medizin nimmt Yoga einen großen Stellenwert im praxisbezogenen klinischen Bereich ein, während die *Sāṃkhya*-Philosophie als Basis der Gesundheitslehre für die Weiterentwicklung der medizinischen Wissenschaft eine wichtige Rolle spielt.

2.1.3 Grundzüge des Nyāya-Vaiśeṣika

Ähnlich wie *Sāṃkhya-Yoga* gehören die philosophischen Richtungen von *Nyāya* und *Vaiśeṣika* zu den vedischen Traditionen. Beide gingen früh eine Symbiose ein und verbanden sich zu einem philosophischen „Doppelsystem". Im Unterschied zu *Sāṃkhya*-Yoga ist für die *Nyāya-Vaiśeṣika*-Philosophie die Materie erst in entfalteter Form der Ausgangspunkt der Betrachtung. Während im *Sāṃkhya* ein vorwiegend dualistisches Prinzip zugrunde gelegt wird, ist die Sichtweise im *Nyāya-Vaiśeṣika* deutlich pluralistisch, denn für sie ist die Realität aus unzähligen Teilchen zusammengesetzt. Obwohl das Universum in seinem Mikro- und Makrobereich nur in Form geistiger Phänomene wahrgenommen werden kann, behandelt *Nyāya-Vaiśeṣika* diese Dinge als selbstständige äußere Realität. Daher spricht man von einer „realistischen" Philosophie im Vergleich zu den anderen Schulen, die eher als idealistisch betrachtet werden. Im *Nyāya-Vaiśeṣika* geht es um eine Definition der Realität mit Hilfe von Methoden wie Logik, Argumentation und Schlussfolgerungen. Als Grundlagen dieser Philosophie dienten das *Vaiśeṣikasūtra* des *Kaṇāda* und das *Nyāyasūtra* des *Gautama*.

Die sieben Padārthas (Wahrnehmungsgegenstände)

Der Grundgedanke im *Nyāya-Vaiśeṣika*-System ist, die existierende Welt als Realität zu sehen. Diese Realität besteht aus unzähligen Teilchen, die unterschiedlich geformt und kombiniert die Welt in ihrer mannigfaltigen Form bilden und zusammenhalten. Es handelt sich dabei um sieben Wahrnehmungsgegenstände *(Padārthas,* (☞ Tab. 2-3) und neun Substanzen *(Dravyas,* ☞ Tab. 2-4).
Neben der Materie werden auch Raum und Zeit im *Nyāya-Vaiśeṣika* als eigenständige Phänomene betrachtet. Die Materie wird in fünf Grundelemente, nämlich Erde, Wasser, Feuer, Luft und Äther, unterteilt, wobei die ersten vier als „Teilchen" (vergleichbar den Atomen) beschrieben werden, während das fünfte Element Äther als Kontinuum gilt.

Dravya (Substanz)
Guṇa (Eigenschaft)
Karma (Wirkung, Bewegung)
Sāmānya (Gemeinsamkeit)
Viśeṣa (Verschiedenheit)
Samavāya (Untrennbarkeit)
Abhava (relative Verneinung)

Tab. 2-3 Die sieben Wahrnehmungsgegenstände im *Nyāya-Vaiśeṣika*

Diese sieben Wahrnehmungsgegenstände oder *Padārthas* bilden die Grundlage für die Sichtweise des Universums als reale Erscheinung. *Dravya* (Substanz) ist dabei in neun Einheiten aufgeteilt, die aus Partikeln *(Paramāṇus)* bestehen oder auch als Kontinuum *(Vibhu)* gelten. *Paramāṇus* könnte man mit kleinsten Teilchen (Atome) vergleichen, die nicht weiter teilbar sind, während *Aṇus* vergleichbar den Molekülen aus einer Verbindung oder Kombination von *Paramāṇus* (Atomen) bestehen. Somit würden *Paramāṇus* (Atome) permanenten Substanzen und *Aṇus* (Moleküle) unbeständigen (nichtpermanenten) Substanzen entsprechen.

Paramāṇus (Teilchenform)
Erde *(Pṛthivī)*
Wasser *(Ap)*
Feuer *(Tejas)*
Luft *(Vāyu)*
Vibhu (Kontinuum)
Äther *(Ākāśa)*
Raum *(Diś)*
Zeit *(Kāla)*
Geist bzw. Psyche *(Manas)*
Seele *(Ātman)*

Tab. 2-4 Die neun Substanzen *(Dravyas)* im *Nyāya-Vaiśeṣika*-Konzept und ihre Einordnung als Teilchenform oder Kontinuum

Fünf Arten von Bewegung

Anders als im *Sāṃkhya-Yoga* werden im *Nyāya-Vaiśeṣika*-Konzept, ein pluralistisches Konzept der kosmischen Entwicklung, nicht nur die Grundelemente (*Pañcabhūtas*), sondern auch Raum, Zeit, Geist und Seele unter den *Dravyas* eingeordnet. Hinzu kommen folgende fünf Arten von Bewegung *(Karma)*:

- **Aufwärts** *(Utkṣepaṇa)*
- **Abwärts** *(Apakṣepaṇa)*
- **Einwärts** *(Ākuñcana)*
- **Auswärts** *(Prasāraṇa)*
- **Chaotisch** *(Gamanāgamana)*

Die fünf Bewegungsarten ermöglichen eine wirksame Weiterentwicklung der Teilchen. Weitere Reaktionen im Bereich der Teilchen werden als *Piṭhara-pāka* (physikalische Reaktion) und *Pīlu-pāka* (chemische Reaktion) beschrieben. Es handelt sich hier um homogene und heterogene Wirkungsmechanismen im Bereich der Grundelemente. Mit dieser Stufe nähert sich die *Nyāya-Vaiśeṣika*-Philosophie einem Bereich der Naturwissenschaft, der für

die Pharmakologie *(Dravya-guṇa)* im Ayurveda eine wichtige Rolle spielt. Darüber hinaus erweist sich das *Nyāya-Vaiśeṣika*-Konzept von Teilchen im Sinne der „Atome" und „Moleküle" im gesamten klinischen Bereich von Ayurveda als sehr nützlich. Ayurveda betrachtet den menschlichen Organismus bekanntlich als Einheit aus Materie (Grundelementen in feinstofflicher und grobstofflicher Form) und einer nichtmateriellen, unvergänglichen Seele. Aus den gleichen materiellen Grundelementen wie der menschliche Organismus bestehen auch die lebenserhaltenden Nahrungsmittel. Für das Verständnis von Gesundheit und Krankheit in der ayurvedischen Medizin ist das Konzept der neun Substanzen *(Dravyas)* sehr wichtig. Die Teilchen *(Paramāṇus)* dieser Ursprungssubstanzen gelten als „Grundlage" (im Sinne von Grundbestandteil) aller feinstofflichen und grobstofflichen Substanzen und werden deshalb „ursächliche Grundsubstanzen" *(Kāraṇa-dravya)* genannt. Im Unterschied zu *Sāṃkhya-Yoga* werden Phänomene wie Zeit, Raum, Äther, Geist und Seele ebenfalls als Substanzen *(Dravyas)* bezeichnet, wobei sie allerdings als Teilchen bzw. Kontinuum unterschiedlich definiert sind.
Durch die „Teilchenlehre", mit der alles Universelle als aus der Kombination von Teilchen entstanden erklärt wird, steht *Nyāya-Vaiśeṣika* der heutigen naturwissenschaftlichen Theorie näher als *Sāṃkhya-Yoga.*

2.1.4 Ayurveda als Synthese der Konzepte

Ayurveda hat neben vedischen Traditionen in der weiteren Entwicklung auch Grundsätze anderer Schulen übernommen. Mit *Sāṃkhya-Yoga* wurde ein kosmisches, aber auch ein psychisch-seelisches Daseinskonzept im Ayurveda eingeführt. Durch *Nyāya-Vaiśeṣika* sind Gesundheitslehre und therapeutische Grundlagen der Ayurveda-Medizin geprägt. Im Vergleich dazu stützt sich die heutige, weltweit praktizierte Schulmedizin grundsätzlich auf die modernen Naturwissenschaften, vor allem Physik, Chemie und Biologie. Sie betrachtet die Zelle als Einheit des Lebens. Ayurveda hingegen versteht sich als ganzheitliches Konzept einer Gesundheitslehre und Heilkunde und versucht dabei die Daseinsgründe sowie den Einfluss von Psychosomatik und Umwelt auf den Menschen zu berücksichtigen.

2.2 Gesundheit und Krankheit

Das Streben nach Gesundheit und die Prävention von Krankheit haben in der ayurvedischen Lehre einen besonderen Stellenwert. Mit dem Ziel der Gesunderhaltung wurde eine Reihe von Verhaltensregeln aufgestellt, die sich auf den richtigen Umgang mit der täglichen Routine *(Dinacaryā)*, die jahreszeitliche Anpassung *(Ṛtucaryā)*, ethische Grundregeln *(Sadvṛtta)* und die richtige Ernährung (☞ Kap. 2.6 und Kap. 5.1) konzentrieren. Dabei spielen das eigene Verhalten und Selbstdisziplin eine wesentliche Rolle für die Erhaltung der Gesundheit und besonders auch für den Ausgleich konstitutionsbedingter Schwächen.

2.2.1 Gesundheit und Gesunderhaltung

Gesundheit ist durch folgende Faktoren gekennzeichnet:

- Gleichgewicht der *Doṣa*s
- funktionstüchtige Verdauung
- intakter Stoffwechsel
- physiologischer Gewebeaufbau
- vollständige Ausscheidung von Abfallstoffen
- funktionstüchtige Sinne (Wahrnehmungs- und „Tat"-/Handlungsorgane)
- Zufriedenheit und seelische Ausgeglichenheit.

Auf *Vāgbhaṭa* (☞ Kap. 1.2.2) gehen vier **Verhaltensregeln** für die Gesunderhaltung zurück.

1. Gehe nur mit angenehmen Dingen um und begib dich nur in Umstände, die für deine Organe und deinen Geist gewohnt und wohltuend sind.
2. Tue alle Dinge gründlich und nur dann, wenn du immer wieder darüber nachgedacht hast, ob sie dir angepasst sind.
3. Gewöhne dir an, deinen eigenen Handlungen selbstkritisch gegenüberzustehen.
4. Verwende immer Dinge, die einen Ausgleich zwischen deiner Konstitution und der Jahreszeit herstellen; so erhältst du dir vollständig die Unbeschwertheit deines Körpers.

Welchen hohen Stellenwert die Gesunderhaltung in der ayurvedischen Medizin hat, sieht man an dieser und anderen Textstellen in den alten Schriften. So hat sich auch *Caraka* (☞ Kap. 1.2.2) intensiv mit diesem Thema auseinander gesetzt. Grundlage für ein gesündes Leben ist neben der richtigen Ernährung und dem richtigen Lebensrhythmus die Kontrolle über Geist, Sprache und Handlungen. Auch Genügsamkeit, Wissensdurst und Meditation sind wichtige Faktoren für ein Leben in Gesundheit.

2.2.2 Krankheit – Definition und Ursachen

Allgemeine Ätiologie (Nidana)

Krankheitsursachen lassen sich in vier verschiedene Gruppen unterteilen: inhärente, nicht-inhärente, instrumentale und zusätzliche Ursachen (☞ Tab. 2-5). Als **instrumentale Ursachen** sind die drei *Doṣas (Vāta, Pitta, Kapha)* zu verstehen. Bei den **zusätzlichen Ursachen** sind der Umgang mit den Sinnesorganen, Fehlverhalten trotz besseren Wissens und zeitliche Faktoren zu nennen. Die **inhärenten Ursachen** bestehen in den Körpergeweben selbst, ohne die eine Erkrankung nicht möglich ist, ebenso wie der Körper ohne sie nicht existieren würde. **Nicht-inhärente Ursachen** ergeben sich durch die Verbindungen der veränderten *Doṣas* mit den Körpergeweben und den Abfallprodukten. Sie sind instabil und durchlaufen im Erkrankungsprozess verschiedene Stadien.

Ursache	Lokalisation bzw. Beschreibung
inhärente Ursache	Körpergewebe *(Dhātu)*
nicht-inhärente Ursache	Verbindung von Körpergewebe und gestörtem Doṣa (*Doṣa-dūṣya-saṃmūrchana)*
instrumentale Ursache	*Doṣas* (*Vāta, Pitta, Kapha*)
zusätzliche Ursache	gestörte Korrespondenz der Sinne und Sinnesobjekte, Fehlverhalten (körperlich, verbal und mental), Wirkung der Zeit

Tab. 2-5 Krankheitsursachen

Zusätzliche Ursachen

Schädlicher Umgang mit den Sinnesorganen (Asātmyendriyārtha-saṃyoga)

Die unangemessene Entsprechung zwischen Sinnesobjekten und Sinnen ist eine wesentliche Ursache für die Entstehung von Krankheiten. Hier lassen sich drei verschiedene Formen beobachten:

- **Zu starke Sinneseindrücke** *(Atiyoga):* Beispielsweise begünstigt Lärm neben der Entstehung eines Hörschadens auch weitere nervositätsbedingte physische und psychische Veränderungen.
- **Zu schwache Sinneseindrücke** *(Hīṇayoga):* Wird ein Sinnesorgan wenig oder gar nicht benutzt, kommt es zu pathologischen Veränderungen an ihm selbst oder an anderen Organen. Beispielsweise entsteht durch Abdecken eines Auges eine Amblyopie. Wenn Sinneseindrücke langzeitig

ferngehalten werden, entsteht eine sensorische Deprivation, die sich in Denk- und Konzentrationsstörungen, depressiver Verstimmung, eventuellen Halluzinationen und anderen Störungen niederschlagen kann.

- **Ungeeignete Sinneseindrücke** *(Mithyāyoga):* der Kontakt mit Menschen, gegen die man eine Aversion hat, kann ebenso wie Nachrichten von Kriegen oder Epidemien neben Ängsten und anderen psychischen Störungen auch zu somatischen Beschwerden führen.

Fehlverhalten (Prajñāparādha) oder Missbrauch

Prajñāparādha setzt sich zusammen aus den Wortteilen „*Prajñā*" (Einsicht, Verstand) und „*Aparādha*" (Vergehen, Beleidigung). Eine mögliche Übersetzung wäre auch Versagen der Intelligenz, so dass Ursache und Wirkung unserer Handlungen nicht richtig erkannt werden. Der Grund ist aber nicht nur auf Ebene des Geistes zu suchen, sondern kann auch psychisch bedingt sein. Zugrunde liegt oft ein gestörtes Verhältnis der *Triguṇas* untereinander, vor allem wenn *Tamas* und *Rajas* zu stark erhöht sind (☞ Kap. 3.2.4 – 3.2.6). Folgende Faktoren können ursächlich beteiligt sein:

- **Vermindertes Unterscheidungsvermögen** *(Dhī-bhraṃśa)*: Verwechslung positiver und negativer Effekte, zwischen kurzer und längerer Wirkung und Ewigem. Schmackhafte Speisen werden oft gegessen, auch wenn sie ungesund sind.
- **Verminderte Willenskraft** *(Dhṛti-bhraṃśa)*: man setzt sich wider besseren Wissens einer vermeintlich nicht schädlichen Situation aus. Suchterkrankungen sind typische Beispiele dafür.
- **Verminderte Erinnerungsfähigkeit** *(Smṛti-bhraṃśa):* trotz bereits gewonnener Erfahrung werden wiederholt falsche Entscheidungen getroffen. Denn die Erinnerung an negative Auswirkungen vordergründiger Annehmlichkeiten wird schnell wieder verdrängt.

Die Folge dieser Faktoren kann ein Missbrauch auf sprachlicher, geistiger oder körperlicher Ebene sein. Auch hier ist analog zum Umgang mit den Sinnesorganen eine weitere Unterteilung möglich:

- **Formen von geistigem Missbrauch:**
  - **Zu starke Stimuli:** z. B. intensive, ununterbrochene geistige Tätigkeit über längere Zeit; diese permanente geistige Anspannung führt bei fehlendem körperlichem Ausgleich zu einer erhöhten Anfälligkeit für Erkrankungen.
  - **Zu schwache Stimuli:** wenn der Geist nicht ausreichend gebraucht wird, kommt es häufig zu einer Abstumpfung, in deren Folge auch das Gesundheitsbewusstsein nachlässt.

  - **Unpassende Stimuli:** aus ungeeigneten geistigen Aktivitäten können Trauer, Verwirrung, Furcht, Neid und andere negative Gefühle resultieren.
- **Formen von körperlichem Missbrauch:**
  - **Zu starke Stimuli:** Überlastung durch übermäßige körperliche Betätigung (Arbeit oder Sport) ruft verschiedene körperliche Störungen hervor. Beispiele sind die Gesundheitsschäden durch Hochleistungssport oder Berufserkrankungen.
  - **Zu schwache Stimuli:** mangelnde körperliche Betätigung führt ebenfalls zu Gesundheitsstörungen und erhöht die Krankheitsanfälligkeit.
  - **Unpassende Stimuli:** die Unterdrückung natürlicher Triebe und körperlicher Bedürfnisse ist ebenso schädlich wie deren exzessive Befriedigung. Schlafentzug ist ein Beispiel für die Unterdrückung eines natürlichen Verlangens und übermäßiges Essen für einen Exzess.
- **Formen von sprachlichem Missbrauch:**
  - **Zu starke Stimuli:** gesteigerter Redefluss bis hin zur Logorrhö
  - **Zu schwache Stimuli:** Nichtgebrauch der Sprache
  - **Unpassende Stimuli:** nicht wahrheitsgemäße, streitsüchtige Redeweise oder das Sprechen zu unpassender Zeit.

Wirkung der Zeit (Kālapariṇāma)

Der Mensch unterliegt einem natürlichen Alterungsprozess. Durch Verhaltensregeln lässt sich dieser Prozess positiv oder negativ beeinflussen, jedoch nicht ausschalten. Es kann auch eine Verstärkung des natürlichen Alterungsprozesses durch extreme klimatische Bedingungen und den Wechsel der Jahreszeiten beobachtet werden.
Bei den klimatischen Gegebenheiten, die sich schädigend auswirken können, gibt es ebenfalls drei Untergruppen:

- Zu starke Ausprägung, z. B. extrem kalter Winter
- Zu schwache Ausprägung, z. B. verregneter Sommer
- Falsche Ausprägung, z. B. winterliche Temperaturen im Sommer.

Veränderung der Doṣas als Ursache

Wenn die *Doṣas Vāta, Pitta* und *Kapha* aus dem Gleichgewicht geraten, können Krankheiten entstehen. Dieser Prozess vollzieht sich in der Regel über einen längeren Zeitraum, z.B. durch Umwelteinflüsse, Ernährung oder Gewohnheiten. Geraten die *Doṣas* in ein Ungleichgewicht, resultiert daraus ein veränderter Gewebeaufbau (☞ Kap. 2.3.2) und es kommt zu Krankheiten.
Nach ayurvedischer Auffassung ist der menschliche Körper in drei Abschnitte gegliedert:

- Extremitäten (festeres Gewebe)
- Rumpf (mit Organen) und
- Kopf mit Nacken (aus festem Gewebe und Organen).

Während der Verdauung werden im Rumpf die *Doṣas* gebildet. Dabei entsteht *Kapha* im Bereich des Thorax, *Pitta* im Bereich von Magen und Dünndarm und *Vāta* im Dickdarm. Im Anschluss an die Verdauung bewegen sich die *Doṣas* unter physiologischen Bedingungen zu den Extremitäten *(Śākhāgati)* hin. Im Tagesrhythmus findet dann eine rückwärtige Bewegung zur Körpermitte *(Koṣṭhagati)* hin statt, von der aus die Ausscheidung erfolgt.
Wenn die *Doṣas* jedoch in den Extremitäten bleiben, wird die Entstehung von Krankheiten begünstigt. Daraus ergibt sich folgender Therapieansatz: Die *Doṣas* aus den Geweben zu lösen und ihre Rückkehr zur Körpermitte anzuregen, um dadurch die krankmachenden Faktoren ausleiten zu können.

Pathogenese

Faktoren

Eine wichtige Rolle bei der Entstehung von Krankheiten spielt die Verbindung von gestörtem *Doṣa* und *Dūṣya*. Unter *Dūṣya* versteht man das geschwächte Gewebe. Im Allgemeinen lassen sich drei ursächliche Faktoren unterscheiden: endogene, exogene und natürliche (d.h. außerhalb des menschlichen Einflusses liegende). Zu den endogenen Faktoren gehören beispielsweise erbliche Krankheiten. Exogene Faktoren sind z.B. Unfälle und zu den natürlichen Faktoren werden Naturkatastrophen, der natürliche Alterungsprozess oder klimatisch bedingte Erkrankungen gerechnet.
Gemäß Ayurveda sind folgende Faktoren pathogenetisch von Bedeutung:

- **Doṣa-Ungleichgewicht**
- **Verändertes Doṣa** in Verbindung mit den Körpergeweben
- **Festsetzen** der **Doṣas** in den Körperkanälen *(Srotāṃsi)*, so dass der physiologische Transport von Nähr- und Abfallstoffen behindert wird
- **Verminderte Verdauungskraft** *(Agni)*
- **Bildung** von **Āma** (toxische Stoffwechsel- und Verdauungsprodukte aufgrund einer verminderten Verdauungskraft).

Krankheitsstadien

Der Verlauf einer Erkrankung lässt sich, zurückgehend auf *Suśruta*, in sechs Stadien einteilen und die Behandlung richtet sich nach dem jeweiligen Stadium. Die Übergänge zwischen den Stadien sind fließend, und daher ist nicht immer leicht zu bestimmen, welche Phase gerade durchlaufen wird.

1. **Akkumulation** *(Saṃcaya): Doṣa*-Ansammlung am Ort ihrer Entstehung *(Vāta* im Dickdarm, *Pitta* in Magen und Dünndarm, *Kapha* in Lunge und Magen); die Symptomatik ist mild und abhängig davon, welches *Doṣa* gestört ist. Es liegt noch keine Krankheit vor und das *Doṣa*-Gleichgewicht lässt sich durch Verhaltensmaßnahmen wiederherstellen.
2. **Provokation** *(Prakopa):* werden die *Doṣas* nicht ausgeglichen, schreitet der Erkrankungsprozess voran und es kommt zu einer leichten Verstärkung der Symptomatik, bei:
   - **Vāta-Provokation** zu gastrointestinalen Schmerzen und vermehrter Peristaltik
   - **Pitta-Provokation** zu einem brennenden Gefühl im Magen
   - **Kapha-Provokation** zu einer Aversion gegen Nahrungsaufnahme und zu Schwindel.
3. **Ausweitung** *(Prasāra):* beim Fortschreiten weitet sich die Erkrankung zunehmend aus. Die anfangs noch lokalisierten *Doṣas* sind weitläufig im ganzen Körper verteilt. In diesem Stadium besteht jedoch noch keine Verbindung zwischen *Doṣa*-Störung und Körpergeweben *(Dhātu).* Durch zügige Behandlung kann in diesem Stadium ein weiteres Fortschreiten noch leicht verhindert werden.
4. **Festsetzen** *(Sthāna-saṃśraya):* in diesem Stadium verbinden sich die *Doṣas,* die den Körper durchströmen, mit den Geweben. Prädilektionsstellen sind geschwächte oder vorgeschädigte Organe. Verdauungskraft, Körperkanäle und Gewebe werden weiter geschwächt.
5. **Manifestation** *(Vyakti):* die Krankheit manifestiert sich mit der für sie typischen Symptomatik.
6. **Differenzierung** *(Bheda):* in dieser Phase differenzieren sich die Folgezustände der Krankheit heraus. Möglich ist ihr Übergang zur Genesung, zur Chronifizierung, zur Defektheilung oder aber der Tod des Patienten.

2.3 Die drei Körperbestandteile

Nach ayurvedischer Vorstellung wird unser Körper aus drei grundlegenden „Bausteinen" gebildet, *Doṣa*s, *Dhātu*s und *Malas,* die aus der Nahrung entstehen. Bei einer gesunden Ernährung und einem gut arbeitenden Verdauungsfeuer *(Agni)* wird die Nahrung in zwei Fraktionen getrennt, einen nährenden Anteil *(Sāra)* und das Abfallprodukt *(Kiṭṭa,* wörtlich: Ausscheidung). Durch den nährenden Anteil werden die Körpergewebe *(Dhātu)* gebildet und versorgt und aus *Kiṭṭa* bilden sich die drei *Doṣas* und die drei Ausscheidungsprodukte *(Mala).* Diese Prozesse finden auf verschiedenen Ebenen statt und erstrecken sich von der Aufspaltung der Nahrung im Magen-Darm-Trakt bis zum Stoffwechsel auf Zellebene.

2.3.1 Doṣas

Die Lehre von den drei *Doṣas* (☞ auch Kap. 3.1.1) bildet den Grundstein der indischen Medizin. Sie dient zur Erklärung der normalen menschlichen Konstitution (sowohl körperlich wie geistig), von Gesundheit und krankhaften Veränderungen sowie als Grundlage für Empfehlungen zum gesunden Lebenswandel und zur Ernährung, für diagnostische Methoden und Behandlungsformen.
Eine Übersetzung dieses Begriffes ist schwierig. *Doṣa* leitet sich von der Sanskrit-Wurzel *duṣ* her und bedeutet wörtlich „schädigender Faktor" oder „Krankheitsursache". Der bereits im *Ṛgveda* verwendete Begriff *Dhātu (Tridhātu:* die drei Grundelemente) käme der Bedeutung der *Doṣas* näher, doch mit *Dhātu* werden üblicherweise die sieben Körpergewebe *(Sapta-dhātu)* bezeichnet, die von den *Doṣas* geschädigt werden können. Der in englischsprachigen Texten oft benutzte Begriff humour (von humores = Körpersäfte der griechischen Medizin) legt eine grobstoffliche Vorstellung der *Doṣas* nahe, die noch verstärkt wird, wenn die drei *Doṣas* mit Wind *(Vāta),* Galle *(Pitta)* und Schleim *(Kapha)* übersetzt werden. In einer ersten Annäherung ist es besser, sich die *Doṣas* als Energieprinzipien vorzustellen.

Aufgaben und Funktionen

Die *Doṣas* steuern die physiologischen und biochemischen Prozesse in unserem Körper und durchdringen den ganzen Körper. Da sie aber bei der Verdauung entstehen, sind sie in bestimmten Körperbereichen oder Organen unterschiedlich ausgeprägt: So entsteht *Kapha*, wenn die Nahrung durch den Speichel süß wird, *Pitta* beim Säuern des Nahrungsbreis und *Vāta*, wenn beim Eindicken des Stuhles die Geschmacksrichtung scharf entsteht. Dementsprechend befindet sich *Kapha* hauptsächlich im Brustkorb, während sich *Pitta* hauptsächlich im Oberbauch und *Vāta* im Unterbauch befindet.
Vāta bildet das bewegliche Prinzip, *Pitta* das Stoffwechselprinzip und *Kapha* ist zuständig für die Stabilität des Körpers. Die *Doṣas* sorgen für ein reibungsloses Funktionieren des Körpers. Voraussetzung dafür ist ein ausgeglichenes Verhältnis der *Doṣas*. Bei einem Ungleichgewicht der *Doṣas* kann es zur Erkrankung kommen, z. B. wenn sich ein zu stark angehäuftes *Doṣa* in einem bestimmten Körpergewebe festsetzt.
Die in altindischen philosophischen Richtungen vorgenommene Unterscheidung, wonach sich sämtliche Stoffe aus den fünf Elementen (Erde, Wasser, Feuer, Luft und Äther), den *Mahābhūta*, zusammensetzen, beruht darauf,

dass die Begriffe Stoff, Eigenschaft und Wirkung untrennbar miteinander verbunden sind. Demnach kann beispielsweise keine Wirkung eintreten, wenn kein Stoff vorhanden ist. Ebenso ist ein Stoff immer über seine Eigenschaften zu beschreiben. Es werden zwanzig dieser Eigenschaften *(Guṇa)* angegeben, die in zehn Gegensatzpaare eingeteilt sind: leicht – schwer, geschmeidig bzw. glatt – rau, akut – träge, fest – flüssig, schleimig – klar, kalt – heiß, weich – hart, grob – fein, beweglich – starr und feucht – trocken. Jedem *Doṣa* sind also bestimmte Eigenschaften zugeordnet, die es verstärken, während die entsprechenden gegensätzlichen Eigenschaften das *Doṣa* verringern. In ähnlicher Weise wirken sich die Geschmacksrichtungen auf die *Doṣas* aus. Von den insgesamt sechs Geschmacksrichtungen (süß, sauer, salzig, scharf, bitter und zusammenziehend) werden einem *Doṣa* jeweils drei zugeordnet, die es verstärken, während die drei anderen es vermindern.

Vāta

Qualitäten und Dynamik

Vāta setzt sich aus den Elementen Äther und Luft zusammen. Deshalb besitzt es die Eigenschaften trocken, leicht, kalt, rau, hart, beweglich, klar, alles durchdringend und feinstofflich. Die Geschmacksrichtungen von *Vāta* sind bitter, scharf und zusammenziehend.

Vāta steuert sämtliche Bewegungsvorgänge im Körper und wird als Urgrund des Lebens betrachtet, weil es alle Körperfunktionen steuert (☞ auch Kap. 3.2.1). Die anderen *Doṣas* und die Körpergewebe *(Dhātu)* werden hingegen als „lahm" angesehen und können nur durch die Vermittlung von *Vāta* aktiv werden. *Vāta* herrscht im Dickdarm, in Hüften und Oberschenkeln, Ohren, Knochen und in der Haut vor.

Vermehrung von Vāta

Angehäuft wird *Vāta* durch Extreme wie übermäßige körperliche Arbeit, sportliche Betätigung oder sexuelle Aktivität, geistige Überlastung, langes Fasten, lautes Sprechen, lange Reisen, Nachtarbeit, das Tragen schwerer Lasten, unregelmäßiges Essen, Angst, Sorgen und das Unterdrücken natürlicher Bedürfnisse.

Symptome. Eine *Vāta*-Vermehrung zeigt sich in Bewegungseinschränkungen, Steifheit, stechenden Schmerzen, Gefühlsstörungen, Mundtrockenheit, bitterem Geschmack, Durst, Appetitlosigkeit, Gewichtsabnahme, Verstopfung, trockener Haut mit dunklerer Farbe und stumpferem Aussehen und in Kälteempfindlichkeit.

Unterformen

Prāṇa-vāyu

Prāṇa-vāyu mit Sitz im Herzen wirkt im Bereich von Brustkorb und Kopf und ist zuständig für die Atemtätigkeit, die Herzfunktion, die Sinnesorgane, die geistige Beweglichkeit, den Schluckakt, das Aufstoßen, Spucken und Niesen. Störungen dieses *Vāta*-Aspekts äußern sich in Erkältung, Husten, Asthma, Schluckauf und Heiserkeit.

Udāna -vāyu

Der „aufwärts gerichtete Wind" mit Sitz in der Kehle entspricht dem *Udāna-vāyu*. Er ist in erster Linie für unsere Stimme verantwortlich, aber auch an der Erhaltung unserer Körperkraft beteiligt. Fehlfunktionen zeigen sich in Erkrankungen von Augen, Hals, Nasen und Ohren.

Samāna-vāyu

Samāna-vāyu befindet sich im Bereich von Magen und Dünndarm und unterstützt die Verdauung. Er entfacht das Verdauungsfeuer *(Agni)* und sorgt für den Transport der Verdauungssäfte, er hilft die Nahrung in ihren nährenden Anteil *(Sāra)* und ihr Abfallprodukt *(Kiṭṭa)* aufzutrennen und besorgt den Weitertransport von *Kiṭṭa*. Eine Störung von *Samāna-vāyu* führt zu Verdauungsstörungen mit Malabsorption und Durchfall.

Apāna-vāyu

Apāna-vāyu ist der „abwärts gerichtete Wind" mit Sitz im Dickdarm und steuert die Ausscheidungsprozesse (Urin, Stuhl) sowie Samenerguss bzw. Menstruation. Er hält den Fötus bis zur Geburt im Mutterleib und steuert die Wehen. Bei Störungen kommt es zu Krankheiten von Nieren, Blase, Dickdarm, Anus und Hoden, zu Verstopfung und Blähungen.

Vyāna-vāyu

Ebenfalls im Herzen lokalisiert, steuert *Vyāna-vāyu* den Bluttransport im ganzen Körper sowie den Transport von *Rasa* (das erste Körpergewebe). Außerdem bewirkt er das Öffnen und Schließen der Augen, das Gähnen und die Beweglichkeit der Spermien. Fehlfunktionen werden durch Behinderungen des Blutkreislaufs, Fieber und Durchfall angezeigt.

Pitta

Pitta setzt sich aus den Elementen Feuer und Wasser zusammen, woraus sich die ihm zugeordneten Eigenschaften heiß, akut, flüssig und etwas ölig erklären. Die Geschmacksrichtungen von *Pitta* sind sauer, salzig und scharf.

Pitta gilt als das Stoffwechselprinzip (☞ auch Kap. 3.2.2). Es ist für verschiedene Umwandlungsprozesse im Rahmen der Verdauung zuständig, steuert Hunger und Durst, erzeugt und reguliert die Körpertemperatur, vermittelt eine gesunde Hautfarbe und Ausstrahlung und sorgt für die Sehschärfe. *Pitta* ist im Oberbauch, in Schweiß, Lymphe und Blut vorherrschend.

Vermehrung von Pitta

Zu einer Anhäufung von *Pitta* kommt es durch saure und scharfe Nahrungsmittel, Alkohol, Hitze (z. B. Sonnenbad, im Sommer), Ärger und Wut.

Symptome. Eine *Pitta*-Vermehrung äußert sich in einem brennenden Gefühl oder Schmerz, in saurem Aufstoßen, erhöhter Temperatur oder Fieber, vermehrtem Schwitzen, Körpergeruch, Gelbfärbung der Haut, Schwindelgefühl, vermehrtem Durst und saurem Geschmack im Mund. Es besteht allgemein eine erhöhte Neigung zu Blutungen und Entzündungen. Psychische Zeichen von vermehrtem *Pitta* sind Unzufriedenheit und Gereiztheit.

Unterformen

Pācaka-pitta

Pācaka-pitta mit Sitz in Magen und Dünndarm ist für die verschiedenen Aspekte der Verdauung verantwortlich:

- **Dahana:** Verbrennung der Nährstoffe
- **Pariṇāma:** Umwandlung der heterogenen äußeren Stoffe in homogene innere Substanzen
- **Pravṛtti:** weitere Umwandlung der aufgenommenen Nährstoffe
- **Saṃghāta-bheda:** Auftrennung der Nahrung in den nährenden Anteil *Sāra* und das Abfallprodukt *Kiṭṭa.*

Viele Autoren setzen *Pācaka-pitta* und *Agni* gleich. Fehlfunktionen führen zu Verdauungsstörungen *(Ajīrṇa, Vilambikā, Alasaka).*

Rañjaka-pitta

Rañjaka-pitta bildet im Bereich von Leber, Milz, Magen und Bauchspeicheldrüse durch Pigmentierung aus Rasa, dem ersten Körpergewebe *(Dhātu),* den zweiten *Dhātu,* das Blut. Eine *Rañjaka-pitta*-Störung verursacht Blässe, Anämie und Gelbsucht.

Sādhaka-pitta

Im Herzen lokalisiert, vermittelt *Sādhaka-pitta* die mentalen Aspekte von *Pitta,* d. h. Intelligenz, Erinnerungsvermögen, Auffassungsgabe und Selbstvertrauen. Ein gestörtes *Sādhaka-pitta* bewirkt Gereiztheit, Mutlosigkeit und paranoide Störungen.

Ālocaka-pitta

Ālocaka-pitta steuert das Sehen, d.h. die Sehschärfe und das Erkennen der Bilder und ist somit in den Augen lokalisiert. Bei ungenügender Funktion entstehen Sehstörungen.

Bhrājaka-pitta

Bhrājaka-pitta hat seinen Sitz in der Haut und ist für Farbe und Glanz der Haut zuständig. Es steuert auch den Wärmehaushalt des Körpers. Bei Fehlfunktionen geht die Ausstrahlung verloren oder es kommt zu bestimmten Hautkrankheiten und Störungen der Temperaturregulation.

Kapha

Kapha setzt sich aus den Elementen Erde und Wasser zusammen. Ihm werden die Eigenschaften kalt, schwer, träge, weich, fest, schleimig und geschmeidig und die Geschmacksrichtungen süß, sauer und salzig zugeordnet. *Kapha* gilt als das Stabilitätsprinzip (☞ auch Kap. 3.2.3). Es zügelt die beiden anderen *Doṣas* und lenkt sie in die richtigen Bahnen. *Kapha* ist mit dem trägen Geistesprinzip *Tamas* verbunden und bildet so den Gegenpol zu *Rajas* und *Sattva,* die in *Vāta* und *Pitta* vorherrschen. *Kapha* sorgt für die Kraft, Ausdauer und Stabilität des Körpers und stärkt die Widerstandskraft gegen Krankheiten und körperlichen Zerfall. Es stabilisiert und schmiert die Gelenke und steuert den Fetthaushalt. *Kapha* ist in Kopf (Zunge, Atemtrakt), Brustkorb, oberem Magen, Gelenken und Fettgewebe vorherrschend.

Vermehrung von Kapha

Vermehrt wird *Kapha* durch schwere und süße Nahrung, übermäßiges Trinken, zu wenig Bewegung und zu viel oder tagsüber Schlafen.

Symptome. Angestautes *Kapha* macht sich durch kühle und blasse Haut, Juckreiz, Schwellungen, Schweregefühl des Körpers, sekretverstopfte Körperöffnungen, verzögerte Reaktionen, Trägheit, Übelkeit und durch Appetitlosigkeit bemerkbar.

Unterformen

Kledaka-kapha

Kledaka-kapha befindet sich hauptsächlich im Magen und Zwölffingerdarm. Es sorgt für das Anfeuchten, Einweichen und erste Aufspalten der Nahrung. Im Zusammenspiel mit *Prāṇa-vāyu, Samāna-vāyu* und *Pācaka-pitta* ist es für die Verdauung zuständig. Es gilt als Quelle von *Kapha*, denn es versorgt auch die anderen vier *Kapha*-Unterformen mit Feuchtigkeit. Eine fehlerhafte Funktion führt zu Verdauungsstörungen.

Avalambaka-kapha

Avalambaka-kapha hat seinen Sitz in Herz und Brustkorb. Durch seine Feuchtigkeit vermindert es die Reibung und wirkt dadurch wie ein Schmier- und Kühlmittel für das Herz und die anderen Organe. Es versorgt die Glieder mit Energie. *Avalambaka-kapha* gilt als *Kapha*-Depot. Einige Beschreibungen dieser Unterform lassen an die interstitielle Flüssigkeit denken. Störungen führen zu Trägheit und Schweregefühl in den Gelenken.

Bodhaka-kapha

In der Zungenwurzel und im Pharynx ist *Bodhaka-kapha* lokalisiert. Es ermöglicht durch Anfeuchten der Nahrung im Mund mit dem Speichel, den Geschmack wahrzunehmen und trägt so auch dazu bei, den Appetit zu steigern. Bei Funktionsstörungen dieser *Kapha*-Unterform ist der Geschmacksinn beeinträchtigt.

Tarpaka-kapha

Tarpaka-kapha mit Sitz im Kopf nährt und kühlt die Sinnesorgane. Störungen führen zu Gedächtnisverlust und Funktionsstörungen der Sinnesorgane.

Śleṣaka-kapha

Śleṣaka-kapha sitzt in den Gelenken und sorgt durch Schmierung für ihre reibungslose Bewegung. Bei Störungen kommt es zu Gelenkschmerzen, Schweregefühl und Gelenkinstabilität.

2.3.2 Dhātus – die sieben Körpergewebe

Die Grundbedeutung von *Dhātu* ist „Schicht, Bestandteil". Im Ayurveda werden mit *Dhātu* die verschiedenen Körpergewebe bezeichnet. Dies erklärt sich aus der Sanskritwurzel *dhā*, die so viel wie „tragen, erhalten" bedeutet. Die *Dhātu*s erhalten den Körper, wenn sie selbst stabil und funktionstüchtig sind.[1] Sie stellen die notwendige Ernährung sicher, bilden den

[1] Suśruta-Saṃhitā, Sū 14.8

strukturellen Rahmen für sämtliche physiologischen Vorgänge und sind für die anatomische Architektur des Körpers verantwortlich.
Dem Modell der sieben Körpergewebe liegt der Gedanke zugrunde, dass der Körper keine feste Masse ist, sondern eher ein Fließgleichgewicht darstellt: Die Nahrung wird verstoffwechselt und bildet die Grundlage für die *Dhātus*, die ihrerseits verstoffwechselt und als *Malas* (Ausscheidungsprodukte) ausgeschieden werden. Störungen des Fließgleichgewichts führen zu einer Zu- oder Abnahme der *Dhātus* und dadurch zu Krankheiten.
Die **Bildung der Dhātus** kann man sich folgendermaßen veranschaulichen:

- „Aus Milch wird Joghurt": Durch Stoffwechselprozesse entsteht aus dem vorhergehenden *Dhātu* jeweils das nächste. Dieses Bild trifft auf jeden Fall für die Bildung von *Rakta-dhātu* aus *Rasa-dhātu* zu.
- „Kanal, der durch ein Reisfeld fließt": Die *Dhātus* werden von Nährflüssigkeit umströmt und so mit den notwendigen Stoffen versorgt.
- „Körner pickende Taube": Die *Dhātus* nehmen sich aktiv die für sie notwendigen Stoffe aus dem Nahrungsstrom heraus.

Man unterscheidet **stabile** *(Sthāyī)* und **instabile** *(Asthāyī)* **Körpergewebe.** Die instabilen Gewebe dienen der Ernährung und Erhaltung der stabilen Körpergewebe, die ihrerseits die strukturelle Einheit des Körpers aufrechterhalten. Im gesunden Zustand befinden sie sich alle in einem Zustand des Gleichgewichts zwischen Abbau und Neubildung. Für den Stoffwechsel sorgen auf dieser Ebene den verschiedenen Körpergeweben zuzuordnende Verdauungsfeuer *(Dhātvagni)*. Durch Zunahme oder Schwund der einzelnen *Dhātus* entstehen spezifische Störungen. Auch die bei der Neubildung entstehenden Abfallprodukte sind spezifisch für das jeweilige *Dhātu*.
Die *Dhātus* stehen unter dem Einfluss der *Doṣas*. *Doṣa*-Störungen können sich in ihnen festsetzen und zu einer krankhaften Veränderung der *Dhātus* führen. Die Sanskritbezeichnung dafür ist *Dūṣya*. *Dūṣya* heißt so viel wie „zu schädigen" und ist mit dem Begriff *Doṣa* im Sinne von „schädigender Faktor" verwandt. Unterschieden werden die folgenden sieben *Dhātus*:

Rasa-dhātu

Das erste Körpergewebe *Rasa-dhātu* besteht aus der Nahrungsessenz. Denn der bei der Verdauung der Nahrung abgesonderte, nährende Anteil *Sāra* gelangt zum Herzen, dem Hauptsitz von *Rasa-dhātu*. Von dort aus durchströmt dann die nährende Flüssigkeit *(Rasa)* den gesamten Körper und versorgt die anderen Körpergewebe. Die übliche Übersetzung mit „Lymphe" oder „Blutplasma" greift also zu kurz, gemeint ist sicher auch die interstitielle Flüssigkeit unter dem Aspekt des Nährstofftransports. Neben seiner nähren-

den Funktion für alle anderen Körpergewebe bildet sich aus *Rasa-dhātu* das zweite Körpergewebe *(Rakta-dhātu)*.
Rasa-dhātu hat einen kühlenden, besänftigenden Einfluss auf den ganzen Körper und sorgt für Wohlbefinden und Zufriedenheit. Als Abfallprodukt entsteht bei der Bildung von *Rasa-dhātu* Schleim.

Vermehrung und Schädigung von Rasa-dhātu

Eine Zunahme von *Rasa-dhātu* führt zu vermehrtem Speichelfluss und Übelkeit, eine Abnahme verursacht Herzschmerzen, Herzklopfen, Zittern, Schwäche, übermäßigen Durst, Geräuschempfindlichkeit und ein Gefühl der Leere. Eine *Rasa-dhātu*-Schädigung bewirkt Appetitlosigkeit, eine Störung des Geschmacksinns, Schwindel, Ohnmacht, Impotenz und Verdauungsschwäche.

Rakta-dhātu

Rakta-dhātu, das (rote) Blut entsteht, wenn *Rasa-dhātu* Leber und Milz durchströmt, wo es dem erhitzenden *Pitta* ausgesetzt und dabei rot gefärbt wird. In *Rakta-dhātu* herrscht das Element Feuer vor und es hat, ebenso wie *Pitta*, seinen Hauptsitz in Leber und Milz. Es ernährt die anderen Gewebe und vor allem auch das nächste Körpergewebe *(Māṃsa-dhātu)*. *Rakta-dhātu* sorgt für Ausstrahlung und Körperstärke, bei seiner Bildung entsteht als Abfallprodukt Galle.

Schädigung von Rakta-dhātu

Rakta-dhātu kann von den *Doṣas* geschädigt werden und sein Aussehen verändern. Von *Vāta* verunreinigtes Blut ist schaumig, rosa oder schwarz verfärbt, dünn wie Wasser, schnell fließend und gerinnt nur schwer. Von *Pitta* verunreinigtes Blut verfärbt sich gelblich, bläulich oder grünlich, ist übel riechend und gerinnt schlecht. Wenn das Blut von *Kapha* verunreinigt ist, wird es dickflüssig, glänzend und schleimig. Blutfülle bewirkt schnelles Erröten, prall gefüllte Blutgefäße und gerötete Augen. Bei einem Mangel an Blut fühlen sich die Blutgefäße leer an und es kann Bewusstlosigkeit eintreten. Oft besteht eine Vorliebe für Süß.

Māṃsa-dhātu

Das Muskelgewebe *Māṃsa-dhātu* kommt als nächstes Körpergewebe durch Kondensieren und Gerinnen des Blutes zustande. Bei seiner Bildung entstehen als Abfallprodukte die Exkrete aus Ohren, Augen, Nase, Mund und Haarwurzeln. *Māṃsa-dhātu* sorgt für körperliche Stärke, schützt die Knochen und ernährt das nächste Gewebe *(Medo-dhātu)*. Das vorherrschende Element ist Erde.

Abnahme, Überfunktion und Schädigung von Māṃsa-dhātu

Zeichen einer *Māṃsa-dhātu*-Abnahme sind schwere schläfrige Augen, eine trockene Kehle und Gelenkschmerzen. Eine Überfunktion führt zu Muskelschwellungen, Vergrößerung der Leber und Gereiztheit. Eine *Mamsa-dhātu*-Schädigung äußert sich in Granulomen, Tumoren, Warzen, Tonsillitis, Gangrän, Kropf, Halslymphknotenschwellung und Uvulitis.

Medo-dhātu

Medo-dhātu, das Fettgewebe mit Hauptsitz im Bauchraum, dient der Festigung und zum Schutz des Körpers. Bei seiner Bildung entsteht als Abfallprodukt der Schweiß. *Medo-dhātu* kühlt und schmiert die Gelenke, Muskeln und Sehnen und nährt das nachfolgende Gewebe *(Asthi-dhātu)*. Das Element Erde ist im Fettgewebe am stärksten ausgeprägt.

Abnahme, Zunahme und Schädigung von Medo-dhātu

Zeichen für eine Abnahme von *Medo-dhātu* sind prickelnde, stechende Schmerzen in der Hüftgegend, eine Milzvergrößerung und ein schmächtiger Körper; eine Zunahme bewirkt Fettleibigkeit, besonders im Bauchbereich. Eine *Medo-dhātu*-Schädigung lässt die Haare stumpf erscheinen und geht einher mit süßlichem Geschmack im Mund, Brennen der Hände und Füße, Taubheitsgefühl in den Gliedern, Trockenheit von Mund, Gaumen und Kehle, Durst, Trägheit sowie vermehrten Körperausscheidungen und Exkreten aus den Körperöffnungen.

Asthi-dhātu

Asthi-dhātu, das Knochengewebe, hat die Aufgabe, den Körper zu stützen. Bei seiner Bildung entstehen als Abfallprodukte Haare und Nägel. Im Knochengewebe herrscht das Element Erde vor, in den Knochenporen das Element Luft.

Abnahme, Zunahme und Schädigung von Asthi-dhātu

Eine Abnahme des Knochengewebes äußert sich in Knochenschmerzen und einer Schwäche der Zähne, Haare und Nägel. Zu stark ausgeprägtes Knochengewebe verursacht Überbeine, Sporne und Knochenkrebs. Zeichen einer *Asthi-dhātu*-Schädigung sind Hypertrophien der Knochen und Zähne, Zahnschmerzen, Knochenschmerzen, Blässe und krankhafte Veränderungen an Haaren und Nägeln.

Majja-dhātu

Majja-dhātu, das Knochenmark, befindet sich hauptsächlich in den langen Röhrenknochen. Es stärkt den Körper, indem es die Knochen geschmeidig hält und nährt das nachfolgende Gewebe *(Śukra-dhātu)*. Bei seiner Bildung entstehen als Abfallprodukt die fettigen Substanzen in Auge, Haut und Stuhl. Vorherrschendes Element ist Wasser.

Schädigung von Majja-dhātu

Wenn das Knochenmark geschädigt ist, kann es zu Schmerzen in den Fingergelenken, Schwindel, Ohnmacht, komatösen Zuständen und tief sitzenden Abszessen in den Fingern kommen.

Śukra-dhātu

Śukra-dhātu, bedeutet wörtlich übersetzt Samen, doch gemeint ist hier das gesamte Gewebe im Dienste der Fortpflanzung, d. h. Samen- und Eizellen. *Śukra-dhātu* befindet sich hauptsächlich im Unterbauch, unterhalb der Blase *(Vasti)*, durchströmt aber den ganzen Körper und ist „wie die Butter in der Milch“ (SuS Śā 4.20) überall vorhanden. Hauptaufgabe von *Śukra-dhātu* ist zwar die Fortpflanzung, es trägt aber auch bei Männern und Frauen zur Stärke, Ausstrahlung und Ernährung bei. Bei seiner Bildung entsteht als Abfallprodukt das Smegma. Im Fortpflanzungsgewebe herrscht das Element Wasser vor.

Abnahme, Zunahme und Schädigung von Śukra-dhātu

Zeichen einer *Śukra-dhātu*-Abnahme sind verzögerte Ejakulation und prickelnde oder brennende Schmerzen in den Genitalien, eine Zunahme führt zu gesteigertem Sexualtrieb und Wutanfällen. Bei einer Schädigung von *Śukra-dhātu* können Sterilität, Impotenz und Erbkrankheiten, aber auch kindliche Fehlbildungen die Folge sein.

Bei Verunreinigung durch die *Doṣas* können Samen bzw. Menstrualblut schlecht riechen, schmerzhaft fließen und klumpig aussehen. Durch *Vāta* verfärbt sich der Samen dunkel oder schwärzlich, durch *Pitta* gelblich oder bläulich und durch *Kapha* schmutzig weiß. In ähnlicher Weise verändert sich durch die *Doṣas* auch die Farbe des Menstrualbluts.

2.3.3 Die Upadhātus – die Sekundärgewebe

Die instabilen Körpergewebe *(Asthāyi-dhātus)* dienen nicht nur der Erhaltung und Ernährung, sondern auf ihrer Ebene entstehen durch *Dhatvagni* beim Stoffwechsel auch die jeweiligen Sekundärgewebe *(Upadhātus)*. Diese Gewebe werden als sekundär bezeichnet, weil sie Endprodukte des Stoffwechsels darstellen, d. h. keine nährenden *Asthāyi-dhātus* bilden.

Die Upa-dhātus

Die *Upadhātus* stützen den Körper so wie die *Sthāyi-dhātus*. Die Zuordnung dieser Gewebe zu den einzelnen *Dhātus* ist uneinheitlich. Klar zuordnen lassen sich folgende *Upadhātus*: Die Brustmilch entsteht aus *Rasa-dhātu* und das Menstrualblut aus *Rakta-dhātu*. Weitere *Upadhātus* sind Sehnen, Adern, Nerven, Ligamente, Haut, Muskelfett, Haare und Zähne. Manchmal wird auch *Ojas* als ein *Upadhātu* eingestuft. Dies ist aber fraglich, da *Ojas* nicht aus einem einzelnen, sondern aus allen *Dhātus* gebildet wird.

Ojas

Ojas (wörtlich übersetzt: Energie, Vitalität, Stärke) dient der Stärkung des Körpers. Es versorgt den Körper mit Wärme und verhindert Krankheit und körperlichen Verfall. Im Vergleich mit der modernen Medizin weist *Ojas* Parallelen zum Immunsystem auf. *Ojas* wird aus den besten Anteilen sämtlicher *Dhātus* gebildet: „Wie der Honig von den Bienen aus den Blüten und Früchten, wird *Ojas* aus dem menschlichen Körper zusammengetragen“[2]. Hauptsitz von *Ojas* ist zwar das Herz, doch es durchdringt den gesamten Körper. Normalerweise sind acht Tropfen *Ojas* im ganzen Körper vorhanden. Diese Menge kann sich jedoch durch Verletzungen, zehrende und chronische Krankheiten, Angst, Erschöpfung, Hunger und zunehmendes Alter verringern. Durch Abnahme von *Ojas* droht eine Verkürzung der Lebenserwartung oder ein früherer Tod.

[2] Caraka-Saṃhitā, Sū 17.75

2.3.4 Malas – die Ausscheidungsprodukte

Mit dem Begriff *Mala* werden die Ausscheidungsprodukte des Körpers bezeichnet. In der Vorstellung ständiger Auf- und Abbauprozesse, in denen der Körper seine Gewebe neu aus der Nahrung bilden und „verbrauchte" Stoffe ausscheiden muss, nehmen die *Malas* daher eine wichtige Stellung ein. Eine verminderte Produktion und Ausscheidung der *Malas* spricht für einen Stau im Körper und für eine Zunahme der *Dhātus*, während eine vermehrte Produktion von *Malas* die Körpergewebe schwinden lässt.
Die drei wichtigsten *Malas* sind Stuhl, Urin und Schweiß. Weitere Abfallprodukte entstehen bei der *Dhātu*-Bildung: Schleim bei der Bildung von *Rasa-dhātu*, Galle bei der Bildung von *Rakta-dhātu*, die Sekrete aus Ohren, Augen, Nase, Mund und Haarwurzeln bei der Bildung von *Māṃsa-dhātu*, Haare und Nägel bei der Bildung von *Asthi-dhātu*, die fettigen Substanzen in Augen, Haut und Stuhl bei der Bildung von *Majja-dhātu* und das Smegma bei der Bildung von *Śukra-dhātu*. Um den Körper gesund zu halten, ist bei der Körperpflege auf die Entfernung dieser Abfallprodukte zu achten.

Śakṛt (Stuhl)

Der Stuhl besteht zum einen aus dem unverdauten Anteil der Nahrung *(Anna-kiṭṭa),* zum anderen aber auch aus Abfallprodukten der *Dhātus* (*Dhātu-kiṭṭa*, z.B. Fettsubstanzen von *Majja-dhātu*). Als normal ist eine Stuhlgangfrequenz von etwa zweimal täglich anzusehen, jede Unterdrückung des Stuhldrangs sollte unbedingt vermieden werden.
Störungen des Stuhlgangs bleiben nicht auf den Darm beschränkt, sondern können sich im ganzen Körper niederschlagen. Deshalb steht am Anfang einer ayurvedischen Therapie in aller Regel eine Behandlung der Darmtätigkeit. Im Ayurveda werden Rückenschmerzen, Ischialgie, Rheuma, Lähmungen, Bronchitis und Asthma mit der Darmtätigkeit in Verbindung gebracht. Die *Caraka-Saṃhitā* schreibt auch vor, dass zur Behandlung von Schwindsucht übermäßiger Stuhlgang verhindert werden muss, weil sonst die Körpergewebe rasch zerstört würden. Symptome bei Abnahme des Stuhlgangs sind Blähungen, Darmgeräusche und durch eine Aufwärtsbewegung von *Vāta* ausgelöste Schmerzen in der Brust oder Herzgegend. Eine Zunahme der Stuhlmenge führt zu einer Bauchschwellung und zu kolikartigen Schmerzen.

Mūtra (Urin)

Viele Stoffwechselendprodukte werden mit dem Urin aus dem Körper ausgeschieden, weshalb auf eine ausreichende Trinkmenge zu achten ist.

Normalerweise sollte man täglich etwa sechsmal Wasser lassen können. Der Harndrang sollte möglichst nicht unterdrückt werden. Anzeichen einer verringerten Urinausscheidung sind spärlicher, farbloser, manchmal blutiger Urin und stechende Schmerzen in der Blasengegend. Eine Zunahme der Urinmenge führt zu einer Schwellung der Harnblase und zu Schmerzen.

Sveda (Schweiß)

Schwitzen ist ebenfalls gut für die Gesundheit, da über den Schweiß verschiedene Abfallprodukte aus dem Körper ausgeschieden werden. Schwitzen wird durch angemessene körperliche Betätigung ausgelöst, kann aber auch durch Bedampfen oder bestimmte Medikamente induziert werden. Bei zu geringer Schweißbildung kommt es zum Verlust der Körperbehaarung, einer „Unbeweglichkeit" der Haare und zu trockener Haut. Übermäßige Schweißbildung führt zu Juckreiz und Körpergeruch.

2.4 Anatomische Besonderheit: Srotas

Das Wort *Srotas (Plural: Srotāṃsi)* leitet sich von der Sanskritwurzel *sru* (fließen) ab und bezeichnet Kanäle, in denen sämtliche Transportvorgänge im Körper stattfinden. In ihnen werden beispielsweise Nährstoffe, Abfallprodukte und die instabilen *Dhātu*s zu ihren Zielorten transportiert. Es gibt so viele, dass manche der alten Autoren sie für unzählbar hielten, während andere behaupteten, der Körper sei nichts anderes als eine Ansammlung von *Srotāṃsi.* Die *Caraka-Saṃhitā* widmet den Kanälen ein ganzes Kapitel *(Srotovimāna, Vimāna-sthāna 5),* in dem die letztgenannte Behauptung als übertrieben zurückgewiesen wird, da der Körper auch aus den *Dhātu*s und dem Inhalt der Kanäle bestehe.

2.4.1 Funktionen

Frei durchgängige Kanäle sind Voraussetzung für den reibungslosen Ablauf der Körperfunktionen. Bei einer Schädigung kann es zu einer Zu- oder Abnahme des Flusses, zu einer Stockung des zu transportierenden Stoffes mit Vermehrung im Anfangsteil und Mangel am Ende des *Srotas*, zum Transport in falschen Kanälen oder zu einer Umkehr der Flussrichtung kommen. Dadurch werden sowohl die stabilen als auch die instabilen *Dhātu*s geschädigt, und die Schädigung breitet sich von einem geschädigten *Srotas* zum nächsten und von einem geschädigten *Dhātu* zum nächsten immer weiter aus. Wenn sich die *Doṣas* nicht mehr wie sonst durch sämtliche *Srotāṃsi* bewegen können und sich stattdessen vor *Srotāṃsi* anhäufen, die nicht frei durchgängig sind, können gesundheitliche Störungen die Folge sein.

2.4.2 Kanäle des Stofftransports

Von der Vielzahl der Kanäle hebt die *Caraka-Saṃhitā* dreizehn als besonders wichtig hervor, betont aber, dass ein kluger Arzt aufgrund der Beschreibung dieser dreizehn Arten auch Rückschlüsse auf andere *Srotāṃsi* ziehen kann. Bei den aufgelisteten Kanälen handelt es sich um so genannte *Antar-srotāṃsi,* d.h. Kanäle im Inneren des Körpers, die keinen Kontakt zur Außenwelt haben. Teilweise lassen sich die genannten Phänomene als Stofftransport erklären, der durch Diffusion in der interzellulären Flüssigkeit stattfindet. Neben den *Antar-srotāṃsi* existieren noch *Bahiḥ-srotāṃsi,* d.h. Kanäle mit Kontakt zur Außenwelt. Männer besitzen neun davon: zwei Augen, zwei Ohren, zwei Nasenlöcher, Mund, Anus und Harnröhre. Bei Frauen kommen mit den zwei Brustwarzen und der Vagina noch drei weitere Kanäle mit Kontakt zur Außenwelt hinzu.

Prāṇa-vaha-srotāṃsi (Atemluft transportierende Kanäle)

Prāṇa-vaha-srotāṃsi, die Atemluft-Kanäle, befinden sich im Brustraum und transportieren die Atemluft zum Blut.

Schädigung der Prāṇa-vaha-srotāṃsi

Sie können z.B. durch die Unterdrückung natürlicher Bedürfnisse, übermäßige körperliche Anstrengung, bei Hunger oder übertriebenen Gebrauch rauer bzw. fettfreier Dinge geschädigt werden.

Symptome. Eine Schädigung zeigt sich in Form einer eingeschränkten, angestrengten Atmung mit langen, flachen oder kurzen Atemzügen. Die Atmung kann auch beschleunigt, geräuschvoll oder schmerzhaft sein. Die Therapie richtet sich nach den Behandlungsprinzipien für die Atemorgane.

Udaka-vaha-srotāṃsi (Wasser transportierende Kanäle)

Udaka-vaha-srotāṃsi, die Wasser transportierenden Kanäle, befinden sich in der Region zwischen Gaumen und Bauchspeicheldrüse.

Schädigung der Udaka-vaha-srotāṃsi

Geschädigt werden sie durch Hitzeexposition, Verdauungsstörungen, Alkohol, übermäßig trockene Nahrung und ausgeprägten Durst.

Symptome. Zeichen ihrer Schädigung sind Trockenheit von Zunge, Gaumen, Lippen, Rachen und Pankreas *(Kloman)* und übermäßiger Durst. Die Therapie erfolgt nach denselben Behandlungsprinzipien wie bei übermäßigem Durst.

Anna-vaha-srotāṃsi (Nahrung transportierende Kanäle)

Anna-vaha-srotāṃsi, die Nahrung transportierenden Kanäle, befinden sich in der Magengegend und der linken Körperhälfte.

Schädigung der Anna-vaha-srotāṃsi

Geschädigt werden sie durch den Verzehr großer Mengen unverträglicher Speisen zum falschen Zeitpunkt und durch ein Missverhältnis zwischen Nahrung und Verdauungskraft.

Symptome. Nahrungsunverträglichkeit, Appetitlosigkeit, schlechte Verdauung und Neigung zum Erbrechen sind Anzeichen einer solchen Schädigung, die wie *Āma-doṣa* (Beschwerden durch unvollständig verdaute Nahrung) behandelt wird.

Rasa-vaha-srotāṃsi (Nahrungsessenz transportierende Kanäle)

Rasa-vaha-srotāṃsi, die *Rasa-dhātu* transportierenden Kanäle, befinden sich in der Herzgegend und in Nähe der zehn großen Gefäße, die vom Herz abgehen.

Schädigung der Rasa-vaha-srotāṃsi

Ihre Funktion kann durch schweres, kaltes oder sehr fettes Essen und durch übermäßige Sorgen gestört werden.

Symptome. Symptome sind Schwellungen, Auszehrung und Atemwegsprobleme. Die Behandlung besteht in Fasten.

Rakta-vaha-srotāṃsi (Blut transportierende Kanäle)

Rakta-vaha-srotāṃsi, die *Rakta-dhātu* (Blut) transportierenden Kanäle, befinden sich in der Umgebung von Leber und Milz.

Schädigung der Rakta-vaha-srotāṃsi

Geschädigt werden können sie durch übermäßigen Genuss fetter und heiße Nahrungsmittel oder Getränke und extreme Einwirkung von Hitze (Sonne, Feuer).

Symptome. Gesichtsblässe, Erröten, Fieber, brennenden Schmerzen, erhöhte Blutungsneigung und Rötung der Augen sind die Folge einer Schädigung. Behandelt werden die Störungen mit verschiedenen Formen des Aderlasses.

Māṃsa-vaha-srotāṃsi (Muskelgewebe transportierende Kanäle)

Māṃsa-vaha-srotāṃsi, die *Māṃsa-dhātu* führenden Kanäle, durchziehen Muskeln, Sehnen und Haut.

Schädigung der Māṃsa-vaha-srotāṃsi

Gereizt werden sie durch schweres und raues Essen und Tagesschlaf kurz nach einer Mahlzeit.

Symptome. Es kommt dann zu Muskelschwellungen oder Atrophien und zu Krampfadern. Die Behandlung erfolgt chirurgisch, durch Kauterisieren und Alkalisierung.

Medo-vaha-srotāṃsi (Fettgewebe transportierende Kanäle)

Medo-vaha-srotāṃsi, die *Medo-dhātu* transportierenden Kanäle, befinden sich in der Nähe der Nieren und des Omentum majus.

Schädigung der Medo-vaha-srotāṃsi

Geschädigt werden sie durch unzureichende körperliche Betätigung, Tagesschlaf sowie übermäßigen Fett- und Alkoholkonsum.

Symptome. Zeichen einer Schädigung sind vermehrtes Schwitzen, fettige Haut, trockener Gaumen, Schwellungen und krankhaft gesteigerter Durst. Als Therapie dienen auszehrende Maßnahmen.

Asthi-vaha-srotāṃsi (Knochengewebe transportierende Kanäle)

Asthi-vaha-srotāṃsi, die *Asthi-dhātu* transportierenden Kanäle, ziehen durch das Fettgewebe und die Hüftgegend.

Schädigung der Asthi-vaha-srotāṃsi

Ihre Funktion kann durch übertriebene körperliche Anstrengung, Reibung oder starken Druck auf die Knochen ausübende Bewegungen, heftiges Beugen und übermäßigen Genuss von *Vāta* anhäufender Nahrung gestört werden.

Symptome. Eine Schädigung zeigt sich in Zahn- oder Knochenschmerzen und in krankhaften Veränderungen der Haare und Nägel. Die Behandlung erfolgt mit *Pañcakarma*-Anwendungen, besonders mit Einläufen aus Milch und Ghee, die mit bitteren Drogen gekocht wurden.

Majja-vaha-srotāṃsi (Knochenmark transportierende Kanäle)

Majja-vaha-srotāṃsi, die *Majja-dhātu* transportierenden Kanäle, befinden sich in den Knochen und Gelenken.

Schädigung der Majja-vaha-srotāṃsi

Verletzungsbedingter Druck auf die Knochen, Verflüssigung oder Kompression des Knochenmarks können diese Kanäle ebenso schädigen wie der Genuss von untereinander unverträglichen Nahrungsbestandteilen.

Symptome. Symptome einer Störung sind Schmerzen und tief sitzende Abszesse in den Fingergelenken, Schwindel und Kraftlosigkeit. Die Therapie besteht in einer Diät mit vorwiegend süßem und bitterem Geschmack, vermehrter sexueller Aktivität und Abführen der *Doṣas* zum richtigen Zeitpunkt.

Śukra-vaha-srotāṃsi (Śukra-dhātu transportierende Kanäle)

Śukra-vaha-srotāṃsi, die *Śukra-dhātu* transportierenden Kanäle, durchziehen die Geschlechtsorgane.

Schädigung der Śukra-vaha-srotāṃsi

Sie werden geschädigt, wenn der Geschlechtsverkehr zur unpassenden Zeit oder lustlos vollzogen wird, durch Unterdrücken der natürlichen Bedürfnisse und in Folge von chirurgischen Eingriffen.

Symptome. Dies führt zu Impotenz, verzögertem Samenerguss und blutigen genitalen Ausscheidungen. Behandelt werden die Störungen mit einer vorwiegend süß und bitter schmeckenden Diät und mit *Doṣa* ausleitenden Verfahren zum rechten Zeitpunkt.

Mūtra-vaha-srotāṃsi (Urin transportierende Kanäle)

Mūtra-vaha-srotāṃsi, die Urin führenden Kanäle, befinden sich in der Umgebung von Niere und Blase.

Schädigung der Mūtra-vaha-srotāṃsi

Ihre Funktion kann beeinträchtigt werden, wenn man trotz vorhandenem Harndrang isst, trinkt oder sexuell aktiv ist. Patienten mit zehrenden Krankheiten oder Harnwegsverletzungen sind besonders gefährdet, wenn sie ihre natürlichen Bedürfnisse unterdrücken.

Symptome. Mögliche Folgen sind exzessiver Harndrang, Harnverhaltung, ständiges Tröpfeln oder krankhaft veränderter Urin und Schmerzen beim Wasserlassen. Die Therapie erfolgt nach denselben Behandlungsprinzipien wie bei Miktionsbeschwerden.

Purīṣa-vaha-srotāṃsi (Stuhl transportierende Kanäle)

Purīṣa-vaha-srotāṃsi, die Kot führenden Kanäle, verlaufen im Bereich von Kolon und Rektum.

Schädigung der Purīṣa-vaha-srotāṃsi

Es kommt zu Störungen dieser Kanäle bei Unterdrückung des Stuhldrangs oder wenn zu viel oder zu rasch wieder etwas gegessen wird und die vorhergehende Mahlzeit noch nicht vollständig verdaut ist. Dies gilt besonders für Menschen mit Verdauungsschwäche oder Patienten mit zehrenden Krankheiten.

Symptome. Eine Schädigung dieser Kanäle kann zu Verstopfung mit aufgeblähtem Abdomen, faulig stinkendem Stuhl bzw. sehr wässrigem, festem oder häufigem Stuhlgang führen, bei dem unter Schmerzen und Blähungen sehr kleine Mengen ausgeschieden werden. Die Therapie dieser Störungen richtet sich nach den Behandlungsprinzipien bei Durchfall.

Sveda-vaha-srotāṃsi (Schweiß transportierende Kanäle)

Sveda-vaha-srotāṃsi, die Schweiß führenden Kanäle, befinden sich im Fettgewebe und in den Haarfollikeln.

Schädigung der Sveda-vaha-srotāṃsi

Übertriebene körperliche Anstrengung, starke Hitzeeinwirkung, übermäßiger Genuss von kalten oder heißen Nahrungsmitteln, unausgewogene Ernährung, Sorgen, Angst und Wut können diese Kanäle in ihrer Funktion behindern.

Symptome. Als Symptome treten mangelnde oder exzessive Schweißneigung, Rauigkeit der Haut und ein Brennen am ganzen Körper auf. Manchmal stehen auch die Körperhaare zu Berge. Dieses Krankheitsbild wird genauso wie Fieber behandelt.

2.5 Physiologische Besonderheiten: Agni und Āma

2.5.1 Agni (Verdauungsfeuer)

Agni kann im Zusammenhang mit der Verdauung als „biologisches Feuer" übersetzt werden, das für die lebensnotwendigen Stoffwechselvorgänge, angefangen von der Nahrungsaufnahme bis hin zur Resorption der Verdauungsprodukte, zuständig ist. Nach ayurvedischer Vorstellung gibt es Gewebe und Organe *(Sajātīya),* die sich auf die Einnahme und Assimilation von Fremdsubstanzen *(Vijātīya)* spezialisiert haben. Was der Körper nicht assimilieren kann, wird als Abfallprodukt *(Mala)* ausgeschieden. Dieses komplizierte Stoffwechselgeschehen spielt sich unter der Einwirkung von *Agni* auf drei unterschiedlichen Ebenen ab:

- als **Verdauung** im Magen-Darm-Trakt *(Jāṭharāgni)*
- als **Weiterleitung von Zwischenprodukten** der Verdauung nach dem Konzept der fünf Grundelemente an das Gewebe *(Bhūtāgni)*
- als **Assimilation und Speicherung** der Endprodukte im Gewebe *(Dhātvagni).*

Allerdings bleibt die Wirkung von *Agni* nicht auf diese Organe beschränkt, denn das Verdauungsfeuer existiert in jeder Zelle und gewährleistet somit auch den Zellstoffwechsel. Man könnte *Agni* auch als einen Katalysator der drei *Doṣas* auffassen. Abhängig von Lokalisation und Funktion werden drei Arten von *Agni* mit insgesamt 13 Unterformen beschrieben (☞ Tab. 2-6). Daneben spielen fünf Arten von Pitta bei der Verdauung eine wichtige Rolle.

Art des Agni	zugeordnete Unterformen	Lokalisation bzw. Funktion
Jāṭharāgni	1	Magen-Darm-Trakt: primärer Stoffwechsel
Bhūtāgni	5	Stoffwechsel auf Ebene der fünf Grundelemente (*Pañcabhūtas*)
Dhātvagni	7	gewebespezifischer Stoffwechsel

Tab. 2-6 Drei Arten von *Agni* (13 Unterformen)

Jāṭharāgni

Jāṭharāgni wird als eine Form des Verdauungsfeuers betrachtet, das bei der Verdauung im Sinne des primären Stoffwechsels eine sehr wichtige Rolle spielt. Unterschieden werden auch zwei Stufen der Verdauung entsprechend der anatomischen Lage, nämlich *Avastha-pāka* (gastrointestinal) und *Vipāka* (ileokolisch).

- **Avastha-pāka** entspricht chemischen Verdauungsvorgängen im Magen-Dünndarm-Bereich, die in drei Reaktionsschritten ablaufen: Durch *Madhura-pāka* (süße Reaktion) und *Amla-pāka* (saure Reaktion) entsteht zunächst der flüssige Darminhalt oder Chylus, der auch als *Anna-rasa* oder *Ahāra-rasa* bezeichnet wird. Im Anschluss daran kommt es durch *Kaṭu-pāka* (scharfe Reaktion) zu einer Trennung zwischen Stuhl und Darmgasen, d. h. zur Produktion von *Mala*.
- **Vipāka** entspricht dem Geschmack, den nach dem ayurvedischen Konzept das Endprodukt der gastrointestinalen Verdauung *(Avastha-pāka)* annimmt. Denn im Ayurveda können die chemischen Substanzen, die während der Verdauung anfallen, nur in Form ihres Geschmacks *(Vipāka)* beschrieben werden. Im Gegensatz zur westlichen Physiologie, in der die Eigenschaften herb und scharf nicht unterschieden werden, differenziert man im Ayurveda sechs Geschmacksrichtungen – süss *(madhura)*, sauer *(amla)*, salzig *(lavaṇa)*, bitter *(tikta)*, scharf *(kaṭu)* und zusammenziehend *(kaṣāya)*. Diese sechs Geschmacksrichtungen bringen drei unterschiedliche Arten von *Vipāka* (im intestinalen Bereich) hervor. Es sind dies:

– süß/salzig	süßer *(madhura)-Vipāka*
– sauer	saurer *(amla)-Vipāka*
– bitter/scharf/zusammenziehend	scharfer *(kaṭu)-Vipāka*.

Weitere Funktionen

- Trennung des resorbierbaren Darminhalts *(Rasa)* und der Abfallprodukte *(Mala)*. Dieser Vorgang wird *Sāra-kiṭṭa-vibhājana* genannt.
- In weiteren regionalen Verdauungsvorgängen werden durch *Jāṭharāgni* enzymähnliche Substanzen produziert.
- Kontrolle und Koordination aller Formen von *Agni* und *Pitta* im Rahmen der Stoffwechselvorgänge.
- Resorption und Assimilierung der Nährstoffe auf Ebene der Gewebe *(Dhātus)* unter dem Einfluss von *Pitta*. Dabei werden Qualitäten und Quantität der Gewebe direkt durch *Jāṭharāgni* bestimmt.

Wirkprinzipien

Das im gastrointestinalen Bereich lokalisierte *Jāṭharāgni* wirkt sich auf die drei *Doṣa*s *Vāta*, *Pitta* und *Kapha* aus, die ihrerseits wiederum *Jāṭharāgni* beeinflussen. Wenn sich *Vāta*, *Pitta* und *Kapha* im Gleichgewicht befinden, ist eine physiologische Funktion von *Jāṭharāgni* gewährleistet, während ein *Doṣa*-Ungleichgewicht die Funktion des *Jāṭharāgni* pathophysiologisch verändern kann. Ein gestörtes *Jāṭharāgni* kann seinerseits Krankheiten verursachen. Aus diesem Grunde ist es wichtig, darauf zu achten, dass sowohl die *Tridoṣas* als auch *Jāṭharāgni* ausgeglichen sind. Im Normalzustand liegt ein Gleichgewicht von *Tridoṣas* und *Jāṭharāgni* vor. Daneben gibt es drei unterschiedliche Formen von Störungen durch Verschiebung ihres Gleichgewichtsverhältnisses (☞ Tab. 2-7).

Form des Gleichgewichts	Zustand des Jāṭharāgni	Zustand der Doṣas	Symptome
Samāgni	Gleichgewicht	harmonische Funktion mit Gleichgewicht der Tridoṣas	Normalzustand: gute Gesundheit
Tīkṣṇāgni	Erregung	zu viel Pitta	Überfunktion von Agni mit großem Hunger
Viṣamāgni	Instabilität	zu viel Vāta	Verdauungsstörung (abwechselnd Verstopfung und Durchfall mit Blähungen)
Mandāgni	Hemmung	durch zu viel Kapha reduziertes Agni	schwere Verdauungsstörungen

Tab. 2-7 Normalzustand und pathophysiologische Veränderungen des *Jāṭharāgni*

Bhūtāgni

Die von *Bhūtāgni*, dem auf die fünf Elemente *(Pañcabhūtas)* bezogenen Verdauungsfeuer, gesteuerten Stoffwechselvorgänge schließen sich an die Verdauung durch *Jāṭharāgni* an. Entsprechend den fünf Elementen unterscheidet man fünf Unterformen von *Bhūtāgni*:

- **Pārthiva,** das die Verdauung des Elements Erde betrifft
- **Āpya** für das Element Wasser
- **Āgneya** für das Element Feuer
- **Vāyavya** für das Element Luft
- **Nābhasa** für das Element Äther.

Wirkprinzipien

Partikel dieser fünf Elemente sind im Körper und in allen Nahrungsmitteln vorhanden. *Bhūtāgni* wirkt sich nicht nur auf den Magen-Darm-Trakt aus, sondern breitet sich von dort weiter aus bis zu den Stoffwechselvorgängen auf Ebene der Körpergewebe *(Dhātus)*, einschließlich des Lebermetabolismus. Die Verdauung durch *Bhūtāgni* bezieht sich sowohl auf die bioorganischen fünf Elemente im eigenen Körper *(Sajātīya)* als auch auf die *Pañcabhūtas* in den Nahrungsmitteln, die als *Vijātīya* (Fremdkörper) bezeichnet werden.
Der Stoffwechselvorgang *Bhūtāgni-pāka* vollzieht sich als Synthese der Nährstoffe aus den von außen zugeführten Grundelementen weiter zur Ebene der bioorganischen Substanzen bis hin zur Ernährung der sieben Körpergewebe *(Saptadhātus)* und kann schematisch wie in Tabelle 2-8 dargestellt werden:

Pañcabhūtas	
im Körper (Bioorganismus)	in der Nahrung
Eigenkörper (S*ajātīya*)	Fremdkörper (*Vijātīya*)
Bhūtāgni (Metabolismus in der Leber)	

Tab. 2-8 Der Stoffwechselvorgang *Bhūtāgni-pāka*

Dhātvagni

Es gibt sieben Unterformen von *Dhātvagni* (entsprechend den sieben *Dhātu*s oder Körpergeweben). *Dhātvagni* bedeutet so viel wie „Gewebefeuer", das die Stoffwechselvorgänge der einzelnen *Dhātu*s unterhält. Man unterscheidet folgende gewebespezifischen *Dhātvagni*-Arten mit ihren spezifischen Wirkorten (☞ Tab. 2-9).

Art des Gewebefeuers	Wirkort bzw. Dhātu
Rasāgni	erster *Dhātu rasa*
Raktāgni	Blut
Māṃsāgni	Muskeln
Medo'gni	Fettgewebe
Asthyagni	Knochen
Majjāgni	Knochenmark
Śukrāgni	die Keimzellen (Samen bzw. Ovum).

Tab. 2-9 Die sieben Unterformen des *Dhātvagni*

Funktionen

Das Konzept von *Dhātvagni* und *Dhātvagni-pāka* stützt sich im Wesentlichen auf zwei unterschiedliche Formen von Gewebe im Körper; zum einen handelt es sich um die bereits bestehenden sieben permanenten Gewebe *(Poṣya-dhātus)* und zum anderen um die sich nach Resorption der Nährstoffe entwickelnden transienten Gewebesubstanzen, die noch ungeformt und nicht beständig sind *(Poṣaka-dhātus* oder *Asthāyī-dhātus).* Diese Transformation geschieht durch *Dhātvagni,* das dann auch die für den Körper unbrauchbaren Substanzen in Form von *Mala* abtrennt.

Dhātvagni hat die Funktion, Qualität und Quantität der entsprechenden Gewebe durch die adäquate Versorgung mit Nährstoffen sicherzustellen. Es handelt sich hier um einen Stoffwechselvorgang *(Dhātvagni-pāka),* der sich zwar spezifisch im Bereich der Körpergewebe abspielt, aber für die Gesamtfunktion des Organismus notwendig ist.

Dhātvagni-pāka – Stoffwechselvorgang

Im Rahmen von *Dhātvagni-pāka* kommt es zur gezielten Umwandlung der Nährstoffe (entsprechend ihrer biochemischen Struktur) in die sieben *Dhātus*. Dieser Vorgang *(Dhātvagni-pāka)* läuft anabol *(Prasāda-pāka)* bzw. katabol *(Kiṭṭa-pāka)* ab:

- Im **anabolen** (aufbauenden) **Stoffwechsel** der Nährstoffe *(Prasāda-pāka)* werden die transienten oder instabilen Gewebesubstanzen *(Poṣaka-dhātus* oder *Asthāyī-dhātus*) in permanente oder stabile Gewebe (*Poṣya-dhātus* oder *Sthāyī-dhātus)* umgewandelt.
- Im **katabolen** (abbauenden) **Stoffwechsel** *Kiṭṭa-pāka* kommt es zur Abtrennung bereits verdauter Gewebesubstanzen in Form der Abfallprodukte (*Malas*).

Funktionsstörungen – Hyper und Hypofunktion

Bei guter Gesundheit bzw. gut funktionierendem *Dhātvagni* befinden sich die sieben *Dhātus* im Gleichgewicht. Kommt es aber zur Funktionsstörung einer der *Agni*-Formen *(Jāṭharāgni, Bhūtāgni* oder *Dhātvagni)*, könnte das Gleichgewicht auf der *Dhatu*-Ebene des Stoffwechsels ebenfalls gestört sein. Dieser Aspekt von *Dhātvagni* wird *Pācaka-aṃśa* oder *Kāyāgneya-aṃśa* genannt. Mit ihm lassen sich die pathophysiologischen Veränderungen des Stoffwechsels im Bereich von *Agni* und den *Dhātus* folgendermaßen erklären: Bei einer Überfunktion (Hyperfunktion) von *Dhātvagni* wird zu viel Energie auf der Stufe der transienten *Dhātus* verbraucht, so dass die permanenten Gewebe zu wenig Nährstoffe erhalten und infolgedessen ein bestimmtes Gewebe Mangelerscheinungen aufweisen kann.
Umgekehrt wird bei einer Unterfunktion (Hypofunktion) von *Dhātvagni* auf der Stufe der transienten *Dhātus* zu wenig Energie verbraucht, was wiederum zu einer vermehrten Ansammlung von Nährstoffen im permanenten Gewebe führen kann.

Funktionsstörungen der Dhātus

- Eine **Hyperfunktion** von *Pācaka-aṃśa* oder *Kāyāgneya-aṃśa* führt zur *Dhātu*-Degeneration *(Dhātu-kṣaya)*, eine **Hypofunktion** dagegen zur *Dhātu*-Regeneration (*Dhātu-vṛddhi)*, z. B. in Form einer Fettansammlung.
- Bei einer **Hyperfunktion** wird zu viel Energie auf der Stufe der *Poṣaka-dhātus* verbrannt, während die *Poṣya-dhātus* zu wenig Nährstoffe erhalten.
- Bei einer **Hypofunktion** wird zu wenig Energie auf der Stufe der *Poṣaka-dhātus* verbrannt, so dass die *Poṣya-dhātus* zu viel Nährstoffe erhalten.

2.5.2 Āma (Stoffwechselschlacken)

Āma bedeutet übersetzt so viel wie „nicht genügend Gekochtes“ oder „nicht genügend Verdautes“ und wird im Ayurveda mit „Stoffwechselschlacken“ gleichgesetzt. Diese werden gebildet, wenn *Jāṭharāgni*, das Verdauungsfeuer im Magen-Darm-Bereich, gestört ist. Vor allem ein schwaches *Jāṭharāgni*, *(Mandāgni)* fördert die Bildung dieser Stoffwechselschlacken.

Āma als pathogener Faktor

Āma kommt als pathogenem Faktor eine wichtige Rolle zu, denn es kann verschiedene *Srotāṃsi* (Kanäle) blockieren und auf diese Weise Krankheiten mit verursachen. Durch ungesunde Lebensweise, falsche Ernährung und Probleme mit der Stressbewältigung wird die Entstehung von *Āma* begünstigt, und im weiteren Verlauf kann *Āma* dann das *Agni* reduzieren *(Agni-māndya)* und die *Doṣas* aus dem Gleichgewicht bringen.
Die **Entstehung von Āma** wird zusätzlich durch folgende Einflüsse gefördert:

- Nahrungsmittel, die nicht miteinander verträglich sind
- zu viel oder zu schweres Essen
- Stress oder Hetze bei den Mahlzeiten
- zu viele ungekochte (rohe) Nahrungsmittel
- zu kalte Speisen
- unsaubere Nahrungsmittel
- unregelmäßiges Essen
- übertriebenes Fasten
- jahreszeitlich nicht angepasste Nahrungsmittel und Lebensweise
- Unterdrücken natürlicher Bedürfnisse.

Störungen durch Āma

Āma entsteht zwar in erster Linie im Magen-Darm-Bereich, doch die Störungen durch diese pathologischen Stoffwechselprodukte können auch andere Organe und Körpersysteme betreffen und beispielsweise erhöhte Lipidwerte verursachen oder die Leberfunktion beeinträchtigen. Gemeint sind hier auch Wechselwirkungen zwischen *Āma* und anderen pathologischen Veränderungen. So können Stoffwechselschlacken die *Srotāṃsi* (Körperkanäle) blockieren und endogene Krankheiten hervorrufen, während andererseits exogene Krankheiten die Bildung von *Āma* fördern können.

- Endogene Krankheiten können durch *Āma* entstehen.
- Exogene (infektiöse) Krankheiten können zur vermehrten Bildung von *Āma* führen.
- *Āma* kann das Gleichgewicht der *Tridoṣas* stören.

Die Beseitigung oder Reinigung von *Āma* ist daher ein wichtiger Bestandteil in der *Pañcakarma*-Behandlung. Durch die reinigende Behandlung soll bereits vorhandenes *Āma* eliminiert bzw. durch prophylaktische Maßnahmen die Entstehung von *Āma* verhindert werden. Diese individuelle Prophylaxe orientiert sich an der ayurvedischen Konstitutionslehre und am Konzept des *Svasthavṛtta* (disziplinierten Lebens im Alltag) sowie den jahreszeitlich angepassten Gesundheitsregeln *(Ṛtucaryā)*.

2.6 Allgemeine therapeutische Prinzipien

Im Gegensatz zu anderen medizinischen Therapiekonzepten werden im Ayurveda sowohl Gesunde als auch Kranke behandelt. Falls keine Diagnose im üblichen Sinn gestellt werden kann, behandelt ein Ayurveda-Arzt einen Patienten entsprechend der Konstitution, in anderen Fällen auch symptomatisch. Die Ernährung ist dabei genauso wichtig wie die Verordnung von Medikamenten, denn im Ayurveda wird streng genommen kein Unterschied zwischen Nahrung und Medikamenten gemacht. Im Ayurveda hat die Gesundheitslehre, die den Lebensstil, die Ernährung, Biorhythmen, den Umgang mit körperlichen Bedürfnissen und ethisches Verhalten berücksichtigt, einen höheren Stellenwert als die Heilkunde. Doch die Verfahren des *Pañcakarma,* die zur Inneren Medizin gehören, werden auch bei gesunden Menschen eingesetzt, um ihre Immunität und Vitalität zu stärken. Umgekehrt kommen präventive Maßnahmen auch in der Heilkunde zur Anwendung (☞ Tab. 2-10).

Gesunderhaltung und Prävention von Krankheit (Gesundheitskunde)	Beseitigung von Krankheit (Heilkunde)
Anpassen der Lebensweise	Innere Medizin
richtige Ernährungsweise	Chirurgie
Anpassen an die Jahreszeiten	Kinder- und Frauenheilkunde
Regulieren der physiologischen Bedürfnisse	Hals-Nasen-Ohrenheilkunde, Ophthalmologie
ethisches Verhalten	Psychiatrie
Lebensphilosophie	Toxikologie
regenerierende Therapien *(Rasāyana)*	regenerierende Therapien *(Rasāyana)*
aphrodisierende und psychisch aufhellende Therapien *(Vājīkaraṇa)*	aphrodisierende und psychisch aufhellende Therapien *(Vājīkaraṇa)*
In der Heilkunde ist auch folgende Aufteilung möglich: Anpassen der Lebensweise, richtige Ernährungsweise und Medizin (medikamentöse, chirurgische und Behandlung ohne Medikamente)	

Tab. 2-10 Übersicht über die ayurvedischen Behandlungskonzepte in der Gesundheitskunde bzw. Heilkunde

Während der Arzt bei der Gesunderhaltung und Prävention in erster Linie beratend, motivierend und unterstützend tätig ist und die Initiative hauptsächlich beim Patienten liegt, geht die Initiative bei der Behandlung von Krankheiten vom Arzt aus.

2.6.1 Vorbeugende Maßnahmen (Svasthavṛtta)

Die ayurvedische Gesundheitskunde propagiert einen Lebensstil, der sich positiv auf die Gesundheit auswirken soll und richtet dabei ihr Interesse auf den Einfluss eines bestimmten Lebensstils auf das Gleichgewicht der drei *Doṣa*s. In diesem Sinne ist die ayurvedische Gesundheitskunde als eine Art persönliche und soziale Hygiene zu verstehen, die auch psychologische Faktoren beinhaltet. Man könnte sie also auch als Soziopsychoneuroimmunologie (SPNI) bezeichnen.
Der individuelle Lebensstil sollte so angepasst werden, dass ein optimales Quantum der Körpergewebe *(Dhātu*s) erhalten bleibt, Stress und negative Emotionen vermieden werden und der Mensch seine Pflichten erfüllen sowie sein Ziel erreichen kann. Nach ayurvedischer Auffassung ist ein Mensch gesund, wenn:

- die drei *Doṣas* oder Bioenergien sich in einem Zustand der Homöostase befinden
- die verschiedenen Stoffwechselarten *(Agni)* optimal funktionieren
- die sieben *Dhātus* (Körpergewebe) stabil und gut entwickelt sind
- die Abfallprodukte *(Mala)* rechtzeitig und in bestmöglicher Quantität ausgeschieden werden
- die Sinnesorgane uneingeschränkt funktionieren
- er sich glücklich fühlt und
- er seine Seele wahrnimmt.

Ähnlich ungewöhnlich ist auch die Vorgehensweise, um dieses Ziel zu erreichen. *Svasthavṛtta,* die ayurvedische Gesundheitskunde, hat unterschiedliche Aspekte und setzt dabei auf die folgenden Regeln:

- Verhaltensregeln für das tägliche Leben *(Dinacaryā)*
- Umgang mit natürlichen körperlichen Bedürfnissen
- Anpassung an die Jahreszeiten *(Ṛtucaryā)*
- ethisches Verhalten *(Sadvṛtta)*
- Selbstfindung *(Mokṣa)*
- richtige Ernährung und Ausscheidung von Giftstoffen *(Anna und Āma).*

Verhaltensregeln für das tägliche Leben (Dinacaryā)

Die nachfolgenden Ratschläge stammen aus dem ersten Buch des *Aṣṭāṅga-Saṃgraha.* Sofern erforderlich, wurden entsprechende Anpassungen an die heutigen Verhältnisse vorgenommen.

Stuhlgang

Vāgbhaṭa empfiehlt einem gesunden Menschen früh aufzustehen, d.h. morgens zwischen 3 und 6 Uhr. Falls das Essen vom Vorabend noch nicht vollständig verdaut ist und daher noch kein Drang zur Darmentleerung verspürt wird, kann man bis kurz vor Sonnenaufgang liegen bleiben. Um die Peristaltik anzuregen, sollte man sich vor dem Aufstehen für einige Zeit auf die linke Seite legen. Zu dieser frühen Zeit herrscht *Vāta* vor, und deshalb fühlt man sich leicht und agil. Jeder hat sicher schon beobachtet, dass es leichter fällt, vor sechs Uhr aufzustehen als um acht Uhr, zur von *Kapha* dominierten Zeit, wenn sich die Körperglieder schwer wie Blei anfühlen.
Einem natürlichen Drang zum Wasserlassen und zur Stuhlentleerung sollte unverzüglich nachgegeben werden. Die Exkremente werden nicht zurückgehalten, sondern ohne großen Druck oder Pressen ausgeschieden. Man darf bei der Miktion oder Defäkation nicht sprechen und den Drang zur Entleerung auf keinen Fall unterdrücken. Anschließend werden Anus und Geschlechtsteile mit Wasser gereinigt, gefolgt von einer rituellen Waschung mit Wasser und Mantra. Nicht immer gelingt die Stuhlentleerung gleich frühmorgens. Es ist aber von größter Wichtigkeit, diese Gewohnheit zu pflegen.

Förderung des Stuhlgangs
In den meisten Fällen hilft es, gleich nach dem Aufstehen und Mundspülen ein bis zwei Gläser Wasser zu trinken (warmes bei *Vāta*- und *Kapha*-Konstitution, auf Zimmertemperatur gekühltes bei *Pitta*-Konstitution). Bei chronisch trockenem Stuhl oder schwieriger Stuhlentleerung kann ein Esslöffel Ghee in heißer Milch, vor dem Schlafengehen eingenommen, wirksam sein.

Gesichts- und Körperpflege

Zahnpflege und Zungenreinigung

In Indien werden zum Zähneputzen traditionell saubere Zweige (kleinfingerdick und 15 cm lang) mit bitterem, herbem oder scharfem Geschmack benutzt, die vorher an einem Ende bürstenförmig zerkaut oder zerstoßen worden sind. Zuerst wird die untere, danach die obere Zahnreihe gereinigt und dann mit den Fingern ein feines Pulver aus *Trikaṭu*, *Triphalā* und Honig in das Zahnfleisch und auf die Zähne gerieben. Anschließend wird mit Hilfe eines Schabers aus Kupfer, Silber oder Stahl der Zungenbelag entfernt, und zwar immer von der Zungenwurzel in Richtung Zungenspitze. Diese Zungenreinigung sollte nur frühmorgens auf nüchternen Magen erfolgen, da sie

Brechreiz auslösen kann. Sie hat nicht nur hygienische Wirkung, sondern verbessert auch den Geschmackssinn und schützt vor Mund-, Zahn- und Halserkrankungen. Zum Schluss wird der Mund mit Wasser gespült.

Achtung!
Ayurvedisches Zahnpulver niemals mit der Zahnbürste auftragen, da sonst Zahnschmelz und Kompositfüllungen zerkratzt werden. Sämtliche ayurvedischen Zahnpasten aus Indien oder Sri Lanka haben eine starke abrasive Wirkung und eignen sich deshalb nur bedingt für europäische Verhältnisse.

Augenpflege

Die Augen öffnen sich zum Licht und sind durch ein Übermaß an *Kapha* gefährdet. Deshalb sollte einmal wöchentlich überschüssiges *Kapha* mit Hilfe von Augenpasten entfernt werden. Eine auch bei uns bekannte Augenpaste ist natürliches Kajal.

Achtung!
Hier ist ebenfalls äußerste Vorsicht geraten, weil viele indische Kajals den schwarzen Farbstoff *Añjana* enthalten, und das ist Bleioxid!

Die Augen werden jeden Morgen mit kaltem Wasser bespritzt, in der kalten Jahreszeit darf man auch lauwarmes Wasser verwenden. Nach dem Auswaschen der Augen wird die Nase gereinigt.

Nasenpflege

Durchführung
Über dem Waschbecken wird mit einem nassen Finger in die Nase gefahren, um Schmutz zu beseitigen, und danach nacheinander durch beide Nasenlöcher geschnäuzt. Falls nötig, wird dieser Reinigungsprozess mehrmals wiederholt. Anschließend wird z. B. Sesam- oder Babyöl mit dem kleinen Finger zuerst von innen in die Nase massiert und danach der Kopf in den Nacken gelegt und das Öl hochgeschnupft.

Man sollte die Nase täglich so behandeln, um gut auszusehen, da Haut, Schultern, Hals, Gesicht und Thorax straff, fest und kräftig werden. Die Nasenpflege soll außerdem schlechten Mundgeruch verhindern, die Stimme bessern, die Sinnesorgane reinigen und dadurch effizienter machen. Sie soll auch der Grund sein, dass manche Menschen weniger Falten, graue Haare oder Hautflecken aufweisen.

Mundpflege

Wenn der Mund täglich für einige Zeit mit Öl gefüllt wird, bleiben die Lippen weich und geschmeidig und die Mundschleimhaut trocknet nicht aus; Zähne und Zahnfleisch bleiben gesund und auch Halskrankheiten werden verhindert. In der klassischen Literatur werden zwei Arten des Gurgelns beschrieben. Verwendet werden dazu warme medizinische Öle, Sesamöl, Ghee (nur bei starken *Pitta*-Zuständen) oder verschiedene Dekokte, z.B. *Triphalā:*

- Bei der herkömmlichen Art des Gurgelns wird der Mund nicht ganz mit Flüssigkeit gefüllt, damit sie hin und her bewegt werden kann. Diese Methode ist bei Appetitverlust, schlechtem Geschmack im Mund, Verschmutzung und exzessiver Speichelabsonderung hilfreich.
- Bei der anderen Methode wird der Mund ganz mit Flüssigkeit gefüllt. Sie wird nicht ausgespuckt, sondern im Mund behalten, bis die Nase läuft, die Augen tränen oder andere Symptome eine Verflüssigung von *Kapha* anzeigen.

Körper- und Haarpflege

Nach ayurvedischer Auffassung ist für alle täglich eine leichte Massage mit Öl zu empfehlen. Weil Öl eine tiefenreinigende Wirkung besitzt, muss es immer vor dem Duschen oder Baden aufgetragen werden. Sonst würde sich starker Körpergeruch entwickeln, wenn die Schlacken aus den Talg- und Schweißdrüsengängen sowie aus den Zellzwischenräumen an die Körperoberfläche und in die Kleidung gelangen. *Vāta*-Typen sollten diese ayurvedische Eigenbehandlung mit Öl täglich, mindestens aber zweimal pro Woche vornehmen, *Pitta*-Typen sollten sie einmal pro Woche und *Kapha*-Typen zweimal im Monat durchführen.

Ölbehandlung

Das typgerechte Öl wird im Wasserbad auf ca. 40 Grad Celsius erwärmt und dann gut in die Haut einmassiert, vor allem an Kopf, Ohren und Fußsohlen. Idealerweise sollte es 30–50 Minuten einwirken, ein Zeitaufwand, der sich auszahlt. Später wird es möglichst nicht mit Seife, sondern mit Mehl aus *Mudga* (Mung Dal) oder *Māsa* (Urid Dal) und warmem Wasser abgewaschen.

Zur Gesichts- oder Haarwäsche sollte kein heißes Wasser benutzt werden, denn es schwächt die Sehkraft und den Haarwuchs, so dass es zu Haarausfall, frühem Ergrauen, Sehstörungen und anderen Augenleiden kommen kann. Der Körper kann jedoch mit Ausnahme der Hoden mit warmem oder heißem Wasser gewaschen werden, um so die Körperorgane zu stärken.
Vor der Haarwäsche werden Kopfhaut und Haar mit leicht erwärmtem Öl behandelt, das man ca. eine Stunde einwirken lässt. Gut geeignet ist speziel-

les Haaröl für die heiße oder kalte Jahreszeit bzw. Koksöl im Sommer oder Sesamöl im Winter. In Indien wird ein Pulver aus *Saptalā,* Seifenbeere oder Mung-Bohnen (Mung Dal) verwendet. Öle für den Kopfbereich dürfen keine stark erhitzende oder nährende Wirkung besitzen, während Körperöle typgerecht, d.h. für *Vāta*-Typen nährend und erwärmend, für *Pitta*-Typen kühlend und nährend und für *Kapha*-Typen wärmend, aber nicht nährend sein sollten.

Weitere Empfehlungen aus dem Aṣṭāṅga-Saṃgraha

Kleidung und Schmuck

Das natürliche Parfüm von Blumengirlanden oder Essenzen kann die körperliche Ausstrahlung und das Selbstbewusstsein verstärken. Frische, saubere, atmungsaktive Kleidung sowie Schmuck aus Edelmetallen und Edelsteinen sollen die Lebensqualität verbessern, die Immunabwehr stärken und Schutz vor negativen Einflüssen bieten. Gutes Schuhwerk schützt die Füße vor Verletzungen, gibt dem Träger Sicherheit beim Gehen und kann ihn langfristig vor Haltungsschäden bewahren.

Meditation und sportliche Betätigung

Frisch gebadet und geschmückt, sollte man sich etwas Zeit nehmen, um in sich zu gehen. Dies kann in Form eines Gebets, einer Meditation, einer rituellen Handlung geschehen oder indem man an etwas Erfreuliches denkt. Diesbezüglich werden im Ayurveda keine religionsgebundenen Vorschriften gemacht. Jeder Mensch soll das wählen, was seiner Natur und dem Stand seiner Selbstverwirklichung am besten entspricht. Wichtig ist nur, sich an einen ruhigen und ungestörten Ort zurückzuziehen. *Vastu* empfiehlt z.B. die Nordwestecke der Wohnung oder des Zimmers. Eine Morgenandacht oder Meditation kann uns dabei helfen, den Sinn unseres Daseins nicht aus den Augen zu verlieren, damit wir unser Glück in die eigenen Hände nehmen und nicht schon frühmorgens in die Opferrolle schlüpfen.

Yoga und maßvolle sportliche Betätigung gehören zum täglichen Gesundheitsprogramm, auch wenn sie erst abends nach der Arbeit durchgeführt werden können. Unter maßvoller sportlicher Betätigung ist zu verstehen, dass durch die Nase ein- und ausgeatmet werden kann. Sobald man durch den Mund atmet, sollten die sportlichen Übungen verlangsamt oder beendet werden.

Berufliche Tätigkeit

Die berufliche Tätigkeit sollte die konstitutionellen Eigenschaften nicht noch zusätzlich verstärken, sondern ihnen entgegenwirken. So würden Menschen mit einer *Vāta*-Konstitution große gesundheitliche Risiken eingehen, wenn sie in einer kalten Umgebung (z.B. den gekühlten Räumen einer Molkerei) arbeiten müssten. In Führungspositionen wäre es für sie schwierig, weil sie ihre Meinung öfters ändern, hingegen sind sie wegen ihrer Sensibilität geradezu prädestiniert für Lehr- und Sozialberufe. *Pitta*-Menschen sollten auf keinen Fall mit chemischen Substanzen zu tun haben oder zu starker Hitze ausgesetzt sein. Aufgrund ihres Ehrgeizes und ihrer Fähigkeit zu raschem Handeln dürften sie gute Führungskräfte sein, die aber selbst kaum Kritik vertragen. Sie finden sich auch in vielen technischen Berufen. *Kapha*-Menschen sind eher robuste Naturen, bei denen in turbulenten Zeiten jeder gern Halt sucht. Sie sollten auf keinen Fall an den Schreibtisch gebundene Tätigkeiten ausüben, sondern ständig in Bewegung bleiben können. Ihr Elefantengedächtnis lässt sie niemals vergessen, wer ihnen einmal auf die Füße getreten ist.

Schlaf

Abends sollte man nur eine leichte Mahlzeit in freundlicher Atmosphäre zu sich nehmen. Das Schlafzimmer darf weder zu klein noch zu voll gestellt sein. Das Bett sollte wie die Stühle nur so hoch sein, dass die Füße im Sitzen noch den Boden berühren. Damit der Körper zur Ruhe kommt, sollte der Kopf im Liegen nach Süden zeigen. Kinder und Menschen, die viel Kopfarbeit leisten müssen, können auch mit dem Kopf nach Osten schlafen, doch ihr Schlaf wird leichter und in einem gewissen Grad anregender sein, als wenn der Kopf nach Süden zeigt. Das Elternschlafzimmer sollte sich in der Südwestecke und das Kinderschlafzimmer in der Nordwest- oder Ostecke des Hauses oder der Wohnung befinden. Am Fußende des Bettes dürfen weder Gottesbilder bzw. Statuen noch Fotos der Eltern oder anderer Respektspersonen hängen. Vor dem Schlafengehen wird ein Gebet gesprochen, über den vergangenen Tag nachgedacht oder meditiert. Als Schlafdauer sind für Yogis und andere spirituelle Menschen (wie Priester oder Mönche) maximal sechs Stunden, für Berufstätige sieben Stunden, für Frauen und Kinder acht Stunden angegeben. *Kapha*-Typen sowie übergewichtigen Menschen wird empfohlen, möglichst wenig zu schlafen, und ein Mittagsschlaf wird ihnen völlig untersagt.

Umgang mit natürlichen Bedürfnissen

Als äußerst ungesund wird im Ayurveda das Unterdrücken der natürlichen körperlichen Bedürfnisse betrachtet. *Caraka* schreibt in diesem Zusammenhang: „Eine weiser Mensch sollte die körperlichen Bedürfnisse, die er von Zeit zu Zeit verspürt, nicht unterdrücken."

Die nachfolgende Tabelle 2-11 zeigt dreizehn von *Caraka* erwähnte körperliche Bedürfnisse auf, welche Beschwerden und Krankheiten durch ihr Unterdrücken entstehen können sowie deren Behandlung.

Natürliches Bedürfnis	**Mögliche Krankheiten, wenn es unterdrückt wird**	**Ayurvedische Behandlung der Krankheiten**
Urinieren (Miktion)	Schmerzen im Schritt, Dysurie, Blasen- und Nierensteine, Kopfschmerzen, aufgetriebenes Abdomen	Sitzbad, Massage, Nasentropfen mit Ghee, Darmeinlauf, Vaginaldusche bzw. beim Mann Harnröhreneinlauf
Stuhlgang (Defäkation)	Koliken, Bauchschmerzen, Kopfschmerzen, Zurückhalten von Stuhl und Winden, Wadenmuskelkrämpfe, aufgetriebenes Abdomen	Schwitzbad, Massage, Sitzbad, Darmeinlauf, Darmzäpfchen; Nahrungsmittel und Getränke mit abführender Wirkung
Ejakulation	Schmerzen in Penis und Hoden, Schmerzen in der Herzgegend, Urinstau	Massage, Sitzbad, nicht öliger Darmeinlauf, Koitus; Wein, Hafer(brei) oder Milch
Windabgang (Flatus)	Zurückhalten von Urin, Stuhl, Winden, aufgetriebenes Abdomen, Schmerzen, Erschöpfung, abdominale Vāta-Erkrankungen	innere Ölkur, Schwitzkur, Darmzäpfchen, Darmeinlauf, Nahrungsmittel und Getränke mit karminativer Wirkung
Erbrechen (Vomitus)	Jucken, Urtikaria, kein Appetit, dunkle Pigmentierung im Gesicht, Ödeme, Anämie, Fieber, Hautkrankheiten, Schwindel und Erysipel	Erbrechen künstlich auslösen, Rauchen, Fasten, Aderlass, Körperübungen, Abführkur und nicht fetthaltige Nahrungsmittel und Getränke
Niesen	Torticollis, Kopfschmerzen, Gesichtslähmung, Hemikranie (halbseitiger Kopfschmerz), Schwächung der Sinnesorgane	Massage von Kopf und Hals mit Schwitzbehandlung, Nasentropfen, Rauchen; Vāta-reduzierende Nahrung und/oder ein Teelöffel Ghee nach der Mahlzeit
Aufstoßen (Eruktation)	Schluckauf, Atemnot, Appetitmangel, Zittern, Funktionseinschränkungen von Lunge und Herz	Massage mit salzigen Ölen und fettige Schwitzbehandlungen, danach therapeutisches Erbrechen *(Vamana)*, Abführkur *(Viracana)* sowie Einnahme milder Karminativa
Gähnen	Konvulsionen, Kontraktionen, Tremor, Taubheit, Zittern	Ölmassage *(Abhyaṅga)*, Ölguss (*Seka*), Massage mit warmen Ölen; Vāta-reduzierende Nahrung bzw. Medikamente
Hunger	Abmagerung, Schwäche, Veränderung des Teint, Übelkeit, Appetitmangel, Schwindel	saftige, leichte, warme Nahrung

Natürliches Bedürfnis	Mögliche Krankheiten, wenn es unterdrückt wird	Ayurvedische Behandlung der Krankheiten
Durst	trockener Mund und Hals, Hörverlust, Erschöpfung, Schwäche, Schmerzen in der Herzgegend, Dehydratation	kühle, schleimlösende Getränke
Tränenfluss	Rhinitis, Augen- und Herzerkrankungen, Appetitmangel, Schwindel	Schlafen, Wein trinken, angenehme Gespräche
Schlafbedürfnis	Gähnen, Malaise, Schwindel, Kopfschmerzen, Schweregefühl in den Augen	Massage, Ölbad *(Abhyaṅga)*, Schlafen
Keuchen	Phantomtumor (*Gulma*), Herzerkrankungen, Ohnmacht	Rasten, Vāta-reduzierende Maßnahmen

Tab. 2-11 Übersicht über natürliche körperliche Bedürfnisse und mögliche Krankheiten, wenn die Bedürfnisse unterdrückt werden, sowie deren ayurvedische Behandlung

Anpassung an die Jahreszeiten (Ṛtucaryā)

Das Jahr wird im Ayurveda in sechs Jahreszeiten und zwei Hälften eingeteilt. In der einen Jahreshälfte bewegt sich die Sonne über der nördlichen Hemisphäre und in der anderen über der südlichen. Am 21. Juni hat die Sonne ihren nördlichsten Stand erreicht und bewegt sich danach nach Süden, bis sie am 21. Dezember ihren südlichsten Stand erreicht und sich danach wieder nordwärts bewegt. *Dakṣiṇāyana* ist die Jahreszeit, in der sich die Sonne gegen Süden bewegt und die Kraft ihrer Strahlen abnimmt. Aus diesem Grund nehmen das Wasserelement sowie die kühlende Mondstrahlung zu. Sämtliche Lebewesen empfinden in dieser Zeit, bedingt durch den erhöhten Wasseranteil in den Zellen, eine Zunahme ihrer Energie. Im Gegensatz dazu ist *Uttarāyaṇa* die Jahreszeit, in der sich die Sonneneinwirkung aufgrund des Sonnenlaufs im Norden intensiviert. Jetzt herrschen die trockenen Elemente vor und führen allmählich zu einer Dehydratation der Zellen und damit zum Energieverlust bei allen Lebewesen. Normalerweise vollziehen sich die Übergänge von einer Jahreszeit zur anderen gleitend und nicht abrupt, so dass der Körper sich gut daran anpassen kann. Trotzdem kommt es durch die Veränderungen zu einer Akkumulation *(Saṃcaya)* der *Doṣa*s, und falls diese Akkumulation nicht rechtzeitig beseitigt wird, auch zu einer Provokation *(Prakopa)* der *Doṣa*s. Bis zu diesem Punkt ist noch keine Krankheit im eigentlichen Sinne entstanden, doch es machen sich leichtes Unwohlsein, Müdigkeit oder Verdauungsbeschwerden bemerkbar. Wenn nicht für Abhilfe gesorgt wird, nehmen die Abwehrkräfte deutlich ab; sekundäre In-

fektionen können dann nicht mehr abgewehrt werden oder es fallen andere Schwachstellen im Organismus auf.
Mit folgenden allgemeinen Ratschlägen soll eine **Normalisierung der provozierten Doṣas** erreicht werden:

- entgiftende Maßnahmen
- Ernährungsumstellung
- Schonung in Übergangsperioden
- Anpassung der sexuellen Aktivität.

Bei der Anpassung an die verschiedenen Jahreszeiten geht es im Prinzip um eine Ernährung, Lebensführung oder medikamentöse Behandlung, deren Eigenschaften entgegengesetzt zu denen der Jahreszeit sind.

Entgiftende Maßnahmen zum Ausgleich der Doṣas

Im Frühjahr sollte überschüssiges *Kapha*, das sich aufgrund der Wärme zum Teil verflüssigt hat und im Plasma und Blut zirkuliert, durch *Kapha*-reduzierende Maßnahmen entfernt werden. Ideal wäre eine Fastenkur oder das therapeutische Erbrechen, das jedoch weniger beliebt ist und das auch nur unter Aufsicht eines Arztes durchgeführt werden sollte. Im Sommer und frühen Herbst, wenn eine Akkumulation *(Saṃcaya)* oder Provokation *(Prakopa)* von *Pitta* besteht, kann eine milde Abführkur Abhilfe schaffen. Intensive *Pañcakarma*-Kuren sollten allerdings nicht bei zu großer Hitze angewendet werden. Wenn es regnet, windig und kühl ist, sind Darmeinläufe angezeigt. Ein Einlauf mit bis zu 50 ml Sesamöl nach der Hauptmahlzeit kann von den meisten Menschen problemlos selbst ausgeführt werden.

Ernährungsumstellung

Sobald die Tage kälter werden, soll die Nahrung wärmend, nahrhaft, saftig, süß und sauer sein. Dies gilt auch für *Pitta*- und *Kapha*-reduzierende Diäten, obwohl es ein Widerspruch zu sein scheint. Da Kälte *Vāta* und *Kapha* vermehrt, könnte man annehmen, dass sie auch *Agni* reduziert. Dem ist nicht so. *Agni* ist, wie wir wissen, auch nicht gleich *Pitta*. *Caraka* zeigt an einem schönen Beispiel, warum *Agni* bei kalter Witterung zunimmt: „So wie Feuer in einem Ofen aus Lehm, obwohl dieser kalt ist, noch heißer brennt als in freier Natur, so nimmt in der kalten Jahreszeit auch *Agni*, geschützt von der Körperhülle, zu.“ Nahrung wird in der Regel während der kalten Jahreszeit besser verdaut und deshalb können wir auch mehr essen. Im Frühjahr sollte die Nahrung bevorzugt bittere und scharfe Elemente enthalten. Für alle Konstitutionstypen ist eine eher *Kapha*-reduzierende Diät angesagt. Zusätzlich sollten Menschen mit *Kapha*-Konstitution auch eine Fastenkur vornehmen. Menschen mit *Pitta*-Konstitution sollten einmal pro Woche einen Tag lang nur Säfte und Wasser zu sich nehmen, Menschen mit *Vāta*-Konstitution dagegen höchstens einmal in zwei Wochen einen Tag lang keine feste Nahrung essen. Für den Sommer wird eine Anti-*Pitta*-Diät mit viel Flüssigkeit empfohlen, süß im Geschmack und saftig, die aber möglichst nicht schwer sein sollte. Hier haben wir das Paradox, dass *Agni* bei vermehrtem *Pitta* abnimmt. Wie *Caraka* sagt, kann ein Feuer selbst mit kochendem Wasser gelöscht werden. Entsprechend kann auch *Agni* durch die flüssige Natur von *Pitta* ausgelöscht werden. In der heißen Jahreszeit stellt sich daher die schwierige Aufgabe, *Agni* zu fördern, ohne *Pitta* zu vermehren. Dazu bietet sich eine möglichst leichte Anti-*Pitta*-Diät an.

Schonung in Übergangsperioden

Als Übergangsperiode gelten die letzte Woche der alten und die erste Woche der neuen Jahreszeit. Diese Phasen benötigt der Organismus, um sich auf den Wechsel einzustellen. Es sind Zeiten, in denen der Körper und meistens auch die Gefühlssphäre äußerst anfällig sind. Deshalb sollte man etwas mehr schlafen, Stress vermeiden und sich vor starken Emotionen schützen.

Anpassung der sexuellen Aktivität

Im Ayurveda wird der Anpassung der sexuellen Aktivität an die verschiedenen Jahreszeiten sehr große Bedeutung beigemessen. Hieraus können sich für Europäer oder moderne Menschen leicht Verständnisschwierigkeiten ergeben. Die Vorstellung, wir könnten an einem tropischen Sandstrand unter Palmen sexuell aktiver sein, erweist sich leider als erotisches Wunschdenken und entspricht nicht den Tatsachen. Denn wie oben erwähnt, werden durch intensive Sonneneinwirkung auch die Körpersäfte reduziert, die wir für den Geschlechtsverkehr brauchen. Aus gutem Grund geben die klassischen Autoren daher für die Sexualität während der kalten Jahreszeit keine Beschränkungen an, während die Häufigkeit bei mittleren Temperaturen auf dreimal pro Woche und in der heißen Jahreszeit auf dreimal pro Monat reduziert werden sollte. Diese Zahlen sind allerdings nicht so wichtig wie das Prinzip. Selbstverständlich müssen auch Alter und Konstitution berücksichtigt werden.

Ethisches Verhalten (Sadvṛtta)

Während nach ayurvedischer Auffassung die physiologischen Bedürfnisse nicht unterdrückt werden sollten, müssen die mentalen Impulse unbedingt unter Kontrolle gehalten werden. Der Drang zu stehlen, zu Wutausbrüchen, zu Gewalttätigkeit etc. mag ein Ausdruck menschlicher Schwäche sein, trotzdem gehört es zur Pflicht jedes Einzelnen, ihn zu kontrollieren. Hierdurch wird die Gesundheit nicht beeinträchtigt. Im Gegenteil, ein Mensch, der seine Gefühle beherrscht, kann über sich hinauswachsen. Negative Emotionen lassen sich mithilfe eines *Sattva*-Lebensstils kontrollieren. Solche Emotionen stören nicht nur die sozialen Beziehungen und führen dadurch zu Stress und Konflikten mit dem Umfeld, sondern stören auch den feinstofflichen Körper oder die Aura, ohne dass dies unmittelbar wahrgenommen wird, und schwächen dadurch die Immunkraft. Zusammenfassend könnte man sagen, dass jede negative Handlung oder Emotion negative Auswirkung auf die Gesundheit im weitesten Sinne hat; dabei schließt der Begriff Gesundheit neben dem Körper auch die Psyche und die Seele mit ein. Im ayurvedischen Verständnis ist ethisches Verhalten deshalb nicht primär auf soziale, religiöse oder moralische Ziele gerichtet, sondern steht im Dienste des individuellen Wohlergehens.

Viele Patienten, speziell Frauen, klagen über Wutausbrüche, Demütigungen, Ungerechtigkeiten, ja sogar Gewalt, die sie ständig erfahren und glauben, es ertragen und „schlucken“ zu müssen. Solche Situationen verursachen enormen Stress, durch den vor allem *Vāta* extrem provoziert wird, was zu schweren chronischen Erkrankungen bis hin zu Krebsleiden führen kann. Der Therapeut darf diesen Menschen natürlich nicht raten, die Situation weiter zu ertragen. („Es wird sich schon alles zum Guten wenden.“) Stattdessen sollte er den Patienten nahe bringen, wie sie sich durch Meditation und eine *Sattva*-Lebensweise von ihrem Leidensdruck befreien können. Es bedeutet, sie davon zu überzeugen, dass man leichter seine eigene Sicht der Dinge verändern kann als die der anderen. Erstaunlicherweise bewirkt eine solch losgelöste Betrachtungsweise unter Umständen, dass man eine Situation besser in den Griff bekommt.

Was vor 3500 Jahren als ethisches Verhalten empfunden wurde (und wohl auch heute noch zutrifft), zeigt folgende Passage aus der *Caraka-Saṃhitā:*

„Man sollte weder ungeduldig noch zu forsch an die Dinge herangehen,
für einen angemessenen Unterhalt von abhängigen Personen sorgen,
seine Freude mit anderen teilen,
keinen unbequemen Charakter, schlechtes Benehmen
oder Erkrankung pflegen,
weder von anderen abhängig noch allen gegenüber misstrauisch sein
und nicht ständig zu pedantisch sein.

Man sollte nicht aus Gewohnheit alles verschieben
oder sich, ohne Nachforschung, auf etwas stürzen,
nicht zum Sklaven seiner Sinne werden oder seinem
unsteten Geist freien Lauf gewähren,
nicht Intellekt, Sinne oder Geist übermäßig belasten,

nicht versuchen, zu viele Dinge auf einmal zu erledigen,
nicht aufgrund von Wut oder Freude etwas unternehmen,
nicht ständig seinem Kummer nachhängen,
weder eingebildet durch Erfolge noch verzweifelt
durch Misserfolge werden,
sich immer an seine eigene Natur erinnern,
sich stets der Wechselbeziehung von Ursache und Wirkung bewusst sein
und entsprechend handeln,
von eigenen Taten nicht übermäßig eingenommen sein,
den Mut nie aufgeben und Beleidigungen vergessen.“[3]

Selbstfindung (Mokṣa)

Ayurveda ist als Hinwendung zum ganzen Menschen, zu seinem Körper, seiner Psyche und seiner Seele zu verstehen. Die somatische ayurvedische Medizin richtet sich auf die Gesunderhaltung des Körpers, die ethischen Verhaltensregeln *(Sadvṛtta)* sollen die Psyche stärken und die Suche nach dem spirituellen Selbst *(Mokṣa)* helfen, den göttlichen Funken in uns wahrzunehmen. *Mokṣa* kann auch als Wunsch des Menschen nach Unsterblichkeit gesehen werden. Diese Neigung beruht auf dem Glauben an die Präsenz einer Seele mit drei ganz besonderen Eigenschaften:

- **Sat** bedeutet, dass die Seele ohne Anfang und Ende, also ewig ist.
- **Cit** heißt, dass in ihr alles Wissen ruht.
- **Ananda** bedeutet, dass sie über ein grenzenloses Freudenpotenzial verfügt.

Aufgrund der Präsenz der Seele dürften wir uns auch niemals alt fühlen. Wenn mit fortschreitendem Alter ein Leidensdruck entsteht, beruht das auf einer fälschlichen Identifikation des Selbst mit dem Körper. Der Körper wird nämlich jeden Tag älter, und vielleicht erschreckt es uns, wenn wir uns so im Spiegel sehen. Diese krankhaft falsche Einstellung lässt sich durch *Mokṣa* heilen, einen Prozess, der uns dem Sinn des menschlichen Lebens näher bringt. Man könnte sogar noch einen Schritt weiter gehen und wie die Buddhisten behaupten, dass der eigentliche Grund unseres Daseins in dieser materiellen Welt die Krankheit der Seele ist.
Es gibt natürlich fast so viele Wege zur Selbstfindung wie Sterne am Nachthimmel. Auch ein Arzt sollte in erster Linie Rücksicht auf die religiösen Überzeugungen seiner Patienten nehmen, selbst wenn sie im Widerspruch zu seiner eigenen Überzeugung und Lebenserfahrung stehen. Die vedische Philosophie kennt verschiedene Pfade der Selbstfindung, z. B. die liebevolle

[3] Caraka-Saṃhitā, Sū 8.26f

Hingabe an Gott *(Bhakti),* wie sie auch Jesus gepredigt hat, die Hinwendung zu Ritualen *(Yajña)* und spirituellem Wissen *(Jñāna)* oder das Bestreben, gute Taten zu vollbringen *(Karmayoga)* oder zu meditieren *(Rājay*oga).

Richtige Ernährung (Anna)

Nach ayurvedischer Auffassung wird die Bedeutung der Ernährung sehr differenziert betrachtet (☞ auch Kap. 5.1.3). Kohlenhydrate, Fette, Proteine, Mineralstoffe und Vitamine können der Gesundheit sowohl nutzen als auch schaden. Was zählt, ist der Einfluss, den die Nahrung auf *Doṣa*s, *Dhātu*s, *Agni*, auf die Sinnesorgane und die psychische Konstitution eines Menschen ausübt.

Der Zustand des Essers ist ebenso wichtig wie das, was gegessen wird. Deshalb ist ein übergeordnetes Prinzip der ayurvedischen Ernährungsweise immer der Gegensatz zwischen den Eigenschaften (Qualitäten) der Nahrung und den Eigenschaften der gestörten *Doṣas* oder der Konstitution. *Kapha* besitzt z.B. Eigenschaften wie schwer, kalt, feucht und süß, d.h. für Menschen mit *Kapha*-Konstitution oder *Kapha*-Störungen wären Nahrungsmittel und Getränke mit den entgegengesetzten Qualitäten leicht, heiß, trocken und scharf die ideale Ernährung.

■ Vāta reduzierende Diät

Für Menschen mit *Vāta*-Konstitution oder *Vāta*-Störung ist eine *Vāta* reduzierende Diät die richtige Ernährung (☞ auch Kap. 5.1.3). Sie muss besonders streng befolgt werden, wenn jemand eine *Vāta*-Konstitution hat und zusätzlich an einer *Vāta*-Störung leidet. Wenn bei anderer Konstitution eine *Vāta*-Störung vorliegt, muss die Diät nur so lange eingehalten werden, bis die *Vāta*-Störung behoben ist und danach ist ein Wechsel auf die entsprechende Konstitutionsdiät möglich.

Um die beiden Elemente *Vāyu* (Wind) und *Ākāśa* (Äther), aus denen sich *Vāta* zusammensetzt, zu besänftigen, muss die Nahrung die drei fehlenden Elemente *Tejas* (Feuer), *Ap* (Wasser) und *Pṛthivī* (Erde) enthalten. Sie soll deshalb süß, befeuchtend, wärmend, sauer, salzig und nahrhaft sein.

Unbedingt **zu meiden** sind scharfe, bittere, herbe, leichte, kalte und trockene Speisen. Ideal wären drei warme Mahlzeiten täglich mit geregelten Essenszeiten. Das ist nicht leicht, und deshalb sollten *Vāta*-Typen auch möglichst nicht alleine leben, sondern am besten mit einem Partner mit anderer Konstitution. Länger als einen Tag zu fasten ist für Menschen mit *Vāta*-Konstitution oder *Vāta*-Störung auf keinen Fall zu empfehlen. Auch kurzzeitiges **Fasten** mit genügender Flüssigkeitsaufnahme sollte auf höchstens

ein oder zwei Tage im Monat beschränkt werden. *Vāta*-Menschen benötigen sehr viel Flüssigkeit, um den trockenen Elementen *Vāyu* (Wind) und *Ākāśa* (Äther) entgegenzuwirken. Wasser alleine ist aber nicht immer ausreichend. Besser sind nährende **Getränke** wie heiße Milch, Lassi, Buttermilch, frische Frucht- und Gemüsesäfte, warme, beruhigende und karminative Kräutertees. Kaffee und heiße Schokolade sind wegen ihrer stimulierenden Wirkung nicht sehr geeignet.
Zu empfehlen sind dagegen Malzgetränke oder ein Glas Rotwein zum Essen. Alle genannten Getränke sollten jedoch nicht gekühlt sein.
Ideale **Nahrungsergänzungsmittel** sind *Amla*-Püree und verschiedene Kräuterzubereitungen (z.B. *Cyavanaprāśa, Brahma-rasāyana, Aśvagandhādi-leha, Aśvagandhāriṣṭa, Balāriṣṭa)* und Kräuterpulver (z.B. *Ashvagandhā, Sātāvarī und Ātmaguptā*), die mit etwas warmem Wasser oder Milch vermischt eingenommen werden.
Vāta-Störungen äußern sich unter anderem in trockener Haut, Verstopfung, Nervosität, Schlaflosigkeit, depressiven Störungen, rheumatischen und neurologischen Beschwerden, Krämpfen, unregelmäßigen, schmerzhaften Monatsblutungen, Atrophien, chronischer Müdigkeit. Hierbei kann eine *Vāta* reduzierende Diät sehr hilfreich sein.

Pitta reduzierende Diät

Für Menschen mit *Pitta*-Konstitution oder *Pitta*-Störung ist eine *Pitta* reduzierende Diät die richtige Ernährung (☞ auch Kap. 5.1.3). Sie muss besonders streng befolgt werden, wenn jemand eine *Pitta*-Konstitution hat und zusätzlich an einer *Pitta*-Störung leidet. Wenn bei anderer Konstitution eine *Pitta*-Störung vorliegt, muss die Diät nur so lange eingehalten werden, bis die *Pitta*-Störung behoben ist und danach ist ein Wechsel auf die entsprechende Konstitutionsdiät möglich.
Um das vorherrschende Element *Tejas* (Feuer) zu besänftigen, muss die Nahrung die vier fehlenden Elemente *Ap* (Wasser), *Vāyu* (Wind), *Ākāśa* (Äther) und *Pṛthivī* (Erde) enthalten. Sie soll deshalb süß, befeuchtend, kühlend, bitter, herb und nahrhaft sein.
Unbedingt **zu meiden** sind dagegen scharfe, ölige, salzige, leichte, heiße und trockene Speisen. Menschen mit *Pitta*-Konstitution lassen nicht gern eine Mahlzeit ausfallen, denn ihr starkes Verdauungsfeuer braucht genügend Nahrung. Dank ihrer robusten Verdauung können sie auch für sie ungeeignete Nahrungskombinationen ohne direktes Unwohlsein vertragen. Allerdings entsteht dabei *Āma* (unverdaute, toxisch gewordene Nahrung). Diese Giftstoffe zirkulieren mit dem Blut durch den Körper und können Ekzeme, Abszesse, Akne, unreine Haut und erhöhte Blutfettwerte hervorrufen.
Fasten ist auch für Menschen mit *Pitta*-Konstitution völlig ungeeignet und kann zu schweren Nebenwirkungen führen. Empfehlenswert ist dagegen

Saftfasten, aber höchstens ein- oder zweimal im Monat für einen Tag. Die *Pitta* reduzierende Diät sollte sehr viel flüssige Nahrung enthalten, um das heiße Element zu kühlen. Ein Brand kann nicht gelöscht werden, wenn man ständig Öl ins Feuer gießt; deshalb müssen Fette und Öle oder in Öl gebratene Speisen vermieden werden. Da Menschen mit *Pitta*-Konstitution außerdem anfällig für Lebererkrankungen sind, dürfen Alkohol und fette Speisen nicht regelmäßig und in großen Mengen konsumiert werden. Leichtes oder alkoholfreies Bier ist das ideale „*Pitta*-Getränk", auch Rotwein zum Essen wird gut vertragen. Gut geeignete **Getränke** sind Mineralwasser ohne Kohlensäure, Milch, Wasser, süße (nicht saure) Fruchtsäfte, Malzgetränke sowie nicht zu heiße, süße oder bittere Kräutertees. Kaffee ist höchstens als Milchkaffee oder Cappuccino zu empfehlen. Alle Getränke können, außer direkt nach dem Essen, auch kalt serviert werden.
Ideale **Nahrungsergänzungsmittel** sind *Amla*-Püree und Kräuterpräparate (*z.B. Cyavanaprāśa, Kūṣmāṇḍa-rasāyana, Śatāvarī-guḍa, Mahātiktaka-ghṛta, Brāhmī-ghṛta, Śatāvarī)* und *Triphalā*. Viele chronische Hautkrankheiten, Leber-, Galle-, Milzstörungen, Entzündungen, Schlaflosigkeit, Magengeschwüre, innere Blutungen etc. können durch eine *Pitta*-Störung (hauptsächlich Zunahme) verursacht sein und deshalb mit einer *Pitta* reduzierenden Diät kontrolliert werden.

Kapha reduzierende Diät

Für Menschen mit *Kapha*-Konstitution oder *Kapha*-Störung ist eine *Kapha* reduzierende Diät die richtige Ernährung (☞ auch Kap. 5.1.3). Sie muss besonders streng befolgt werden, wenn jemand eine *Kapha*-Konstitution hat und zusätzlich an einer *Kapha*-Störung leidet. Wenn bei anderer Konstitution eine *Kapha*-Störung vorliegt, muss die Diät nur so lange eingehalten werden, bis die *Kapha*-Störung behoben ist und danach ist ein Wechsel auf die entsprechende Konstitutionsdiät möglich.
Um die beiden Elemente *Ap* (Wasser) und *Pṛthivī* (Erde), aus denen sich *Kapha* zusammensetzt, zu besänftigen, muss die Nahrung die drei fehlenden Elemente *Tejas* (Feuer), *Vāyu* (Wind) und *Ākāśa* (Äther) enthalten. Sie soll deshalb scharf, austrocknend, wärmend, bitter, herb und leicht sein.
Unbedingt **zu meiden** sind dagegen süße, saure, salzige, schwere, kalte und befeuchtende Speisen. Der gesunden Ernährung von Menschen mit *Kapha*-Konstitution steht oft nur ihre eigene Trägheit im Wege. Sie brauchen auch bei Tisch jemand, der sie motiviert. Vermehrter Schleim und Gewichtszunahme sind meistens Zeichen eines *Kapha*-Überschusses. Leider sind praktisch alle Hauptnahrungsmittel süß und vermehren daher *Kapha*. Doch auch *Kapha*-Typen benötigen genügend Kohlenhydrate, Proteine und Fette in ihrer Nahrung. Bei ihnen ist daher die Kontrolle der Mengen der wichtigste Aspekt. Auf keinen Fall dürfen sie nach dem Essen schlafen.

Durch **Fasten** lässt sich *Kapha* sehr wirkungsvoll reduzieren. Einmal wöchentlich zu fasten ist viel besser als radikale Fastenkuren. Tagsüber sollten sie regelmäßig würzigen Tee oder *Trikaṭu* mit heißem Wasser und Honig trinken und nach Sonnenuntergang eine warme Mahlzeit zu sich nehmen. Das Frühstück kann durch ein heißes, anregendes Getränk ersetzt werden. Menschen mit dieser Konstitution benötigen heiße und scharf gewürzte Speisen. Eine halbe Stunde vor dem Essen sollten sie etwas Ingwertee oder *Trikatu* mit Honig und heißem Wasser trinken. Zwischen den Mahlzeiten nichts zu essen muss strikt eingehalten werden. An **Getränken** sind zu empfehlen: heißes Wasser oder Kräutertees mit diaphoretischer, diuretischer und anregender Wirkung, Mineralwasser und zuckerhaltige Getränke dagegen tabu. Während der Mahlzeit ist eine kleine Menge heißes Wasser oder ein Glas leicht gekühlter Weißwein erlaubt, aber direkt nach dem Essen darf nichts getrunken werden. Kaffee oder Schwarztee, ohne Sahne oder Zucker, hat bei dieser Konstitution im Allgemeinen eine gute Wirkung.

Als **Nahrungsergänzungsmittel** geeignet sind *Daśamūlāriṣṭa, Vāsāriṣṭa, Pippalyādyāsava, Punarnavāsava, Trikaṭu* mit *Honig, Śilājit* und *Guggulu*-Präparate. Störungen, die hauptsächlich auf einer *Kapha*-Zunahme beruhen, sind Übergewicht, verstärktes Schlafbedürfnis, überhöhte Blutfettwerte, Diabetes, Sinusitis, Bronchitis, Bronchialasthma, Gallensteine, Nierensteine, Blasensteine, Erkältung und Ödeme. Mit einer rigorosen *Kapha* reduzierenden Diät lassen sich diese Beschwerden positiv beeinflussen.

Giftstoffe aus der Nahrung (Āma)

Eigentlich bedeutet *Āma* so viel wie ungekocht, unreif oder unverdaut. Physiologisch betrachtet entsteht *Āma* aufgrund bestimmter Faktoren oder Vorgänge im Rahmen eines nicht richtig arbeitenden primären Stoffwechsels *(Jāṭharāgni). Vāgbhaṭa* gibt eine genaue Beschreibung, wie *Āma* zustande kommt, sich mit den *Doṣas* vermischt und wie es am besten aus dem Körper entfernt werden sollte. Er vermutet, dass sich das erste Körpergewebe, *Rasadhātu,* wenn es wegen einer Schwäche des Stoffwechsels *(Jāṭharāgni)* nicht richtig umgewandelt werden kann, in pathologisch veränderter Form im Magen und Dünndarm ansammelt und *Āma* genannt wird. Andere Autoren glauben, dass *Āma* aus einer Mischung stark gestörter *Doṣas* entstehen könnte, so wie aus verschiedenen ungiftigen Substanzen Gift hergestellt werden kann.

Die *Doṣas*, Gewebe (*Dhātus*) und Abfallprodukte *(Mala),* die sich mit *Āma* vermischen, werden ebenso wie die daraus resultierenden Krankheiten als *Sāma* (*sa* + *āma* = mit *Āma)* bezeichnet. Man sollte aber nicht versuchen, z.B. ein *Sāma-Doṣa,* das sich im ganzen Körper ausbreitet und sich nicht von den Stellen seiner Ansammlung wegbewegen lässt, einfach durch eine reinigende Therapie wie induziertes Erbrechen *(Vamana)* oder Purgieren *(Virecana)* zu entfernen. Denn es wäre vergleichbar mit dem Versuch, Saft aus einer unreifen Frucht zu pressen: So wie dabei nur die Frucht zerstört wird, würde jeder Versuch, *Sāma* aus dem Körper zu entfernen, nur das Gewebe, mit dem es sich verbunden hat, ruinieren. Deshalb muss ein *Sāma-Doṣa* zuerst mit verdauungsfördernden Medikamenten, dann mit Öl- und Schwitzkuren behandelt werden, bevor es sicher mit Maßnahmen, die genau auf die Konstitution und den Zustand des Patienten abgestimmt werden müssen, eliminiert werden kann.

Mandāgni als Auslöser von Āma

Wir können wohl davon ausgehen, dass mit *Āma* toxische Substanzen gemeint sind, deren verantwortlicher Auslöser *Mandāgni* ist, d.h. eine durch *Kapha-Doṣa* verursachte Unterfunktion von *Jāṭharāgni*. *Mandāgni* wiederum entsteht durch Fehler in der Ernährungsweise, emotionellen Stress und weitere Faktoren, wie die hier aufgelisteten:

- **Ernährungsweise:**
  - nicht miteinander verträgliche Nahrungsmittel
  - schwere oder schlecht verdauliche Nahrung
  - übermäßiges Essen
  - starke Abneigung gegen bestimmte Nahrungsmittel
  - blähende Nahrungsmittel
  - übermäßiger Verzehr von Rohkost und nicht gar gekochten Speisen
  - Magen und Darm reizende oder Entzündungen verursachende Nahrung
  - zu kalte Speisen und Getränke
  - unsaubere oder kontaminierte Nahrung
  - trockene, zu wenig Wasser enthaltende Nahrung
  - zu lange in Wasser eingeweichte Nahrung
  - unregelmäßige Essenszeiten
  - Fasten
- **Psychische Faktoren:** Stress, starke Emotionen
- **Weitere Faktoren:**
  - Nahrungsunverträglichkeiten oder -allergien
  - Nebenwirkungen von *Pañcakarma*-Therapien
  - Rekonvaleszenz
  - Ortswechsel
  - Klimawechsel
  - jahreszeitliche Übergänge
  - Unterdrücken der natürlichen körperlichen Bedürfnisse.

Durch *Āma* können auch folgende akute Erkrankungen verursacht werden:

- *Kaphaja:* akute Gastroenteritis
- *Pittaja:* gastrointestinale Stase (Stillstand) der Nahrungspassage
- *Vātaja:* Meteorismus (Blähungen)
- außerdem Fieber, Diarrhö oder Obstipation, verschiedene Lebererkrankungen, Aszites („Bauchwassersucht"), Ödeme, Anämie, Polyurie, Diabetes mit übermäßiger Harnausscheidung, Rheuma, histotoxische Anoxie (gewebeschädigende, völlig unzureichende Sauerstoffzufuhr).

Im Allgemeinen ist *Āma* bei allen Störungen, die als innere Krankheiten bezeichnet werden, zumindest beteiligt, wenn nicht die Hauptursache.

2.6.2 Heilmaßnahmen

Bei *Caraka*, der als Spezialist für Innere Medizin gelten kann, sind die therapeutischen Maßnahmen danach eingeteilt, ob sie eine reduzierende oder vermehrende Wirkung auf ein bestimmtes Körpergewebe (*Dhātu*) haben. Jedem dieser Effekte können drei spezifische therapeutische Maßnahmen zugeordnet werden (☞ Tab. 2-12). Jede somatische Therapie gehört dann zu einer dieser sechs Maßnahmen *(Ṣaṭ upakrama)*.

Gewebedezimierende Maßnahmen *(Apatarpaṇa)*	**Gewebevermehrende Maßnahmen *(Saṃtarpaṇa)***
Laṅghana Therapien, die reduzierend wirken und zu Leichtigkeit führen	**Bṛṃhaṇa** Therapien, die nähren und zu Gewichtszunahme führen
Swedana Therapien, die schweißtreibend wirken und Kälte, Steife und Schweregefühl beseitigen	**Snehana** Therapien mit Öl, die befeuchten, ölen und weich machen
Rūkṣaṇa Therapien, die trocknen und Rauheit bewirken	**Stambhana** Therapien, die zurückhalten, d. h. den Fluss körperlicher Substanzen behindern

Tab. 2-12 Die sechs spezifischen therapeutischen Maßnahmen mit gewebedezimierender bzw. -vermehrender Wirkung

Welchen unterschiedlichen Effekt diese sechs therapeutischen Maßnahmen auf das Gewebe haben, müssen wir wissen, um nach der Diagnosestellung eine passende Therapie auswählen zu können. *Ātreya* sagt, dass ein guter Arzt alle sechs therapeutischen Maßnahmen beherrschen muss.

Reduzierende Therapie (Laṅghana)

Zu dieser Gruppe gehören so wichtige eliminierende Maßnahmen wie therapeutisches Erbrechen *(Vamana)*, Nasenspülung *(Nasya)*, Purgieren *(Virecana)*, Einläufe *(Nirūha-vasti)* und Aderlass *(Raktamokṣa)*, aber auch eingeschränkte Flüssigkeitsaufnahme, Fasten, Sonnenbäder, Windexposition, körperliche Anstrengung, appetitanregende Mittel und Medikamente, die leicht, heiß, scharf, nicht schleimig, rau, fein, trocken, flüssig und hart sind. Alle Formen der *Pañcakarma*-Behandlung (außer dem öligen Einlauf) sind hierbei eingeschlossen. Es wird jedoch empfohlen, sich nicht zu kalten Winden auszusetzen. In verdauungsanregenden Mitteln sollten vor allem die Elemente Feuer und Wind dominieren.
Die Reduktionsmethode kommt bei Patienten mit großem Körperumfang und viel Kraft zum Einsatz, die unter einer Zunahme von *Kapha*, *Pitta*, Blut und Abfallprodukten *(Mala)* leiden. Sie eignet sich zur Behandlung von Krankheitsbildern wie Appetitlosigkeit, Aufstoßen, Übelkeit und Erbrechen, Durchfall, Darmträgheit oder Obstipation, Herzerkrankungen, Fieber, Hautkrankheiten und chronischen urologischen Beschwerden. Eine *Laṅghana*-Therapie sollte vorzugsweise in der kalten Jahreszeit durchgeführt werden.

Stärkende Therapie (Bṛṃhaṇa)

Eine Stärkung kann z.B. mit nährenden Mitteln erfolgen. Als sehr nahrhaft gilt das Muskelfleisch von Jungtieren, Fisch und Geflügel, die in ihrer natürlichen Umgebung aufgewachsen sind. Es ist interessant, dass *Caraka* bereits vor über 3500 Jahren auf die natürliche Tierhaltung hingewiesen hat, die auch heute wieder hochaktuell ist. Wenn Körper und Verdauungskraft stark geschwächt sind, werden Suppen aus dem Fleisch von fleischfressenden Tieren empfohlen. Als Alternative für Vegetarier bieten sich Suppen aus Hülsenfrüchten wie Linsen, *Mudga* (Mung-Bohnen) und insbesondere *Māṣa* (Urid Dal) an, die mit viel Ghee sowie blähungsverhindernden und verdauungsfördernden Gewürzen zubereitet sind.
In sehr akuten Fällen würde ein Ayurveda-Arzt aber darauf bestehen, dass Fleischsuppen gegessen werden. *Caraka* fügt hinzu, dass sich der Patient beim Fleischessen jedoch nicht aus seiner karmischen Verantwortung ziehen kann, bloß weil ihm ein Arzt Fleischprodukte verschrieben hat.
Nährend sind auch warme Bäder, Ölbehandlungen, Schlaf und am wichtigsten ein Einlauf aus Ghee mit Rohzucker, Milch, Ölen und heilenden Substanzen von großem Nährwert wie z.B. *Ātmaguptā, Śatāvarī, Aśvagandhā* oder *Gokṣura*.

Zum Einsatz kommt eine solche Stärkung *(Bṛṃhaṇa)* generell bei Schwäche- und Erschöpfungszuständen, bei Atrophien, degenerativen Erkrankungen wie z.B. Multipler Sklerose oder amyotropher Lateralsklerose, zur Verlangsamung des Alterungsprozesses, bei sexuell übermäßig aktiven Menschen, nach langen Reisen sowie bei Drogen- und Alkoholabhängigen.

Austrocknende Therapie (Rūkṣaṇa)

Hierbei sind scharfe, bittere und zusammenziehende Substanzen, Ölkuchen aus Senf- und Sesamsamen (oder geröstete, ungesalzene Senf- und Sesamsamen) sowie Honig wichtige Bestandteile der Therapie. Auch aktiver Geschlechtsverkehr – vom Arzt verordnet! – gehört dazu. Angewandt werden solche Maßnahmen bei Krankheiten, die durch eine Obstruktion der Kanäle *(Srotāṃsi)* und eine exzessive Ansammlung eines *Doṣas* gekennzeichnet sind. Spasmen der unteren Extremitäten *(Ūrusthambha),* Gicht sowie chronische urologische Beschwerden können ebenfalls mit einer austrocknenden Therapie *(Rūkṣaṇa)* behandelt werden.

Ölung (Snehana)

Wir unterscheiden zwei Arten der Ölbehandlung *(Snehakarma),* die auch bei den Patienten unterschiedlich beliebt sind:

- die **innere Ölkur** mit Einnahme öliger Substanzen in Mengen, die der Verdauungskapazität und Widerstandskraft des Patienten entsprechen *(Snehapāna)*
- die **äußere Ölkur,** bei der das Öl auf Teile oder den ganzen Körper aufgetragen wird.

Diese Behandlungen dienen dazu, den Körper zu „schmieren", d.h. geschmeidig zu machen, um in Geweben und Organen festsitzende krankheitsverursachende Substanzen herauszulösen und die Abfallprodukte *(Mala)* weicher zu machen, damit sie leichter ausgeschieden werden können. Darüber hinaus sollen die Gewebe vor Abnützung geschützt, die Körperkanäle *(Srotāṃsi)* von Obstruktionen befreit und die verschiedenen Sekretionen verbessert werden. Innere und äußere Ölkuren sind vor allem bei *Vāta*-Erkrankungen und Gewebeverlust indiziert, während sie bei *Pitta*- und *Kapha*-Störungen mehrheitlich als Vorbehandlung *(Pūrvakarma)* für *Pañcakarma*-Anwendungen wie therapeutisches Erbrechen *(Vamana)* und Abführkuren *(Virecana)* notwendig sind.
Äußere Ölbehandlungen schließen auch Gurgeln, Augenbäder, Ohrspülungen mit öligen Substanzen sowie spezielle Massagetechniken wie *Thalodal*

oder Massage mit den Füßen mit ein. Es sind zum Teil sehr einfache, aber wirksame Techniken, mit denen der Therapeut zum Nutzen seiner Patienten kreativ umgehen kann. Einige dieser Anwendungen fanden bis heute nur in Literatur aus Kerala Erwähnung.

Innere Ölkur

Wenn in der klassischen Literatur von *Snehana* (Ölung) die Rede ist, bezieht sich das in der Regel auf die Einnahme von öligen Substanzen und nicht auf Ölmassagen oder andere äußerliche Anwendungen.

Geeignete Substanzen

Ghee und Sesamöl gelten als die besten öligen Substanzen. Allerdings wird Ghee wegen seiner Fähigkeit, die Eigenschaften anderer Substanzen optimal anzunehmen, ohne dabei seine eigenen Qualitäten zu verlieren, vorgezogen. Aufgrund seiner öligen Qualität wirkt sich Ghee auf *Vāta* und aufgrund seiner süßen und kühlenden Eigenschaften auf *Pitta* besänftigend aus. Die eben erwähnten drei Eigenschaften ölig, süß und kühlend werden *Kapha* zugeordnet. Trotzdem kann Ghee, wenn es mit gegensätzlich wirkenden Substanzen vermischt ist, *Kapha* reduzieren. Im Unterschied zu Ghee nimmt Sesamöl zwar auch die Eigenschaften der ihm beigemischten Substanzen an, gibt aber dabei seine eigenen Qualitäten auf. Deshalb wirkt Sesamöl, wenn es mit kühlenden Substanzen wie Sandelholz vermischt ist, fiebersenkend, obwohl Sesamöl ohne irgendeinen Zusatz erhitzend wirkt. Solch eine radikale Transformation ist bei Ghee nicht möglich.
Ghee besänftigt nicht nur *Vāta* und *Pitta*, sondern hat einen günstigen Einfluss auf *Rasa-dhātu*, *Śukra* (Fortpflanzungsgewebe) und *Ojas* (die Essenz aller Gewebe), es kühlt den Körper und macht ihn weich. Ghee sorgt für Klarheit der Stimme und des Teints. Bei *Pitta*- und *Āma*-Zuständen darf Ghee nicht pur verabreicht werden, weil es sonst eine Hepatitis und andere ernsthafte Komplikationen verursachen kann. In diesen Fällen muss es mit bitteren und weiteren *Pitta* reduzierenden Substanzen vermischt werden. Sesamöl besänftigt *Vāta*, ohne dabei *Kapha* zu stören. Es stärkt die körperliche Kraft, pflegt die Haut, wirkt heiß und stabilisierend und erhält die weiblichen Geschlechtsorgane gesund.

Nebenwirkungen

Innere Ölkuren können eine ganze Reihe von Störungen verursachen, wenn sie zur falschen Zeit verabreicht oder überdosiert werden. Aber selbst wenn Dosierung und Zeitpunkt stimmen, kann eine falsche Weiterbehandlung im Anschluss an die Ölkur noch unerwünschte Wirkungen hervorrufen. Aus Angst vor solchen Nebenwirkungen sehen deshalb viele Ayurveda-Ärzte von einer inneren Ölkur ab. Das ist schade, denn ihr Nutzen ist unumstritten.

Nebenwirkungen können durch Fasten, heiße Bäder, therapeutisches Erbrechen, Purgieren oder durch die Einnahme von *Triphalā*-Pulver neutralisiert werden. Zwischen dem letzten Tag mit Verabreichung öliger Substanzen und dem Beginn einer Abführkur *(Virecana)* muss eine dreitägige Pause eingelegt werden. Während dieser Zeit sollte der Patient fettreiche Flüssigkeiten und Haferbrei oder andere Getreidebreis zu sich nehmen. Dagegen ist vor dem therapeutischen Erbrechen *(Vamana)* eine Pause von einem Tag mit der gleichen Diät ausreichend.

Durchführung

Sobald ein Stück Stoff mit einer bestimmten Menge Flüssigkeit voll gesogen ist, fließt die überschüssige Flüssigkeit aus dem Stoff heraus. Genauso muss die verabreichte Menge Öl bei einer Ölkur die Verdauungskraft des Patienten übersteigen, damit nicht das ganze Öl verdaut wird. Eine innere Ölkur ist nämlich nur effektiv, wenn die öligen Substanzen nicht vollständig verdaut werden können. Bei Bedarf werden zuerst verdauungsfördernde Substanzen verabreicht. Dann folgt die Ölkur, anschließend eine Schwitzbehandlung und erst danach die eliminierende Behandlung *(Pradhānakarma)*. Diese Behandlung wirkt besonders, wenn *Vāta* alleine oder in Verbindung mit *Pitta* und *Kapha* gestört ist.

Äußere Ölkur

Abhyaṅga bedeutet wörtlich übersetzt Einsalbung. Das heißt, dass ölige Substanzen auf den Körper gesalbt, dort einige Zeit belassen und anschließend abgewaschen werden. In der Praxis versteht man unter *Abhyaṅga* aber nicht nur die Einsalbung selbst, sondern den ganzen Ablauf der äußerlichen Ölbehandlung. Man unterscheidet dabei sieben Schritte, bei denen zum Teil auch verschiedene Arten von Massage angewandt werden, z. B. Druckmassage *(Mardana)*, leichte, angenehme Massage *(Saṃvāhana)*, Synchronmassage, Einsalben des Kopfes *(Śiro'bhyaṅga)*, Kopfmassage *(Śiromardana)* und Ölfüllung der Ohren *(Karṇapūrṇa)*.
Massiert wird bei *Abhyaṅga* generell in Richtung der Körperbehaarung und nur in bestimmten Fällen, wie bei *Kapha*-Zuständen, gegen die Richtung der Haare.
Eine äußere Ölkur dient oft als Vorbereitung *(Pūrvakarma)* für Öl- und Schwitzbehandlungen. Die stark verjüngende Wirkung der Öle scheint auf deren *Vāta* reduzierenden Eigenschaften zu beruhen. Da *Vāta* die Qualitäten trocken, kalt, beweglich, leicht, durchdringend, klar und rau zugeordnet werden, liegt es nahe, ein Öl zu benutzen, das genau die gegensätzlichen Eigenschaften besitzt. Bekannt ist auch, dass Sesamöl, wenn es auf ganz bestimmte Art verarbeitet wird, einen hohen Anteil an Antioxidanzien aufweist. Zudem werden zahlreiche Kräuter und andere Substanzen hinzuge-

fügt, um die *Vāta* reduzierenden Eigenschaften des Öls noch zu steigern. Meistens werden für Körper und Kopf unterschiedliche Öle verwendet. Öle für die Gliedmaßen und den Körper sollten vorzugsweise wärmend und gewebeaufbauend wirken. Für Haare und Kopfhaut ist dagegen ein kühlendes, nicht gewebeaufbauendes Öl vorzuziehen. Personen mit eindeutiger *Vāta*-Erhöhung können jedoch *Vāta*-Massageöl sowohl für den Kopf als auch für den Körper verwenden. Ähnliches gilt für Kleinkinder; hier ist Baby-Massageöl für Kopf und Körper zu empfehlen. In der Therapie kommen auf die jeweilige Indikation und Konstitution abgestimmte medizinische Öle zum Einsatz. Die Ayurveda-Pharmakopöe kennt weit über hundert Formeln von Ölen, die zum Teil auch miteinander vermischt werden können.

Schwitzbehandlung (Svedana)

Hierbei wird der Körper ganz oder teilweise Hitze ausgesetzt, um seine Schweißabsonderung sowie die Zirkulation anzuregen und die Körpertemperatur lokal zu erhöhen. Das Schwitzen ist eine wichtige Vorbehandlung *(Pūrvakarma)* für *Pañcakarma* und schließt sich normalerweise an eine Ölbehandlung an. Entsprechend den Eigenschaften und der Quelle der Hitze werden schweißtreibende Therapien *(Svedakarma)* von *Suśruta* und *Vāgbhaṭa* in vier Gruppen unterteilt. In der klassischen Literatur finden sich zwar noch zahlreiche Untergruppen sowie eine andere Eingruppierung, doch nach *Suśruta* lassen sich alle Arten von Schwitzbehandlungen einer der vier Kategorien zuordnen.

- **Ūṣma-sveda** ist das Schwitzen, das durch Dampf oder heiße Luft zustande kommt. Es reduziert *Kapha* und *Vāta*, wobei sich Dampf stärker auf *Vāta* und trockene Hitze stärker auf *Kapha* auswirkt.
- **Drava-sveda** ist das Schwitzen, das durch heiße Flüssigkeiten hervorgerufen wird. Es reduziert *Vāta* und *Kapha*, besonders wenn diese mit *Pitta* assoziiert sind.
- **Tāpa-sveda** ist das Schwitzen aufgrund der Anwendung heißer fester Substanzen. Es reduziert *Kapha* stärker als *Vāta*.
- **Upanāha-sveda** ist das Schwitzen aufgrund der Anwendung halbfester (semisolider) Substanzen, z. B. heiße Wickel. Es reduziert vor allem *Vāta*.

Schwitzbehandlungen *(Svedakarma)* wirken besänftigend bei allen Krankheiten, die durch überschüssiges *Vāta* und *Kapha* verursacht werden. Eine Schwitzkur im Anschluss an eine Ölkur *(Snehakarma)* fördert die Ausscheidung von Stuhl und Urin. Bei *Vāta*-Störungen ist eher feuchte Hitze und bei *Kapha*-Störungen eher trockene Hitze geeignet. Der Grad (bzw. die Stärke) der Hitzeanwendung hängt von der Krankheit, der Jahreszeit und der Widerstandskraft des Patienten ab. Bei schwerer Krankheit, sehr kaltem Wetter und kräftigen Patienten ist starke Hitze angebracht. Augen, Herz und Hoden sollten jedoch nicht der Hitze ausgesetzt werden. Die schweißtreibende Therapie *(Svedakarma)* wird sofort abgebrochen, sobald sich die ersten Anzeichen eines Erfolgs beim Patienten zeigen. Dazu zählen Nachlassen der Kälte, der Steifigkeit und der Koliken und ein Gefühl der Leichtigkeit; das Hautgewebe fühlt sich weich an und Schweißabsonderungen sind zu spüren.

Caraka beschreibt allein dreizehn Arten der Schwitzkur *(Svedakarma)* mithilfe einer externen Hitzequelle. Daneben erwähnt er zehn weitere Arten, bei denen zum Schwitzen keine externe Wärmequelle benötigt wird, wie z. B. körperliche Aktivität, Ringen, Fasten, warme Kleidung, warmes Zudecken, Sonnenbaden, Trinken großer Flüssigkeitsmengen, Angst oder Wut, Verbände oder Wickel, die eine Wärmeabgabe verhindern. Bei verschiedenen Schwitzkuren werden auch warme Öle verwendet. Dabei geht es in den meisten Fällen um den Schwitzeffekt und nicht um die Ölung. Deshalb gehören solche Behandlungen auch zu den schweißtreibenden Maßnahmen und richten sich nach den spezifischen Regeln dieser Therapie. Aus diesem Grund darf der Patient nach einem warmen Ölguss über den Körper oder den Kopf kein Dampfbad nehmen.

Zurück- oder einhaltende Therapie (Sthambana)

Hierbei kommen vor allem Medikamente mit adstringierender Wirkung zum Einsatz, die zusätzlich auch kühlend, süß, bitter, leicht und flüssig sind. Indiziert ist eine solche Therapie bei sehr starken *Pitta*-Zuständen, bei Verbrennungen (durch Feuer) oder Laugenverätzungen, bei Erbrechen, Diarrhö, Vergiftungen oder bei Nebenwirkungen aufgrund einer zu starken Schwitztherapie.

3 Prakṛti: die Konstitution

Ayurveda kann als eine Art Entwicklungstheorie betrachtet werden, die alle sechs in den Veden wurzelnden Hauptrichtungen der indischen Philosophie (*Sāṃkhya, Vaiśeṣika, Nyāya, Yoga, Vedānta* und *Mīmāṃsā)* miteinander verbindet (☞ Kap. 2.1). Der ayurvedischen Entwicklungstheorie zufolge ist die Grundlage der manifestierten Welt eine unmanifestierte Energie. Diese allumfassende *Prakṛti* des Makrokosmos ist gleichsam formlos und undifferenziert, grenzenlos und allgegenwärtig, unzerstörbar und unvergänglich, unbegründet und unkontrolliert. Sie hat keinen Anfang und kein Ende. Auf der Ebene des Mikrokosmos arbeitet diese allumfassende *Prakṛti* im menschlichen Körper und bildet die Grundlage der biologischen Konstitution.

3.1 Stellenwert und Bedeutung der Prakṛti

In den klassischen ayurvedischen Texten wird die ursprüngliche Natur oder Konstitution eines Menschen als *Prakṛti* bezeichnet. Das Wort *Prakṛti* stammt von der Sanskrit-Wurzel *kr* (machen) und der Vorsilbe *pra* (vor) ab und bedeutet so viel wie vollbringen, bewirken. Der Begriff *Prakṛti* hat seine Wurzeln in der *Sāṃkhya*-Philosophie, einer der sechs Hauptrichtungen der indischen Philosophie. Dieser zufolge entsteht Leben durch die Verbindung von *Prakṛti* (im Sinne von Materie) und *Puruṣa* (dem reinen Geist). Dazu kommt es durch *Brāhman*, der universellen spirituellen, allmächtigen und allgegenwärtigen kosmischen Kraft. Eine adäquate Übersetzung des Sanskritwortes *Prakṛti* ins Deutsche ist nicht möglich, denn „Konstitution" erfasst nur einen Teilaspekt der Wortbedeutung, während die tiefere Bedeutung von *Prakṛti* nach der *Sāṃkhya*-Philosophie weitgehend verloren geht (☞ Kap. 2.1.2).

In der *Caraka-Saṃhitā*, einem klassischen ayurvedischen Text, gibt es einen interessanten Dialog zwischen *Ṛṣi Ātreya* und seinem Schüler *Agniveśa*. Bei ihrem Gespräch geht es um den Ursprung des menschlichen Körpers und seinen Entwicklungsprozess. *Agniveśa* stellt *Ātreya* dreiundzwanzig Fragen, die sich auf die Entstehung, Erhaltung und Zerstörung des menschlichen Körpers beziehen. Die sechste Frage lautet: „Was ist *Prakṛti*?" Darauf antwortet der erfahrene *Ātreya*: „Die Verbindung der *Pañcamahābhūta* (die fünf Elemente Äther, Luft, Feuer, Wasser und Erde) in feinstofflicher Form mit dem Geist, der Seele, die von den Eindrücken der vorhergehenden Leben umgeben ist, und dem Ich-Bewusstsein. Wenn sich diese acht Grundbestandteile in Form eines menschlichen Körpers miteinander verbinden, wird dies die *Prakṛti* einer bestimmten Person genannt."

In das System der westlichen Medizin übertragen könnte man sagen, dass die Konstitution des menschlichen Körpers zum Zeitpunkt der Befruchtung festgelegt wird. Wenn (männliche) Spermien im Eileiter auf die (weibliche) Eizelle treffen und sich mit ihr vereinigen, bildet sich die Zygote. Die Zygote teilt sich in zwei Zellen, und in einem fortlaufenden Prozess entsteht durch ständige Zweiteilung ein Zellhaufen, die so genannte Morula. Mit ihrer Einbettung in die Uteruswand beginnt die Entwicklung des Embryos. In der modernen Anatomie und Physiologie wird also die Zelle als Grundlage für die Konstitution des menschlichen Körpers betrachtet; spirituelle Vorstellungen von früheren Leben oder Wiedergeburt sind dagegen nicht existent.

Nach dem ayurvedischen Konzept spielt bei der Entstehung eines neuen menschlichen Wesens die *Prakṛti* des Vaters und der Mutter eine entscheidende Rolle für die *Prakṛti* des Kindes. Die oben erwähnten acht Grundbestandteile der *Prakṛti* werden zum Zeitpunkt der Befruchtung zur Grundlage der Konstitution des menschlichen Körpers.

Die biologischen Eigenschaften der Konstitution entsprechen den drei *Doṣa*s. Von diesen drei Grundelementen des Körpers werden die sieben Körpergewebe (*Rasa*, Blut, Muskeln, Fett, Knochen, Knochenmark und männliche bzw. weibliche Keimzellen, ☞ Kap. 2.3.2) und die drei Abfallprodukte (Kot, Urin und Schweiß, ☞ Kap. 2.3.4) gesteuert.

3.1.1 Beeinflussende Faktoren der Konstitution

Die Doṣas

Im Ayurveda wird davon ausgegangen, dass die Konstitution eines Menschen, d.h. die *Prakṛti* auf mikrokosmischer Ebene, auf individuell unterschiedlichen Kombinationen der drei *Doṣas (Tridoṣa)* und der drei *Guṇas (Triguṇa)* beruht (☞ Kap. 2.3.1). *Tridoṣa* und *Triguṇa* gewährleisten die Funktionsfähigkeit des menschlichen Körpers und die psychische Integrität des Menschen. Diese sechs Komponenten sind dabei nichts anderes als die physischen und psychischen Entsprechungen oder Mikroformen der *Pañcamahābhūta* im menschlichen Körper, also von Äther, Luft, Feuer, Wasser und Erde – den fünf Elementen des Universums auf der makrokosmischen Ebene.

Die Konstitution eines Menschen wird sowohl durch das Verhältnis der drei *Doṣas* *Vāta*, *Pitta* und *Kapha* als auch durch das Verhältnis der drei *Guṇas* *Sattva*, *Rajas* und *Tamas* festgelegt. Während sich die *Doṣas* auf der körperlichen und biologischen Ebene auswirken, haben die *Guṇas* eine Wirkung auf geistiger und psychischer Ebene. Bei den meisten Menschen überwiegen in der ursprünglichen Konstitution ein oder zwei *Doṣas*, doch es gibt auch Menschen mit einer ausgeglichenen *Doṣa*-Verteilung *(Sama-prakṛti)*. Da die meisten Menschen allerdings an Störungen mit einem Ungleichgewicht der *Doṣas* und *Guṇas* leiden, ist ein Zustand optimaler Gesundheit eine idealisierte Vorstellung.

Der körperliche und geistige Zustand eines Menschen verändert sich ständig entsprechend der wechselnden aktuellen Verteilung der *Doṣas* und *Guṇas*. Dieser ständige Wechsel steht in Zusammenhang mit der Art der Nahrung, die wir zu uns nehmen, mit Denkprozessen, die unseren Geist beschäftigen, und äußeren Umständen wie Ort und Zeit, in der wir leben. Dabei wirken sich *Doṣas* und *Guṇas* im menschlichen Körper in exakt derselben Weise aus wie die *Pañcamahābhūta* im gesamten Universum. Dieser Wechsel in der *Doṣa*-Verteilung ist ein Kreislauf im menschlichen Körper, der sich von der Geburt bis zum Tod ständig wiederholt und sich bei der Wiedergeburt von einem Körper zum nächsten, von einem Leben zum anderen fortsetzt. Es ist sehr wichtig, den Charakter dieser ständigen Veränderung in der Beziehung zwischen Körper und Geist zu verstehen, da sie auch Grundlage des ayurvedischen Diagnosesystems *(Nidāna)* sowie des Behandlungssystems *(Cikitsā)* bildet.

Es gibt insgesamt sieben Konstitutionstypen. Entsprechend dem vorherrschenden oder stärker ausgeprägten *Doṣa* werden sie als *Vāta-*, *Pitta-* oder *Kapha-prakṛti* bezeichnet. Wenn zwei *Doṣas* stärker ausgeprägt sind, kann eine *Vāta-pitta-*, *Pitta-kapha-* oder *Kapha-vāta-prakṛti* bestehen. Bei gleich starker Ausprägung aller drei *Doṣas* spricht man von einer *Sama-prakṛti*. Je stärker ein Ungleichgewicht angelegt ist, desto größer werden die gesundheitlichen Probleme des betreffenden Menschen sein und möglicherweise ein Leben lang bestehen.

Die drei Guṇas

Wie die drei *Doṣas* entstehen auch die drei *Guṇas* aus den fünf *Pañcamahābhūta*-Elementen. Sie beeinflussen die Konstitution eines Menschen

feinstofflich auf der geistigen Ebene. Es sind Elemente mit psychischer Wirkung, von denen die Geistestätigkeit kontrolliert und gesteuert wird und die folglich auch die Funktion der drei *Doṣas*, die sich auf der körperlichen Ebene auswirken, beeinflussen. In der Diagnostik und Behandlung von Krankheiten und Störungen werden im Ayurveda die Veränderungen und Verbindungen dieser grundlegenden Elemente berücksichtigt.
Im Ayurveda wird eine Dreiteilung des Menschen in Körper, Geist und Seele zugrunde gelegt. Das Fundament bildet dabei die indische Philosophie. Von ihr sind nicht nur die Grundlagen, sondern auch die praktische Herangehensweise geprägt, und es besteht auch kein Widerspruch zu den oben genannten Prinzipien der Steuerung von Körperfunktionen. Mit diesem Konzept stimmt die moderne Medizinwissenschaft allerdings nicht überein. In ihrer Betrachtungsweise der Körperfunktionen sind auch alle psychischen Phänomene als neurophysiologische Prozesse im menschlichen Körper zu erklären.
Nach der *Sāṃkhya*-Philosophie (☞ Kap. 2.1.2) bzw. ihrer ayurvedischen Umsetzung liegen die drei *Guṇas* der psychischen Persönlichkeit oder der menschlichen Konstitution zugrunde. Auf diese Theorie stützt sich auch die Behandlung psychischer Störungen. Die Vorstellung von den drei *Guṇas* findet sich ansatzweise schon in den *Veden* und den *Upaniṣaden*. So beschreibt z.B. *Śankara* in der *Śvetāśvātara Upaniṣad* die Wurzeln der drei *Guṇas* mit den Begriffen *lohita* (rot), *śukla* (weiß) und *kṛṣṇa* (dunkel). Rot repräsentiert die geistige Eigenschaft *Rajas*, d.h. Aktivität und Gefühle, weiß steht für *Sattva*, im Wesentlichen das Gute (im Sinne von Harmonie und Klarheit des Bewusstseins), und dunkel entspricht *Tamas*, das so viel wie Unwissenheit und geistige Trägheit bedeutet.
In seinem Buch „The Positive Sciences of the Ancient Hindus“ schreibt B. N. Seal: „Die drei *Guṇas* sind unendlich kleine Teilchen. *Prakṛti* ist in Wahrheit ein unbestimmtes, unendliches Kontinuum unendlich kleiner Teilchen. Das *Avyakta* (die Urmaterie, die sich noch nicht manifestiert hat) des *Sāṃkhya* arbeitet im menschlichen Geist durch die *Guṇas*.“ In der *Suśruta Saṃhitā* ist „das *Avyakta* der drei *Guṇas* der Vorläufer aller Schöpfung“ und sie erkennt darin die dreigeteilte Natur der Urmaterie. Auch die *Caraka-Saṃhitā* betont die Bedeutung der drei *Guṇas*, denn „*Rajas* und *Tamas* lassen den Menschen vom Tod zur Geburt kreisen wie ein Rad, wenn sie erst von seinem *Puruṣa* Besitz ergriffen haben“.
Auch unter pathologischen Gesichtspunkten ist das Konzept der drei *Guṇas* sehr wichtig, weil es die Beeinflussung der normalen Körpervorgänge erklären kann. Während die Idee von den drei *Guṇas* der modernen Medizinwissenschaft völlig fremd ist, gibt die *Caraka-Saṃhitā* dem ayurvedischen Arzt ganz klar Anweisung, die geistige Gesundheit (d.h. den Zustand der drei *Guṇas* im Körper) in seine diagnostischen Überlegungen mit einzubeziehen.

So lässt sich zusammenfassend sagen, dass im Ayurveda eine Dreiteilung des Menschen vorausgesetzt und den drei *Guṇas* eine wichtige Rolle für die Funktionsfähigkeit des menschlichen Körpers zuerkannt wird. Die drei *Guṇas* sind Grundelemente der menschlichen Konstitution *(Prakṛti)*. Folglich könnte man sie auch als Teil oder Mikroform der *Pañcamahābhūta* im menschlichen Körper betrachten. Die drei *Guṇas* sind außerdem direkt mit der unsichtbaren universellen Energie *Avyakta* verbunden, die das menschliche Leben steuert.

Verschiedene Formen der Guṇas

Im Ayurveda werden die geistigen Eigenschaften in zwei Gruppen eingeteilt: Während die guten Eigenschaften als *Sattva-guṇa* bezeichnet werden, gelten *Rajas* und *Tamas* als unerwünschte oder schlechte Eigenschaften. Jeder Mensch besitzt sowohl gute als auch schlechte Eigenschaften. Unterschiedliche Eigenschaften von einem Menschen zum anderen erklären sich aus dem Vorherrschen eines bestimmten *Guṇa*. Bei vorherrschendem *Tamas* wird von einer tamasischen Persönlichkeit, bei vorherrschenden *Rajas* von einer rajasischen und bei vorherrschendem *Sattva* von einer sattvischen Persönlichkeit gesprochen. Menschen mit ausgeglichener Verteilung der drei *Guṇas* haben die *Guṇas* unter Kontrolle und können sich so aus deren Fesseln befreien. Das bedeutet, dass sie sich über die Versklavung durch Geist und Ego erhoben haben.
Im Ayurveda wird daran geglaubt, dass sich der Zustand der *Guṇas* von einem Moment zum nächsten verändern kann. Ein Mensch, bei dem *Tamas* vorherrschend ist, kann auf eine höhere Bewusstseinsstufe gelangen, wenn er seine Lebensweise wie in den vedischen Texten beschrieben verändert. Denn das menschliche Leben wird als beste Möglichkeit für eine Steigerung des Bewusstseins betrachtet, damit es immer höhere Stufen erreicht, bis der Mensch schließlich vom ewigen Kreislauf von Leben, Tod und Wiedergeburt befreit werden kann. Diese Stufe der Erlösung *(Mokṣa)* ist laut vedischer Tradition letztlich das Ziel menschlichen Lebens.

3.2 Die verschiedenen Konstitutionen und Guṇas

3.2.1 Merkmale der Vāta-Konstitution

(☞ Tab. 3-1)

Das dominierende Element ist *Vāyu* oder *Vāta*, der Wind. Von den drei *Doṣa*s im menschlichen Körper ist *Vāta* am beweglichsten und unterstützt die gesamte Körperdynamik. Es entsteht aus den beiden ersten Elementen der *Pañcamahābhūta*, dem Äther und der Luft. *Vāta* ist auch für die Bewegung der anderen zwei *Doṣas* verantwortlich. Jede Zelle im menschlichen Körper erhält ihre Lebensenergie aus *Vāta* und seiner Bewegung. *Vāta* kommt in Form von *Praṇa-vāyu* (Lebensenergie) in Körperhöhlen wie Mund, Kopf und Brustkorb, einschließlich des Herzens und der Lunge, vor. Mithilfe von *Vāta* bewegen sich z.B. Spermien in den Eileiter, wo sie schließlich die Eizelle erreichen. *Vāta* unterstützt auch in Form der Wehen den Geburtsvorgang. Wenn *Praṇa-vāyu* im Moment des Todes seine Arbeit im Körper einstellt und ihn verlässt, kommen alle Körperaktivitäten zum Stillstand.

Vāta werden Eigenschaften wie trocken, leicht, alles durchdringend, schnell, rau, kalt, beweglich und klar zugeordnet. Die *Vāta*-Trockenheit manifestiert sich z.B. in einem kleinen, schlanken und trockenen Körper. Haut, Haare, Fingernägel, Augen und Zähne wirken eher trocken. Die Stimme klingt schwach, rau, trocken und leise. Die Trockenheit ist auch der Grund, dass Personen mit *Vāta*-Konstitution meist nicht tief und fest schlafen können. *Vāta*-Typen sind bei körperlichen und geistigen Aktivitäten schnell und beweglich. Die Beweglichkeit von *Vāta* macht sich oft durch überschießende Körperbewegungen oder unstete Bewegungen der Extremitäten, Augenbrauen, Lippen, Schultern, von Zunge und Kinn bemerkbar.

Menschen, bei denen *Vāta* überwiegt, sind sehr aktiv, aber auch schnell ermüdbar. *Vāta*-Typen neigen zu starken Gefühlsverwirrungen. Sie haben eine rasche Auffassungsgabe, vergessen aber auch genauso schnell wieder. Oft klagen sie über kalte und steife Füße. Menschen mit *Vāta*-Konstitution wirken eher schwach und haben aufgrund dessen möglicherweise eine kürzere Lebenserwartung. Allgemein erscheint ein *Vāta*-dominierter Mensch körperlich unruhig, ungelenk und schwächlich.

Das Sexualverhalten ist oft unausgeglichen, sprunghaft und von starkem Verlangen, aber nur geringer Libido geprägt, die Anzahl der Kinder meist gering.

3.2.2 Merkmale der Pitta-Konstitution

(☞ Tab. 3-1)

Das zweite Prinzip im Körper ist *Pitta*. Dieses *Doṣa* entsteht im menschlichen Körper aus den zwei *Pañcamahābhūta*-Elementen Feuer und Wasser. Sitz von *Pitta* ist der Zwölffingerdarm. *Pitta* manifestiert sich hauptsächlich in Blut und Schweiß. In ayurvedischen Texten der so genannten Dhanvantari-Schule werden *Agni* und *Pitta* im menschlichen Körper sogar als identisch betrachtet. *Pitta* erhält die richtige Körpertemperatur aufrecht und sorgt für einwandfreies Funktionieren der Verdauung, der Augen und des Blutkreislaufs sowie für die Ausstrahlung der Haut.

Pitta werden Eigenschaften wie heiß, alles durchdringend, ölig, beweglich, intensiv und flüssig zugeordnet, vergleichbar einer leicht faulig riechenden Flüssigkeit mit saurem und scharfem Geschmack. Aufgrund der *Pitta*-Eigenschaft „heiß" haben Personen mit *Pitta*-Konstitution einen starken Stoffwechsel. Typisch für diese Menschen ist ihr guter Appetit und dass sie häufig durstig sind. Ihr Haar ist weich und wächst meist nur spärlich, sie neigen zu Glatzenbildung und frühzeitigem Ergrauen. Die Haut weist häufig Leberflecken und Hautausschläge auf oder wird früh faltig. Muskeln und Gelenke sind meist weich und locker. Menschen, bei denen *Pitta* überwiegt, haben einen athletischen, geschmeidigen Körperbau und eine allgemeine Neigung zu Entzündungen.

Die Menschen mit *Pitta*-Konstitution sind typischerweise mutig, aber oft auch intolerant. Weil ihnen die Geduld fehlt, können sie leicht aus der Fassung geraten und zornig werden. Sie scheiden große Mengen Stuhl und Urin aus und schwitzen schnell. Ihr Körperschweiß kann faulig riechen und auch Mundgeruch vorhanden sein. Libido und Sexualtrieb sind mäßig stark ausgebildet und die Anzahl der Kinder entspricht bei *Pitta*-Menschen dem Durchschnitt.

3.2.3 Merkmale der Kapha-Konstitution

(☞ Tab. 3-1)

Das dritte *Doṣa* im Körper ist *Kapha*. Es entsteht aus den *Pañcamahābhūta*-Elementen Wasser und Erde. *Kapha* ist wichtig, weil es für die Stabilität des Körpers sorgt, die Abwehrkraft stärkt und auch befeuchtend wirkt. Der Sitz des *Kapha* befindet sich im Brustkorb, Magen, Kopf, in der Kehle und den Gelenken.

Kapha werden Eigenschaften wie ölig, geschmeidig, weich, süß, fest, dicht, träge, unbeweglich, kalt und klar zugeordnet. Menschen mit *Kapha*-Konstitution haben eine geschmeidige Haut. Ihr Gesichtsausdruck ist weich, freundlich und klar. Bei ihnen ist die Libido meist stark ausgeprägt, und unter Umständen haben sie überdurchschnittlich viele Kinder. Die *Kapha*-Eigenschaft „fest“ bewirkt einen kräftigen, wohlgeformten Körper mit Straffheit der Gelenke und Bänder. Die *Kapha*-Eigenschaft „dicht“ führt zu Körperfülle und geringer Schweißneigung. Durch die *Kapha*-Eigenschaft „klar“ können ihr angenehmes Äußeres, Teint und Stimme erklärt werden.

	Vāta	**Pitta**	**Kapha**
Körperbau	dünn	normal	kräftig
Körpergewicht	leicht	normal	schwer
Haut	trocken, rau, kalt, braun	weich, feucht, warm, rosa	dick, fettig, kühl, blass, hell
Haare	spärlich; grobe Struktur, dunkel, trocken	mäßig; fein, weich, frühzeitig grau	viel; dick, fettig, dunkel oder blond
Zähne	vorstehend, Zahnlücken, Zahnfleischschwund	normal, weiches und leicht blutendes Zahnfleisch	stark, wohlgeformt, rosiges Zahnfleisch
Augen	klein, trocken, unruhig, braun oder schwarz, kurze Wimpern	mittelgroß, stechend, grau oder grün, feine Wimpern	groß, anziehend, blau, dicke Wimpern
Appetit	schwankend	kräftig, akut	gering
Krankheitsanfälligkeit	Nervenerkrankungen, Schmerzen jeder Art	Fieber, Entzündungen, Infektionen	Wassereinlagerung, Atemwegserkrankungen
Durst	schwankend	stark	schwach
Stuhlgang	trocken, hart, Neigung zu Verstopfung	weich, locker, Neigung zu Durchfall	fest, schwer, fettig, verlangsamt
körperliche Aktivität	sehr aktiv	mittelmäßig	träge
Verstand	unruhig, aktiv, neugierig	kritisch, intelligent	ruhig, langsam, aufnahmebereit
Gefühle	ängstlich, unsicher nervös	aggressiv, leicht erregt	ruhig, anhänglich, selbstzufrieden
Vertrauen	unentschlossen, schwankend	entschlossen, fanatisch	gleichbleibend, loyal
Gedächtnis	nimmt schnell auf, gutes Kurzzeit-, schlechtes Langzeitgedächtnis	klar, scharf	nimmt langsam auf, aber vergisst nicht
Trauminhalte	Bewegung, z. B. Fliegen, Springen	leidenschaftlich, konfliktbeladen, schwimmen	romantisch, Meer, Wasser

	Vāta	Pitta	Kapha
Schlaf	oberflächlich, unterbrochen	mäßig viel, aber tief	tief, übermäßiglang
Sprache	schnell, ununterbrochen, leise Stimme	mäßig schnell, überzeugend, scharfe Stimme	langsam, melodische tiefe Stimme
Sparverhalten	gibt schnell und unbedacht aus	gibt gemäßigt und sinnvoll aus	sparsam bis geizig
Puls	fadenförmig, schwach, „wie eine Schlange"	normal, „springt wie ein Frosch"	deutlich, langsam, „wie ein Schwan"

Tab. 3-1 Charakteristika der ayurvedischen Konstitutionstypen

3.2.4 Sattva-guṇa – Merkmale der Sattva-Persönlichkeit

Sattvische Menschen gelten als rein im Geist und im Herzen. Sie sind spirituell veranlagt, verfügen über gute Charaktereigenschaften und gehen den Weg der Wahrheit und Gewaltlosigkeit. *Sattvische* Menschen haben sich stets unter Kontrolle und wirken meist ruhig und zufrieden. Sie reagieren nie zornig und lassen sich durch äußere Einflüsse wie kurz währendes Vergnügen, Schmerz und Leid, Belastung und Anspannung nicht verunsichern. *Sattvische* Menschen sind vom Über-Ich beherrscht. Sie sind familiär, beruflich und sozial gut integriert und gelten fast als Beispiel für andere Menschen. *Sattvische* Menschen können die Gesellschaft mit Kunst, Literatur und Philosophie bereichern.
Es werden folgende sieben s*attvische* Persönlichkeitstypen unterschieden.

Sattvische Persönlichkeitstypen

- *Brāhma* (charakterliche Ähnlichkeit mit *Brāhma)*: Diese Menschen widmen sich ganz der Suche nach der Wahrheit, sind scharfsinnig und haben weitreichendes spirituelles Wissen. Sie sind frei von Verlangen, Zorn, Habsucht, Überheblichkeit, Verblendung, Neid, Mutlosigkeit und Intoleranz und allen Lebewesen gegenüber freundlich gesinnt.
- *Ārṣa* (den *Ṛṣis* ähnlich): Diese Menschen widmen sich religiösen Studien und Gelöbnissen und üben heilige Rituale aus. Sie sind gastfreundlich und frei von Stolz, Hass, Neid und Wut. Sie sind intellektuell und rhetorisch hervorragend und haben eine gute Auffassungsgabe und Merkfähigkeit.

- *Aindra* (Ähnlichkeit mit *Indra):* Menschen, die sich für eine Leitungs- oder Führungsposition eignen.
- *Yāmya* (Ähnlichkeit mit *Yāma):* Menschen, die auf die Richtigkeit ihrer Handlungen bedacht sind und darauf achten, niemanden zu verletzen. Sie sind immer bereit, im richtigen Moment zu handeln.
- *Vāruṇa* (Ähnlichkeit mit *Vāruṇa):* Menschen mit festen Überzeugungen und gutem Erinnerungsvermögen, die frei sind von Denkverhaftung, Zorn und falschen Vorstellungen. Sie sind mutig und opferbereit. Genauso schnell wie sie sich erregen, beruhigen sie sich auch wieder.
- *Kaubera* (Ähnlichkeit mit *Kubera):* Menschen, für die Status, Ansehen und Luxus (in bestimmten Gesellschaftsformen auch Diener) wichtig sind. Deshalb streben sie nach materiellen Werten, Wohlstand, Vergnügen und Unterhaltung.
- *Gāndharva* (den *Gāndharvas* ähnlich): Diese Menschen lieben Musik, Tanz und Dichtung. Unter Umständen werden sie süchtig nach materiellen Dingen oder Vergnügungen. Doch sie sind meist sehr gesund, wohlhabend und weise.

3.2.5 Rajo-guṇa – Merkmale der Rajas-Persönlichkeit

Menschen mit dominierendem *Rajas-Guṇa* zeigen einen dynamischen, selbstbetonten und egoistischen Charakter. Das sind Menschen, die starke Emotionen wie impulsive Freude, aber auch Ärger zum Ausdruck bringen und in ihren Taten eher unüberlegt sind. Doch allen, die sich ihnen gegenüber loyal verhalten, begegnen sie freundlich und vertrauensvoll. Geistig zeigen sie sich weniger stabil als *sattvische* Menschen und lassen Gefühle wie Ärger, Freude, Zuneigung oder Eifersucht offen nach außen dringen. Oft lassen sie sich einfach treiben oder verschwenden ihre geistige Kraft mit Dingen, die es nicht wert sind. Sie neigen zu falschem Stolz und Überempfindlichkeit. Da sie oft Macht und Geld hinterherjagen, gelten sie auch als habgierig oder (macht)lüstern.
Unterschieden werden sechs *rajasische* Persönlichkeitstypen:

Rajasische Persönlichkeitstypen

- *Āsura* (charakterlich den *Asuras* ähnlich): Menschen, die meist wohlhabend und fast zwanghaft „verfressen" sind. Sie können kaltblütig, herzlos, furchterregend und gnadenlos sein.
- *Rākṣasa* (den *Rākṣasas* ähnlich): Diese Menschen scheinen nicht recht vom Fleck zu kommen. Das macht sie neidisch oder eifersüchtig auf andere und lässt sie gelegentlich auch gewalttätig werden. Sie können ver-

einsamt und zügellos sein. Obwohl sie nach außen fromm wirken wollen, kennen sie keine Vergebung.

- *Paiśāca* (den *Piśācas* ähnlich): Diese Menschen essen gern Fleisch und verzichten auch nicht auf andere fleischliche Genüsse. Daher gelten sie (abhängig von den gesellschaftlichen Normen) als gierig und unrein. Sie können auch Duckmäuser sein oder Freude daran haben, andere zu terrorisieren.
- *Sārpa* (Ähnlichkeit mit einer Schlange): Diese leicht erregbaren Menschen reagieren schnell gereizt, unbesonnen, rücksichtslos, können aber auch unsicher und abergläubisch sein. Selber unempfindlich für Schmerzen, können sie bei anderen Angst und Panik verbreiten.
- *Praita* (den *Pretas* ähnlich): Diese Menschen können gemein und schäbig sein und sind oft nicht im Stande, zwischen falsch und richtig zu unterscheiden.
- *Śākuna* (Ähnlichkeit mit der Greifvogelart *Śakunī):* Aufgrund ihrer starken körperlichen Bedürfnisse haben diese Menschen einen angeregten Appetit und einen stark ausgeprägten Sexualtrieb. Lust und Leidenschaft lassen sie oft wankelmütig erscheinen. Traditionell werden vor allem Politiker und Geschäftsleute dieser Gruppe zugeordnet.

3.2.6 Tamo-guṇa – Merkmale der Tamas-Persönlichkeit

Menschen, die dieser Gruppe zugeordnet werden, wirken geistig oft unbeweglich und gehemmt, als hätten sie keinen besonders hohen Intelligenzquotienten. Sie sind häufig bedrückt, müde, träge bis faul und nicht sehr entscheidungsfreudig. Da bei ihnen *Kapha* vorherrscht, fühlen sie sich selbst am Tage noch meist schläfrig. Diese Menschen sind trieborientiert und scheinen hauptsächlich an Essen, Trinken, Schlaf und Sex interessiert zu sein. Sie verhalten sich unter Umständen ausgesprochen selbstsüchtig, engstirnig, intolerant und kleinlich bzw. streiten ständig um Nebensächlichkeiten. Ihr Benehmen und ihr Äußeres lassen oft zu wünschen übrig.
Es gibt folgende drei *tamasische* Persönlichkeitstypen.

Tamasische Persönlichkeitstypen

- *Pāśava* (charakterlich dem Vieh ähnlich): Menschen mit wenig anziehendem Wesen, geringer Intelligenz, schlechtem Benehmen und exzessiv gelebter Sexualität.
- *Mātsya* (den Fischen ähnlich): Feige Menschen mit geringer Intelligenz, die nach Essen gieren und unbeständig sind.
- *Vānaspatya* (den Pflanzen ähnlich): Menschen ohne intellektuelle Fähigkeiten, die nur an Essen denken und nicht schmerzempfindlich sind.

4 Diagnose im Ayurveda

Die Diagnose – im Sinne einer richtigen Einschätzung von Patient und Krankheit – gilt im Ayurveda als wichtiger Bestandteil der ärztlichen Kunst. Der diagnostische Prozess ist theoretisch betrachtet ein Vorgang, der auf Erkenntnisgewinn ausgerichtet ist. In Anlehnung an die Erkenntnistheorie der klassischen philosophischen Schulen Indiens spricht man auch im Ayurveda von „Erkenntnismitteln" *(Pramāṇa),* mit deren Hilfe man zur Erkenntnis gelangen kann. Nach ayurvedischer Auffassung gibt es folgende Erkenntnismittel, die bei der Diagnosestellung angewandt werden:

- die Sinneswahrnehmung *(Pratyakṣa)*
- die Schlussfolgerung *(Anumāna)*
- das „autoritative Wort" *(Āptopadeśa).*

Zusätzlich wird auf ein viertes Erkenntnismittel, die „zusammenfassende Betrachtung" *(Yukti)* hingewiesen.

4.1 Das Konzept der Erkenntnismittel

Sinneswahrnehmung (Pratyakṣa)

Über seine fünf Sinne ist es dem Untersucher möglich, unmittelbare Informationen über Patient und Krankheit zu gewinnen. Voraussetzungen für den Einsatz dieses Erkenntnismittels sind intakte Sinnesorgane und Konzentrationsfähigkeit des Untersuchers. Im Folgenden soll anhand einiger Beispiele verdeutlicht werden, wie die Sinnesorgane gezielt für die Diagnose eingesetzt werden können:[1] So ist mit den Augen bei der Untersuchung die Farbe der Haut und der Schleimhäute (z.B. Blässe, gelbliche oder gerötete

[1] Caraka-Saṃhitā, Vi. 4.7 und Suśruta-Saṃhitā, Sū. 10.5

Konjunktiven) zu sehen. Mit dem Tastsinn lässt sich beispielsweise ein Eindruck von der Rauheit oder Geschmeidigkeit der Haut, von der Größe und Gestalt innerer Organe (z. B. Leber, Milz), von Pulsationen gewinnen. Über das Gehör können neben der Stimme des Patienten auch andere Geräusche, z. B. aufgrund einer angestrengten Atmung oder lebhaften Darmaktivität, schon ohne besondere Hilfsmittel wahrgenommen werden. Heutzutage ist der Gebrauch des Stethoskops aber auch unter ayurvedischen Ärzten schon weit verbreitet. Mithilfe des Geruchssinns kann Körpergeruch oder ein eventuell vorhandener charakteristischer Mundgeruch ebenso festgestellt werden wie der Geruch von Ausscheidungen oder Geschwüren. Der Geschmackssinn des Untersuchers dürfte wohl selbst in alter Zeit nur selten direkt zum Einsatz gekommen sein. Allerdings sind hier auch Sinneswahrnehmungen des Patienten zu berücksichtigen, denn wenn ein Patient über einen bitteren oder süßlichen Geschmack im Mund berichtet, obwohl er nichts Bitteres oder Süßes gegessen hat, ist auch diese Information wichtig für die Diagnose.

Schlussfolgerung (Anumāna)

Man unterscheidet drei Arten von Schlussfolgerungen, je nachdem ob sie sich auf etwas Gegenwärtiges, Vergangenes oder Zukünftiges beziehen.[2] So lässt beispielsweise die Wahrnehmung von Rauch auf ein (gegenwärtig brennendes, aber nicht sichtbares) Feuer schließen, eine Schwangerschaft auf Geschlechtsverkehr, der in der Vergangenheit stattgefunden hat, und die Beschaffenheit des Samens auf eine daraus zukünftig entstehende Frucht.
Grundlage für die Schlussfolgerungen sind Sinneswahrnehmungen. Für viele Aspekte der ayurvedischen Diagnose ist die Schlussfolgerung ein wichtiges Erkenntnismittel. Auf körperlicher Ebene muss z. B. die Verdauungskraft *(Agni)* aus Angaben des Patienten über Appetit, Stuhlgang erschlossen werden, die Körperkraft *(Bala)* aus Angaben des Patienten über körperliche Aktivitäten oder der Zustand der Sinnesorgane aus entsprechenden Hinweisen des Patienten (ob er gut hören, sehen etc. kann). Auch auf kognitive Fähigkeiten (etwa Auffassungsgabe) sowie die psychische Konstitution und Befindlichkeit muss nicht nur aus Angaben des Patienten, sondern ebenso durch die Beobachtung seines Verhaltens und seiner Reaktionsweisen gefolgert werden.[3]

---

2 Caraka-Saṃhitā, Sū. 11.22

3 Caraka-Saṃhitā, Vi. 4.8

„Autoritatives Wort" (Āptopadeśa)

Bei der Aufzählung und Beschreibung der Erkenntnismittel in der klassischen ayurvedischen Literatur[4] wird das „autoritative Wort" meist an erster Stelle genannt. Hier ist zunächst einmal – in Anlehnung an die philosophischen Schulen – das überlieferte Wissen gemeint, wie es etwa in Lehrbüchern niedergeschrieben oder von entsprechenden „Autoritäten" überliefert worden ist. In dem Zusammenhang sei auch daran erinnert, dass nach traditioneller Auffassung Ayurveda ursprünglich ja vom Schöpfer selbst gelehrt wurde.

Doch auch für das ärztliche Vorgehen spielt das „autoritative Wort" eine große Rolle. Es ist eine charakteristische Erfahrung im medizinischen Alltag, dass der Vielzahl von Symptomen (oder Erscheinungsweisen von Krankheit) im Allgemeinen nur eine begrenzte Zahl von Krankheitsdiagnosen gegenübersteht. Auch der moderne „Schulmediziner" ordnet und wertet daher die Angaben des Patienten und sonstige Befunde, um dann eine Diagnose zu stellen. Beschreibungen von Krankheitsentitäten werden auch hier „autoritativ" überliefert und sind im Laufe der Ausbildung zu erlernen. Aus ayurvedischer Sicht wäre dieses Vorgehen ein Beispiel dafür, wie sich das Erkenntnismittel des „autoritativen Wortes" im ärztlichen Alltag anwenden lässt.

In der ayurvedischen Tradition hat das „autoritative Wort" aber noch eine weitere Bedeutung erlangt. *Cakrapāṇidatta* weist in seinem Kommentar zu *Caraka-Saṃhitā, Vi. 4.5* darauf hin, dass für den Arzt das Wort des Patienten ebenfalls „autoritativ" ist. Nur der Patient selbst weiß beispielsweise, an welcher Stelle er Schmerzen hat und wann diese auftreten. Aus diesem Grund wird in einem sehr angesehenen ayurvedischen Werk[5] die Befragung des Patienten *(Praśna)* neben der Betrachtung und palpatorischen Untersuchung durch den Arzt zum vornehmsten diagnostischen Mittel erklärt.

Zusammenfassende Betrachtung (Yukti)

In einem anderen klassischen ayurvedischen Text[6] findet sich noch ein viertes Erkenntnismittel, die „zusammenfassende Betrachtung" *(Yukti)*. Gemeint ist damit ein Prozess, bei dem verschiedene, am Entstehen eines Ergebnisses beteiligte Faktoren gemeinsam betrachtet werden. Beispielsweise entsteht Getreide durch das Zusammenwirken der Faktoren Wasser, Pflügen, Saat

---

[4] Caraka-Saṃhitā, Sū. 11 und Vi. 4

[5] Aṣṭāṅgahṛdaya, Sū. 1.22

[6] Caraka-Saṃhitā Sū. 11.17

und Jahreszeit. *Yukti* bezeichnet also einen Erkenntnisprozess, der sich Phänomenen widmet, die durch das Zusammenwirken vieler Ursachen entstanden sind. Im ärztlichen Alltag wird dies ständig praktiziert, etwa wenn am Ende des diagnostischen Vorgehens eine, oft nur vorläufige, Diagnose gestellt wird, auf deren Grundlage die Therapie begonnen werden kann. Es könnte sein, dass die große Bedeutung, die diese Art des Denkens für den Arzt hat, die Autoren der *Caraka-Saṃhitā* dazu bewogen hat, mit der „zusammenfassenden Betrachtung" ein eigenes Erkenntnismittel einzuführen. Allerdings gab es in der indischen Geistesgeschichte auch Kritik daran, in der es hieß, es handele sich nur um eine besondere Art der Schlussfolgerung und nicht um ein eigenständiges Erkenntnismittel.

4.2 Praxis der Diagnostik

In der Praxis wird im Ayurveda oft unterschieden zwischen der „Untersuchung des Erkrankten" und der „Untersuchung der Krankheit".

- **„Untersuchung des Erkrankten"** *(Rogi-parīkṣā):* z.B. in Bezug auf seine Konstitution und seinen Kräftezustand
- **„Untersuchung der Krankheit"** *(Roga-parīkṣā):* z.B. in Bezug auf vorangegangene Symptome, jetzige Ausprägung der Krankheit und Einflüsse, unter denen sie sich verschlimmert oder bessert.

Im klinischen Alltag gehen diese beiden Aspekte der Diagnose oft ineinander über. Im Folgenden bedienen wir uns jedoch dieser systematischen Unterteilung, um auf ihrer Grundlage das diagnostische Vorgehen im Ayurveda vorzustellen. Über die Jahrhunderte und Jahrtausende, in denen sich die ayurvedische Medizin entwickelt hat, sind natürlich auch die diagnostischen Konzepte nicht unverändert geblieben. Wir orientieren uns hier an zeitgenössischen ayurvedischen Ärzten (insbesondere Ray & Tripathi 1993 sowie Srikantamurthy 1983), die in ihren Werken allerdings ständig auf traditionelle Konzepte wie die „zehnfache Untersuchung" *(Daśavidha-parīkṣā),* in Anlehnung an die *Caraka-Saṃhitā,* (Vi. 8), und die Untersuchung der „acht Orte" *(Aṣṭasthāna-parīkṣā),* in Anlehnung an den *Yoga-ratnākara* zurückgreifen. Für die „Untersuchung der Krankheit" ist zudem die „Fünfheit der Krankheitsursache" *(Nidānapañcaka)* von großer Bedeutung.

4.2.1 Untersuchung des Erkrankten (Rogi-parīkṣā)

In diesem Teil der Diagnose geht es vorwiegend darum, den Menschen in Bezug auf seinen „gesunden Normalzustand" zu erfassen. Auf dieser Grundlage beruhen nicht nur Krankheitsdiagnose und Therapie, sondern sie wird auch zum Ausgangspunkt für eine diätetische Beratung im Interesse der Gesundheit genommen; es sei hier daran erinnert, dass es im Ayurveda ja auch darum geht, Gesunde gesund zu erhalten.

Untersuchung der „Kraft des Patienten"

Die Untersuchung der „Kraft des Patienten" wird anhand von zehn Kriterien vorgenommen.

■ Konstitution (Prakṛti)

Die Konstitutionsdiagnose *(Prakṛti-parīkṣā)* ist im Ayurveda von außerordentlich großer Bedeutung. Aus ayurvedischer Sicht bringt jeder Mensch zum Zeitpunkt seiner Geburt eine individuelle Konstitution mit. Es gibt also im Ayurveda keine allgemeine, für alle Menschen zutreffende Norm von Gesundheit, sondern jeder Mensch hat seine eigene Norm, seine individuelle Konstitution. Diese Konstitution entspricht einem Zustand, in dem sich ein Mensch gesund fühlt. Entfernt er sich von seiner Konstitution, beginnt ein Ungleichgewicht, das sich schließlich als Krankheit manifestieren kann. Zur Beschreibung der Konstitution werden die drei *Doṣas* benutzt, und man spricht daher auch von *Doṣa-prakṛti*. Jeder Mensch besitzt eine individuelle *Doṣa*-Konstellation, die zwar zum Zeitpunkt der Geburt bereits feststeht, aber nicht immer schon erkennbar ist, denn viele Konstitutionsmerkmale prägen sich erst im Laufe des Lebens aus.
Um die Konstitution festzustellen, gibt es verschiedene Fragebögen zur Selbsteinschätzung des Patienten. Diese Selbsteinschätzung kann nützliche Hinweise auf seine Konstitution liefern, doch in der Praxis hat es sich bewährt, die subjektiven Angaben des Patienten durch Daten, die beim Erheben der Anamnese und der körperlichen Untersuchung gewonnen werden, zu ergänzen.

Charakteristika der konstitutionellen Merkmale

In der folgenden tabellarischen Aufstellung (☞ Tab. 4-1, 4-2 und 4-3) wird versucht, in einer Kurzfassung zunächst äußerliche körperliche Merkmale, dann vegetative Funktionen und schließlich auch spezifische Reaktionsweisen zu beschreiben. Auch hier gilt, dass „Extremtypen" mit reiner *Vāta-*, *Pitta-* oder *Kapha*-Konstitution praktisch nie vorkommen, ebenso wenig wie die ausgeglichene „*Drei-Doṣa*-Konstitution“. Die meisten Menschen besitzen eine Mischkonstitution, in der oft zwei *Doṣas* stärker ausgeprägt sind als das dritte. Bei der Bestimmung der Konstitution ist aber immer von dem gesunden Zustand auszugehen. Wenn also ein Patient berichtet, er habe zeitlebens eine geschmeidige warme Haut besessen, zweimal täglich Stuhlgang gehabt und immer gut geschlafen, während seine Haut jetzt trocken und kalt sei und er unter Verstopfung und Einschlafstörungen leide, so ist für die Diagnose seiner Konstitution der gesunde Zustand, wie er zeitlebens bestanden hat, ausschlaggebend.

Äußerliche Merkmale	**Vāta**	**Pitta**	**Kapha**
Körperbau	dünn, Knochen und Gelenke zeichnen sich deutlich ab	weicher, mittelstarker Körperbau	starker Körperbau, stark entwickeltes Unterhautfettgewebe
Haut	kalt, rau, trocken	warm, faltig, fleckig (Sommersprossen, Muttermale etc.)	kühl, weich, glatt, glänzend
Blutgefäße und Sehnen	hervortretend, gut sichtbar	weiche Sehnen	gut im Gewebe eingebettet, kaum sichtbar
Haare	wenig; rau, trocken, schwer zu frisieren; mäßig schnelles Ergrauen	mäßig viel; weich und dünn; frühes Ergrauen und Glatzenbildung	viel; fest, dick und geschmeidig; spätes Ergrauen, volles Haar bis ins hohe Alter
Stirn	schmal	mittel	hoch
Augenbrauen	dünn, unregelmäßig	dünn, regelmäßig	stark und buschig
Augen	rund, rau, neigen zu Trockenheit, bleiben gelegentlich im Schlaf halb offen	leicht gereizt, Konjunktivenrötung z. B. bei Alkoholgenuss, Zorn, Sonnenexposition	groß, hell, glänzend
Zähne	schmal, dünn, unregelmäßig	gelblich gefärbt, Kariesneigung	wohlgeformt, dicht stehend
Zunge	schmal, gefurchte Oberfläche	mittelbreit, rot, muskulös	breit, glatt, hell
Lippen	schmal und trocken	mittel, tief rot	dick, geschmeidig
Gesicht	trockene Haut	Grübchen und Falten, früh ausgeprägtes „Charaktergesicht“	rund und glatt, späte Faltenbildung

Äußerliche Merkmale	Vāta	Pitta	Kapha
Brust	eng und schmal	mittelbreit	breit
Nägel	dünn, trocken, brüchig	dünn, weich, rötlich schimmernd	dick, weich, glänzend
Gelenke	instabil, „knacken“	locker, weich	wohlgeformt, rund, stark
Hände	schmal, raue Haut	mittelgroß, muskulös	dick, geschmeidig
Schenkel	klein und fest	weich und locker	kräftig und rund

Tab. 4-1 Einschätzung der *Prakṛti* nach körperlichen Merkmalen

Physiologische Funktionen	Vāta	Pitta	Kapha
Appetit	unregelmäßig, mal viel, mal gar keinen Hunger	regelmäßig und stark, kann keine Mahlzeit auslassen	gut, kann aber auch Mahlzeiten auslassen
Stuhlgang	neigt zu Obstipation, viel „Luft im Darm“; trocken-fester Stuhl	regelmäßig, eher mehrmals täglich; weicher Stuhl	regelmäßig, große Mengen; geschmeidiger Stuhl
Harndrang	häufig; kleine Mengen Urin	mittlere Frequenz; große Mengen Urin	selten; mittlere Mengen Urin
Gang	schnell und hastig	zielstrebig, schnell	langsam und ruhig
Schlaf	unruhiger Schlaf, oft Einschlafstörungen	leichter Schlaf, wacht beim geringsten Geräusch auf	tiefer fester Schlaf
Stimme	heiser, rau	mittlere Tonlage	klangvoll, oft tief
Auffassungsgabe	rasch	zielgerichtet, mittelschnell	langsam
Gedächtnis	gutes Kurzzeitgedächtnis, vergisst schnell	mittleres Gedächtnis, „behält, was man wissen muss“	gutes Langzeitgedächtnis

Tab. 4-2 Einschätzung der *Prakṛti* nach physiologischen Funktionen

Vorlieben und Reaktionsweise	Vāta	Pitta	Kapha
Nahrungsmittel	süß, sauer, salzig, warm, mit Fett oder Öl	süß, bitter, adstringierend, kühl	scharf, bitter, adstringierend, süß, trockene Speisen
Umgebungstemperatur	warm, feucht	kühl	trocken; gute Wärmetoleranz
Begeisterungsfähigkeit	sehr stark, schnell für Neues zu begeistern	mittelstark, pragmatisch	nur langsam und schwer für Neues zu begeistern
Ausdauer	geringe	mittlere	große
Allgemeines Verhalten	sehr sprunghaft, kreativ	zielgerichtet, pragmatisch	konstant, schwerfällig
Verhalten bei Konflikten	unvorhersehbar, launisch	trägt Konflikte aus	„frisst alles in sich hinein", nachtragend

Tab. 4-3 Einschätzung der *Prakṛti* nach Vorlieben und Eigenschaften

Essenz (Sāra)

In dieser Kategorie werden die sieben „Gewebearten" *(Dhātu)* untersucht. Gelegentlich wird dabei aus der Ausprägung einzelner Gewebearten auf psychische Charakteristika geschlossen. Folgende Kriterien spielen hier eine Rolle:

- **Haut und Körperhaare:** Eine geschmeidige weiche Haut und feine Körperhaare weisen auf gut entwickeltes *Rasa* hin.
- **Ohren, Augen, Gesicht, Zunge, Lippen, Handflächen, Fußsohlen:** An diesen Körperstellen ist die Haut besonders durchscheinend. Sind sie rot, schön und glänzend, weist das auf gutes *Rakta* („Blut") hin.
- **Schläfen, Stirn, Nacken, Augen, Wangen, Kiefer** und **Schultern:** Ist die Muskulatur dieser Körperregionen gut ausgeprägt, lässt das auf gutes *Māṃsa* (Muskelgewebe) schließen.
- **Aussehen, Augen, Hände, Haare und Klang der Stimme:** Wenn sie alle „geschmeidig" sind, weist dies auf ein gutes Fettgewebe *(Medas)* hin.
- **Knöchel, Fersen, Ellenbogen, Schlüsselbeine, Gelenke:** Wenn die Knochen an diesen Körperstellen deutlich abgegrenzt und stabil sind, weist dies auf ein gutes Knochengewebe *(Asthi)* hin.
- **Konturen der Körperteile und Gelenke:** Das sechste *Dhātu* im Sanskrit als *Majjā* bezeichnet, wird im Deutschen oft mit „Knochenmark" übersetzt. Dieser Begriff entspricht nicht ganz dem, was gemeint ist, nämlich dem „Gewebe", das die Hohlräume im Körper ausfüllt. Sind die Konturen

der Körperteile und Gelenke weich und klar konturiert, weist dies auf ein gutes „Mark" hin.

- **Augen, Zähne, Gesäßmuskulatur:** Wenn sich das Fortpflanzungsgewebe (*Śukra)* in einem guten Zustand befindet, wirken die Augen, als seien sie „mit Milch gefüllt", die Zähne sehen stabil und wohlgeformt aus und die Gesäßmuskulatur ist kräftig entwickelt. Außerdem ist das Verhalten im Umgang mit anderen charmant.
- Zusätzlich zu den sieben *Dhātu* wird auch die **psychische Stabilität** oder der **mentale Zustand** (*Sattva*) berücksichtigt. Menschen mit einem guten Sattva verfügen über ein gutes Gedächtnis, sind dankbar, couragiert und geschickt.

Die Betrachtung dieser „Essenz" soll zu einer feineren Abstimmung der Diagnose dienen, denn der erste Eindruck kann auch nach Bestimmung der Konstitution täuschen.

Festigkeit (Saṃhanana)

Nach dem äußeren Eindruck von Knochen und Muskulatur unterscheidet man drei Kategorien von „Festigkeit": eine große, mittlere und geringe.

Maß (Pramāṇa)

In alter Zeit wurde der gesamte menschliche Körper in Fingerbreiten vermessen, und entsprechende Tabellen findet man heute noch in ayurvedischen Lehrbüchern. Es spricht jedoch nichts dagegen, zur Bestimmung der Körpergröße, des Körpergewichts oder anderer Maße (z.B. Brustumfang, Bauchumfang) moderne Messinstrumente zu verwenden.

Gewohnheit (Sātmya)

Hier ist die Frage nach persönlichen Vorlieben und Gewohnheiten des Patienten zu stellen. Welche der sechs Geschmacksrichtungen der Patient bevorzugt ist ebenso wichtig wie die Frage nach Genussmitteln (z.B. Alkohol und Tabak).

Psychische Stärke (Sattva)

Eine Einschätzung der psychischen Stabilität eines Patienten ist nicht nur erkenntnistheoretisch von Interesse, sondern kann auch für die Planung und Durchführung der Therapie wichtig sein. Man unterscheidet auch in diesem Fall wieder drei Kategorien: Große psychische Stärke ist anhand der Charakteristika zu erkennen, die unter „Essenz" als achter Punkt (s.o.) beschrieben sind. Über eine mittlere psychische Stärke verfügen Menschen, die nach Belastungen mit Unterstützung anderer ihre psychische Stabilität wiedererlangen können. Eine geringe psychische Stärke ist dadurch gekennzeichnet, dass ein Mensch weder allein noch mit Unterstützung anderer imstande ist, sein psychisches Gleichgewicht zu bewahren.

Verdauungskraft (Āhāraśakti)

Sie lässt sich durch Fragen nach Appetit, Verdauungsbeschwerden, Stuhlgang und Gewichtsverhalten ermitteln. Die Verdauungskraft wird als wichtigster Hinweis auf den Zustand des *Agni* und der gesamten Umwandlungsprozesse im Menschen gesehen.

Körperkraft (Vyāyāmaśakti)

Sie kann man heutzutage neben anamnestischen Angaben zur Belastbarkeit (z. B. Belastungsdyspnoe etc.) auch apparativ, etwa mithilfe von Ergometern, bestimmen.

Altersstufe (Vayas)

Das Lebensalter wird ayurvedisch nach dem vorherrschenden *Doṣa* in drei Abschnitte eingeteilt:

- In der ersten Altersstufe, der Kindheit und Jugend, wenn die Bestandteile des Körpers noch wachsen, herrscht Kapha vor.
- In der zweiten Altersstufe, dem mittleren Lebensalter, herrscht Pitta vor.
- In der dritten Altersstufe herrscht zunehmend Vāta vor, je älter der Mensch wird; die Haut wird trockener, das Gedächtnis lässt nach.

Auch wenn in manchen ayurvedischen Lehrbüchern diese Lebensphasen genau mit Altersangaben eingegrenzt werden, sollte man bedenken, dass die Alterungsprozesse individuell sehr unterschiedlich ablaufen können. Bei Frauen mag die Menopause als Zeichen für den Übergang ins *Vāta*-Lebensalter dienen, doch man weiß auch, dass die Menopause bei jeder einzelnen Frau in unterschiedlichem Alter eintritt. Die Bestimmung der Altersstufe bedeutet also nicht nur die genaue Bestimmung des Alters in Jahren, sondern eine individuelle Einschätzung des Patienten unter der Frage, in welcher *Doṣa*-Altersstufe er oder sie sich befindet.

Ort (Deśa)

Zu fragen ist hier nach dem Geburtsort und der Region, in der der Patient aufgewachsen ist und seinem aktuellen Wohnort. Hinzu kommt die Frage, an welchem Ort die Erkrankung entstanden sein könnte.

Körperliche Untersuchung der „sechs Körperteile" (Ṣaḍaṅga- parīkṣā)

Bei der körperlichen Untersuchung werden aus ayurvedischer Sicht sechs Körperteile untersucht: der Kopf, der Rumpf, die beiden oberen und die beiden unteren Extremitäten. Alle Körperregionen sollten möglichst mit allen fünf Sinnen und gegebenenfalls unter Zuhilfenahme entsprechender Instrumente (Stethoskop, Lampe) systematisch untersucht werden. In dieser Hinsicht entspricht die ayurvedische Untersuchung heutzutage größtenteils einer konventionellen ärztlichen Untersuchung. Manche Kriterien (etwa Gestalt und Oberfläche der Zunge oder auch die Betrachtung der Hautgeschmeidigkeit) werden jedoch unterschiedlich beurteilt.

Untersuchung der „acht Orte"

Pulsdiagnose (Nāḍī)

Die Pulsdiagnose hat historisch gesehen erst relativ spät Eingang im Ayurveda gefunden, auch wenn sie heutzutage gelegentlich als typische ayurvedische Diagnosemethode betrachtet wird. Es muss aber unbedingt festgehalten werden, dass die Pulsdiagnose nach ayurvedischer Auffassung nur ein diagnostisches Mittel unter vielen ist. In manchen ayurvedischen Schulen ist die Pulsdiagnose sehr differenziert weiterentwickelt worden, doch im Folgenden wollen wir die Systematik der Pulsdiagnose so darstellen, wie sie auf der traditionellen Literatur fußend noch heute gelehrt wird.[7] Von den verschiedenen Stellen, an denen der Puls gefühlt werden kann, ist die Arteria radialis proximal des Handgelenks am leichtesten zugänglich und wird deshalb auch am häufigsten für die regelmäßige Untersuchung des Pulses herangezogen.
In der Klinik hat es sich bewährt, die Pulsdiagnose morgens am Bett des Patienten durchzuführen. Der Untersucher sollte ruhig und konzentriert sein. Der Patient sollte nüchtern und entspannt sein (sich nicht unmittelbar vorher waschen, baden oder sportlich betätigen) und seine natürlichen Bedürfnisse (z. B. Stuhl- und Harndrang) nicht unterdrückt haben.

[7] Wir folgen vor allem dem Standardwerk von Taraśaṃkar Miśra (Miśra 1995) und berücksichtigen *Śārṅgadhara-Saṃhitā, Yogaratnākara* sowie die traditionellen Werke *Nāḍī-vijñāna* und *Nāḍī-parīkṣā*.

Durchführung

Untersucher und Patient sitzen bequem und der Patient hält seinen Arm entspannt so, dass die Hand ein wenig nach innen gebeugt ist. Bei Frauen wird der Puls am linken und bei Männern am rechten Handgelenk gefühlt. Dazu legt der Untersucher drei Finger seiner Hand unterhalb des Radiusköpfchens bzw. zwei Fingerbreit unter der Beugefalte des Handgelenks auf. Um den Puls am linken Handgelenk zu fühlen, nimmt der Untersucher seine linke Hand und für den Puls am rechten Handgelenk seine rechte Hand. Mit der jeweils anderen Hand stützt er leicht den Ellenbogen des Patienten. Mit Zeigefinger, Mittelfinger und Ringfinger wird nun von distal nach proximal der Puls gefühlt. Es muss hier betont werden, dass der Puls tatsächlich gefühlt und nicht gedrückt werden darf! Mit kurzen Unterbrechungen wird der Puls drei Mal getastet; die Gesamtdauer der Untersuchung beträgt dann etwa zwei Minuten.

Beurteilung

Eine in dieser Art durchgeführte Pulsdiagnose gibt Aufschluss über den aktuellen Zustand der drei *Doṣas*. Zunächst versucht man zu erfassen, unter welchem Finger der Puls am stärksten „anschlägt", d. h. die **Stärke der Pulsationen** zu fühlen. Bei *Vāta*-Verstärkung wird der Puls unter dem Zeigefinger am stärksten pochen, bei *Pitta*-Verstärkung unter dem Mittelfinger und bei *Kapha*-Verstärkung unter dem Ringfinger. Es sind auch Kombinationen möglich. Als Nächstes wird die **Pulsqualität** betrachtet. *Vāta*-Qualität hat ein „schlängelnder" Puls, der sich wie eine Schlange oder ein Blutegel mit kleiner Amplitude bewegt und dessen Frequenz oft im oberen Normbereich liegt. Wenn der Puls dagegen „wie ein Frosch springt", d. h. gut abgrenzbare Pulsationen mit deutlicher Amplitude zeigt, bezeichnet man dies als *Pitta*-Qualität. Ein Puls mit großen breiten Wellen und meist niedriger Frequenz, der „wie ein Schwan schreitet", weist *Kapha*-Qualität auf. Darüber hinaus unterscheidet man auch spezielle Pulsqualitäten bei einzelnen Krankheitsbildern und bei *Āma*-Belastung. Selbstverständlich wird auch die Pulsfrequenz bestimmt und dokumentiert. „Sensitivität" und „Spezifität" (wenn man diese Begriffe hier verwenden darf) der Pulsdiagnose nehmen mit der Erfahrung des Untersuchers zu. Aus diesem Grund empfiehlt es sich in klinischen Situationen, die aus der Pulsdiagnose gewonnenen Informationen mit den klinischen Daten in Beziehung zu setzen, um sicherer zu werden.

Stuhldiagnose (Mala)

- Bei **starkem Vāta** besteht eine Obstipation, der Stuhl ist trocken, rauchfarben, hart und dünn geformt (wie Schafskot).
- Bei **starkem Pitta** kommt es häufiger zu Stuhlentleerungen, der Stuhl ist gelblich, weich und oft flüssig oder breiig.

- Bei **starkem Kapha** weist der Stuhl Schleimauflagerungen auf und ist meist hell, Stuhldrang besteht eher selten. Außerdem lässt sich über den Stuhl auch feststellen, ob der Körper mit *Āma* belastet ist:
- Bei **Āma-Belastung** sinkt der Stuhl im Wasser nach unten, sonst schwimmt er im Wasser.

Urindiagnose (Mūtra)

Untersucht wird im Ayurveda vorzugsweise der Mittelstrahlurin (d.h. die erste und die letzte „Portion" werden verworfen), der beim ersten Wasserlassen morgens nach der Nachtruhe gewonnen wird.

- Bei **starkem Vāta** ist der Urin hell und schaumig
- bei **starkem Pitta** ist er dunkelgelb oder sogar rötlich
- bei **starkem Kapha** hell und trüb.

Eine besondere Untersuchungsmethode besteht darin, einen Tropfen Sesamöl auf den Urin zu geben und zu beobachten, wie sich der Öltropfen verhält. Diese Methode wird jedoch nur noch selten kompetent angewendet.

Zungendiagnose (Jihvā)

Die Zunge verrät einiges über die Konstitution. Die entsprechenden Eigenschaften sind auch bei *Doṣa*-Verstärkung zu beobachten.

- Eine **Vāta-Verstärkung** macht sich z.B. in einer rauen, rissigen Zungenoberfläche bemerkbar bei Patienten, die diese Merkmale normalerweise nicht aufweisen. Der Mund fühlt sich trocken und „pelzig" an und gelegentlich geben die Patienten stechende Schmerzen in der Zunge an.
- Bei **Pitta-Verstärkung** ist die Zunge rot, und der Patient klagt über einen bitteren Geschmack im Mund.
- Bei **Kapha-Verstärkung** sieht die Zunge eher hell und geschwollen aus, und den Patienten fällt ein süßer oder salziger Geschmack auf.
- Morgendlicher Zungenbelag weist auf eine Āma-Belastung hin.

Stimme (Śabda)

Auch die Qualität der Stimme gibt Hinweise auf die Konstitution (s.o.). Bei einem *Doṣa*-Ungleichgewicht verändert sich die Stimme entsprechend:

- Bei **Kapha-Verstärkung** wird sie tiefer
- bei **Pitta-Verstärkung** höher
- während es bei **Vāta-Verstärkung** zu Heiserkeit und trockenen Schleimhäuten kommt. Auch Sprechstörungen wie Stottern oder ein unwillkür-

licher Frequenzwechsel (vergleichbar dem „Stimmbruch") sind Zeichen einer *Vāta*-Verstärkung.

Palpation („Berührung", Sparśa)

Durch Berühren der Haut werden ihre Konsistenz und der Turgor untersucht.

- Bei **starkem Vāta** fühlt sich die Haut trocken, kalt und hart an
- bei **starkem Pitta** warm und geschmeidig und
- bei **starkem Kapha** kühl und geschmeidig.

Die Palpation dient aber selbstverständlich auch zur Untersuchung einzelner Organe und Organsysteme (z. B. Palpation der Leber und Milz).

Blickdiagnose (Dṛk)

- Bei **Vāta-Verstärkung** wirken die Augen trocken und „rauchfarben", der Lidschlag ist vermehrt und der Blick ist unstet.
- Bei **starkem Pitta** sind die Augen gerötet oder gelblich verfärbt, sie brennen und sind lichtempfindlich, doch der Blick bleibt zielgerichtet.
- Bei **Kapha-Verstärkung** neigen die Augen zu verstärktem Tränenfluss und Glanzlosigkeit.

Gestaltdiagnose *(Ākṛti)*

Die entsprechenden Charakteristika sind bei der Konstitutionsdiagnose (s. o.) aufgeführt.
Zu diesem Teil der Untersuchung gehören heutzutage auch die Bestimmung der Atemfrequenz sowie das Messen der Körpertemperatur und des Blutdrucks.

Untersuchung der Leitungsbahnen (Srotāṃsi)

Die verschiedenen Leitungsbahnen oder Organsysteme werden sowohl im Hinblick auf ihre normale Funktion als auch auf Störungen untersucht. Dabei werden alle vorgenannten Untersuchungsmethoden angewendet.
Allgemein formuliert können sich Störungen der Leitungsbahnen auf viererlei Weise zeigen:[8]

- in Form übermäßiger Beweglichkeit *(Atipravṛtti)*, z. B. verstärkter Darmperistaltik

[8] Caraka-Saṃhitā, Vi. 5.24

- in Form einer Blockade *(Saṅga),* z. B. als Obstipation oder auch Ileus
- in Form von Schwellungen oder Tumoren im Verlauf der Leitungsbahnen *(Sirā-granthi),* z. B. Darmpolypen.
- in Form einer reversen Peristaltik *(Vimārgagamana)* wie z. B. beim Erbrechen, bei dem die Peristaltik im Magen-Darm-Trakt nicht zum Anus, sondern in die umgekehrte Richtung geht

Diese Störungen können natürlich in allen *Srotāṃsi* auftreten. Einige typische Symptome solcher Störungen sind in der Tabelle 4-4 aufgeführt.

Geschädigte Srotāṃsi	Symptome
Atemwege *(Prāṇa-vaha-srotāṃsi)*	Veränderungen der Atemfrequenz und -qualität (tiefe Atemzüge, oberflächliche Atmung), Dyspnoe, Schmerzen bei der Atmung, Bewusstlosigkeit
Wasserbefördernde Kanäle *(Udaka-vaha-srotāṃsi)*	Trockenheit von Rachen, Zunge, Gaumen; Durst
Verdauungstrakt *(Anna-vaha-srotāṃsi)*	Appetitlosigkeit, Übelkeit, Erbrechen, Dyspepsie
Plasmabefördernde Kanäle (*Rasa-vaha-srotāṃsi*)	z. B. Appetitlosigkeit, Störungen des Geschmackssinnes, Gliederschwere, Schwäche, Fieber, Blässe, u. a.
Blutgefäße *(Rakta-vaha-srotāṃsi)*	z. B. Hautkrankheiten, Ekzeme, Vitiligo, Erysipel, Mundfäule, Konjunktivitis
Muskelgefäße *(Māṃsa-vaha-srotāṃsi)*	z. B. Schwellungen, Muskelentzündungen, Tonsillitis, Muskeltumoren
Fettgewebskanäle *(Medo-vaha-srotāṃsi)*	z. B. Übergewicht, Diabetes (Typ 2), Haarwuchsstörungen (übermäßiger Haarwuchs oder Haarausfall), Trägheit, Erschöpfung
Knochenkanäle *(Asthi-vaha-srotāṃsi)*	z. B. Überbein, Zahnschmerzen, Knochenschmerzen, Störungen der Nägel, Haare
Knochenmarkskanäle *(Majja-vaha-srotāṃsi)*	z. B. Gelenkschmerzen, Schwindel, „Seitenstechen" Osteoporose
Fortpflanzungsgewebe fördernde Kanäle *(Śukra-vaha-srotāṃsi)*	Unfruchtbarkeit, Libidoverlust, häufige Fehlgeburten
Harnwege *(Mūtra-vaha-srotāṃsi)*	z. B. Störungen des Harnflusses (Polyurie, Pollakisurie, Anurie), Schmerzen beim Wasserlassen u.a.
Stuhl ausscheidende Kanäle *(Purīṣa-vaha-srotāṃsi)*	z. B. harter Stuhl, Schmerzen bei der Stuhlentleerung u. a.

Geschädigte Srotāṃsi	Symptome
Schweiß fördernde Kanäle *(Sveda-vaha-srotāṃsi)*	z. B. gestörte Schweißproduktion (vermehrtes oder vermindertes Schwitzen), Hautbrennen
Menstruationsblut förderndes Kanalsystem *(Ārtava-vaha-srotāṃsi)*	z. B. Amenorrhö, Menorrhagie oder Metrorrhagie, Menstruationsschmerzen
Muttermilch leitendes Kanalsystem *(Stanya-vaha-srotāṃsi)*	z. B. geringe Milchproduktion, Mammaschmerzen

Tab. 4-4 Symptome bei Störungen der Leitungsbahnen und Zuordnung zu den geschädigten *Srotāṃsi*

4.2.2 Untersuchung der Krankheit (Roga-parīkṣā)

Der zweite wichtige Aspekt der ayurvedischen Diagnose ist die Untersuchung der Krankheit. Wie bereits erwähnt, lässt sich in der Praxis die Untersuchung der Krankheit nur sehr schwer von der Untersuchung des Patienten abgrenzen. Insbesondere bei der Untersuchung der „acht Orte" und bei der Untersuchung der Leitungsbahnen wurden bereits Kriterien für die Krankheitsdiagnose genannt.

„Fünfheit der Krankheitsursachen" (Nidānapañcaka)

Diese Systematik ist schon sehr alt, wurde aber über die Jahrhunderte immer wieder neu begründet und systematisiert, so dass sie für den ayurvedischen Arzt noch heute nützlich sein kann. Die Diagnose einer Krankheit kann unter Berücksichtigung von fünf verschiedenen Gesichtspunkten (diagnostischen Kriterien) gestellt werden. Das heißt jedoch nicht, dass immer alle fünf Gesichtspunkte detailliert betrachtet werden müssen, was vermutlich auch nur sehr selten möglich ist. Vielmehr kann jedes einzelne Kriterium bereits den entscheidenden Hinweis auf die richtige Diagnose liefern.

■ Ursache (Nidāna) oder Auslöser

Die Beschreibung des Auslösers („Ursache") einer Erkrankung gibt oft schon einen wichtigen Hinweis für die Diagnose. Beispielsweise legt ein typischer Unfallmechanismus wie ein Sturz auf den ausgestreckten Unterarm die Diagnose einer Radiusfraktur „loco classico" nahe.

Vorsymptome (Pūrvarūpa) oder Prodromi

Vorboten einer Erkrankung sind gelegentlich nützlich für die Diagnose bzw. Differenzialdiagnose. Ein bekanntes Beispiel ist der Unterschied zwischen Magenschmerzen, die nach der Mahlzeit auftreten (weisen z. B. auf Gastritis hin), und dem so genannten Nüchternschmerz (bei Ulcus duodeni).

Krankheitsbild (Rūpa)

Wenn die Krankheit eindeutig Form angenommen hat, kann sie anhand der typischen Symptomatik diagnostiziert werden. Windpocken (Varizellen) etwa lassen sich beim Auftreten der typischen Effloreszenzen per Blickdiagnose feststellen.

Linderung (Upaśaya) als Diagnosekriterium

Gelegentlich wird schon mit einer Therapie begonnen, bevor die Diagnose endgültig feststeht. Auch dieses Vorgehen kann dazu dienen, die Diagnose zu stellen. In der konventionellen Medizin spricht man in dem Fall von einer Diagnose „ex juvantibus" (aus der Erfahrung gewonnen). Ein klassisches ayurvedisches Beispiel ist die Unterscheidung von *Ūrustambha* und *Pakṣāghāta,* zwei Erkrankungen, die mit einer einseitigen Beinlähmung einhergehen. Dem Patienten wird nun empfohlen, das gelähmte Bein regelmäßig mindestens einmal täglich mit (Sesam-)Öl einzureiben und anschließend warm zu halten. Wenn diese Behandlung zu einer Linderung der Symptomatik führt, leidet der Patient an *Ūrustambha,* einer Erkrankung mit *Vāta*-Verstärkung. Dagegen wird sich bei *Pakṣāghāta,* einer Erkrankung mit *Kapha*-Verstärkung, keine wesentliche Besserung durch die Behandlung ergeben. In diesem Fall kann aufgrund des Ansprechens auf die Behandlung (Anwendung eines „Linderungsmittels") die richtige Diagnose gestellt werden.

Krankheitsprozess (Samprāpti)

Als fünftes diagnostisches Kriterium wird der gesamte Krankheitsprozess betrachtet. Berücksichtigt werden dabei vor allem ein *Doṣa*-Ungleichgewicht, der „Ort" (Lokalisation) oder „Weg" (Ausbreitung) der Erkrankung und die betroffenen Strukturen, außerdem der Verlauf (akut oder chronisch) und das Krankheitsstadium.

Doṣa-Ungleichgewicht (Vikṛti)

Ein wichtiges Charakteristikum der *Doṣas* ist ihre Fähigkeit, den Krankheitsprozess anzustoßen. Das erklärt auch die Bezeichnung *„Doṣa"* (wörtlich übersetzt: „Verderber"). Jede Störung, jede Erkrankung beginnt mit einem Ungleichgewicht auf Ebene der *Doṣas* und wird von einem *Doṣa*-Ungleichgewicht begleitet. Ungleichgewicht der *Doṣas* heißt in diesem Zusammenhang, dass ihr aktueller Zustand von der individuell normalen *Doṣa*-Situation oder Konstitution abweicht. Bei der Diagnose eines *Doṣa*-Ungleichgewichts ist daran zu denken, dass hier in Qualitäten gedacht wird, die den einzelnen *Doṣas* zugeordnet sind und mittels derer sie auch diagnostiziert werden können. Beispielsweise sind „trocken" und „kalt" Qualitäten von *Vāta,* d.h. wenn ein Mensch mit normalerweise geschmeidiger warmer Haut nun über trockene kalte Haut klagt, weist er Symptome einer *Vāta*-Verstärkung auf. Natürlich muss hier immer der Bezug zur individuellen Konstitution hergestellt werden. Daher werden Menschen, bei denen *Vāta* dominiert und die sowieso schon eine trockene kalte Haut haben, eine zunehmende Trockenheit der Haut nicht so deutlich als Ungleichgewicht empfinden wie andere, bei denen z.B. *Pitta* dominiert. Beschrieben sind sowohl Verstärkung als auch Abschwächung der einzelnen *Doṣas,* doch in der Praxis sind im Wesentlichen vor allem die *Doṣa*-Verstärkungen von Bedeutung. Deshalb folgt eine kurze Übersicht (☞ Tab. 4-5) über typische Symptome bei *Doṣa*-Verstärkung.

Vāta	Pitta	Kapha
Trockenheit von Haut und Schleimhäuten	Verfärbung von Haut und Schleimhäuten ins Gelb- oder Grünliche	Hellfärbung von Haut und Schleimhäuten
Kältegefühl	Hitzegefühl, Brennen	Engegefühl in der Brust
harter, trockener Stuhl, Obstipation	weicher gelblicher Stuhl	vermehrte Produktion von Schleim
Einschlaf- oder Durchschlafstörung mit häufigen Schlafunterbrechungen	leichter Schlaf mit typischem Aufwachen „im zweiten Drittel der Nacht"	tiefer schwerer Schlaf, morgens erschwertes Aufwachen
Schmerzen und Empfindungsstörungen	saures Aufstoßen	Schweregefühl im Kopf, „die Nase voll haben"
Schwindel, Schwäche	bitterer Geschmack im Mund	Übelkeit
physische wie psychische Unruhe	–	Trägheit, Verlangsamung
Bewegungsstörungen mit Tremor und Steifigkeit	–	süßer Geschmack im Mund

Tab. 4-5 Typische Symptome der *Doṣa*-Verstärkung

Das *Doṣa*-Ungleichgewicht kann sowohl als isoliertes Ungleichgewicht eines *Doṣas* auftreten als auch in unterschiedlichen Kombinationen mit gleichzeitiger Verstärkung mehrerer *Doṣas*. Allerdings sollte berücksichtigt werden, dass *Vāta* als „bewegendes Prinzip" an praktisch jedem Ungleichgewicht beteiligt ist, also auch wenn es sich z. B. um eine *Pitta*- oder *Kapha*-Verstärkung handelt.
Wichtig ist zu unterscheiden, ob das jeweils verstärkte *Doṣa* mit *Āma* verbunden ist (*Sāma* d. h. „mit *Āma*") oder nicht (*Nirāma*, „ohne *Āma*"). Auch hier gibt es einige typische Kennzeichen (☞ Tab. 4-6).

Sāma-vāta	**Nirāma-vāta**
Obstipation	trockener Stuhl, aber kaum verringerte Frequenz
stechende Schmerzen, nur schwer auszuhalten	Schmerzen bessern sich durch Ölmassage und/oder Wärme
reduzierte Verdauungskraft, Magendrücken, viel Luft im Bauch	klare Konturen (z. B. Gesichtszüge, Körperbau)

Sāma-pitta	**Nirāma-pitta**
Verfärbung ins Grün- oder Gelbliche	Rötung von Gesicht und Körper
saures Aufstoßen, Sodbrennen	gesteigerter Appetit, guter Geschmackssinn
Schweregefühl	warme Haut

Sāma-kapha	**Nirāma-kapha**
trüber, zähflüssiger Schleim	(z. B. Nasensekret) schaumiger, dünnflüssiger Schleim
Appetitlosigkeit, Aufstoßen mit Geschmack der letzten Mahlzeit	Blässe

Tab. 4-6 *Doṣa*-Verstärkung mit *(Sāma)* und ohne *Āma (Nirāma)*

„Ort" oder „Weg" der Erkrankung (Mārga)

In Bezug auf die Lokalisation oder die Ausbreitung einer Erkrankung werden im Allgemeinen drei Möglichkeiten unterschieden. Die Erkrankung kann ihren Sitz im Verdauungstrakt *Koṣṭha* oder in den Extremitäten *Śākhā* haben bzw. von speziellen Körperstellen ausgehen, die als besonders verletzlich gelten; dazu gehören alle Gelenke sowie die Marmas. Auch hierbei sind verschiedene Kombinationen möglich.

„Betroffene Struktur" (Dūṣya)

Die ayurvedische Pathophysiologie vertritt die Auffassung, dass jede Erkrankung mit einem Ungleichgewicht auf Ebene der *Doṣas* beginnt. Mit Fortschreiten des Krankheitsprozesses kann es auch zu einem *Doṣa*-Befall anderer Körperbestandteile kommen. Die Strukturen, die von dieser „Affektion" betroffen sein könnten, werden in ihrer Gesamtheit *Dūṣya* (so viel wie: „das zu Affizierende") genannt. Es handelt sich dabei im engeren Sinne um die sieben „Körpergewebe" bzw. „Konstituenten" (*Dhātu*) sowie die „sekundären Gewebe" bzw. „Nebenkonstituenten" (*Upadhātu*) und die Ausscheidungen (*Mala*). Die entsprechenden Symptome sind in der folgenden Übersicht (☞ Tab. 4-7) zusammengestellt.

	Vāta	Pitta	Kapha
Rasa **(„Plasma")**	trockene, raue, rissige Haut mit dunkler Färbung, stechende Schmerzen, Gewichtsverlust, gestörter Tastsinn	Gelbfärbung der Haut mit kleinen rötlichen Pusteln	Steifigkeit, Hellfärbung
Rakta **(„Blut")**	Schmerzen, Rosafärbung (*Aruṇa*), Gewichtsverlust, Verlust des Tastsinns, Obstruktion, Ulzeration, Schwindel oder Benommenheit	Brennen, rote juckende Hauterkrankungen	Blässe
Māṃsa **(„Muskel")**	starke Schmerzen, knotige Verdickungen, Rauheit, Steife	Eitergeruch	Gefühl von Kälte („wie mit feuchtem Tuch zugedeckt") und Schwere, Schwellung
Medas **(Fett)**	verdicktes Fettgewebe	brennende Schwellungen, Schwitzen, Durst, Erbrechen	Übergewicht, Diabetes Typ 2
Asthi **(„Knochen")**	sehr schmerzhafte Oberschenkel, Gelenke und Knochen	sehr starkes Brennen	ausgeprägte Steife, Zunahme an Knochenmasse
Majjā **(„Mark")**	Knochenschwund, Schmerzen, Schlaflosigkeit, eingeschränkte Beweglichkeit	grünliche Verfärbung von Nägeln, Augen, Urin, Stuhl, Haut etc.	Weißfärbung von Haut, Nägeln etc.
Śukra („Samen")	Ejaculatio praecox, keine Ejakulation; Probleme in Schwangerschaft/Fehlbildungen	Eitergeruch und Gelbfärbung des Spermas	Behinderung der Ejakulation

Tab. 4-7 Symptome bei *Doṣa*-Affektion der sieben *Dhātu*

Außerdem kann man untersuchen, ob die sieben *Dhātus* zugenommen („Verstärkung") oder abgenommen („Verminderung") haben. Die Nebenkonstituenten bzw. sekundären Gewebe *(Upadhātu)* und die Ausscheidungen *(Mala)* sind so eng mit dem Stoffwechsel der sieben *Dhātus* verbunden, dass sich bei ihren Störungen die gleiche Symptomatik wie bei den entsprechenden *Dhātus* ergibt. So wird z. B. die Haut als *Upadhātu* des Fettgewebes stark vom Stoffwechsel der vorangehenden *Dhātus,* nämlich Muskel *(Māṃsa)* und Blut *(Rakta),* beeinflusst. Deshalb sind die meisten Hautveränderungen mit einer Affektion der vorangehenden Konstituenten verbunden, auch wenn sich die Symptome je nach betroffenem *Doṣa* unterscheiden. Störungen auf Ebene der Ausscheidungsprodukte sind zum größten Teil bereits oben beschrieben (siehe Urin- und Stuhldiagnose).
Zusätzlich sollte bei der Diagnose geklärt werden, ob es sich um ein akutes oder chronisches Leiden handelt (Verlauf oder Chronizität der Erkrankung) und in welchem der sechs Krankheitsstadien *(Kriyākāla)* sich der Krankheitsprozess befindet.

4.3 Der Weg der Diagnosestellung

4.3.1 Vorläufige Diagnose

Nach diesen Untersuchungsschritten kann eine vorläufige Diagnose formuliert werden. Im klinischen Alltag sind in Deutschland bei den meisten Patienten schon mehr oder weniger detaillierte, oft auch apparative Untersuchungen durchgeführt worden, ehe sie zur ayurvedischen Untersuchung kommen. Alle Ergebnisse dieser vorangegangenen Untersuchungen sollten nun ebenfalls berücksichtigt oder spezielle weitergehende Untersuchungen empfohlen werden.

4.3.2 Endgültige Diagnose (Roga-viniścaya)

Die Feststellung einer Krankheit beinhaltet im Ayurveda, wie übrigens in den meisten heilkundlichen Systemen, auch ihre Einordnung in einen größeren („wissenschaftlichen") Zusammenhang. Um eine Diagnose in diesem Sinne klassifizieren zu können, werden als Kriterien zum einen die Krankheitskategorie und zum anderen die spezifische Krankheitsbezeichnung berücksichtigt.

Diagnostische Kriterien

Krankheitskategorie

Man unterscheidet **sieben Kategorien** von Krankheiten:[9]

- angeborene Erkrankungen *(Ādibalapravṛtta)* die von Mutter oder Vater vererbt werden
- während Schwangerschaft und Geburt erworbene Erkrankungen *(Janmabalapravṛtta)*
- durch ein *Doṣa*-Ungleichgewicht bedingte Erkrankungen *(Doṣabalapravṛtta)*
- durch ein Trauma bedingte Erkrankungen *(Saṃghātabalapravṛtta)* ausgelöst z. B. durch Unfälle, Tierbisse und Ähnliches
- (jahres)zeitlich bedingte Erkrankungen *(Kālabalapravṛtta)*
- durch übernatürliche Kräfte bedingte Erkrankungen *(Daivabalapravṛtta)* zu denen z. B. neben Verbrennungen durch Blitzschlag traditionell auch durch Verwünschungen entstandene Krankheiten zählen
- „natürliche" Affektionen *(Svabhāvabalapravṛtta),* z. B. durch Hunger, Durst, Altern und ähnliche Prozesse bedingte Erkrankungen

Spezifische Krankheitsbezeichnung

Ergebnis des diagnostischen Vorgehens ist die spezifische Krankheitsdiagnose, die eine spezifische ayurvedische Krankheitsbezeichnung erhält. Bis heute ist – mit wenigen Modifikationen – noch immer die nosologische (= Krankheits-)Einteilung des *Mādhavanidāna* maßgeblich. Allerdings war auch den ältesten ayurvedischen Autoren schon bewusst, dass wohl niemand imstande ist, alle Krankheiten mit ihrer spezifischen Bezeichnung zu kennen,[10] zumal es auch in Bezug auf Krankheiten bestimmte Entwicklungen gibt. Während manche Krankheitsbilder im Laufe der Zeit seltener vorkommen oder vielleicht ganz verschwinden, können andere, bisher unbekannte Krankheitsbilder neu auftreten.
Deshalb gilt es gerade in solchen Situationen den spezifischen Zustand der drei *Doṣas* möglichst genau zu erfassen und auf dieser Grundlage die Therapie zu planen und durchzuführen.

Zusätzliche Kriterien

Zur Vervollständigung der Diagnose sollten schließlich auch noch folgende Gesichtspunkte berücksichtigt werden:

---

[9] Suśruta-Saṃhitā, Sū. 24.4ff.

[10] Caraka-Saṃhitā, Sū. 19.44–47

- **Komplikationen, „sekundäre Erkrankungen"** *(Upadrava):* Welches ist die Grundkrankheit und welche Krankheitssymptome haben sich eventuell erst sekundär entwickelt?
- **Ansteckungsgefahr:** Falls die Erkrankung ansteckend ist, müssen Familie und Umgebung des Patienten spezielle Empfehlungen zu ihrem Schutz erhalten.
- **Prognose** *(Ariṣṭa):* Wie verläuft die Krankheit, mit und ohne Therapie, ist die Prognose günstig oder schlecht?
- **Therapierbarkeit der Krankheit** *(Sādhyāsādhyatā):* Hier stellt sich im klinischen Alltag in Deutschland auch die Frage, nach welchem medizinischen System eine therapierbare Erkrankung am besten behandelt werden sollte.

4.3.3 Ayurvedischer Untersuchungsbogen

Der im Folgenden beispielhaft wiedergegebene diagnostische Untersuchungsbogen (modifiziert nach RAY & TRIPATHI 1993) soll als Leitfaden Orientierung geben beim Erstellen eines Befundes nach ayurvedischen Kriterien.

Anamnese

Allgemeine Angaben

Name, Vorname:

Geburtsdatum/Alter:

Geschlecht:

Beruf:

Adresse:

Datum der Untersuchung:

Krankheitsverlauf

Aktuelle Hauptbeschwerden:

Krankheitsprozess:

- Ursache:
- Vorsymptome:
- Aktuelle Symptomatik:
- Linderung/Verschlechterung durch:
- Komplikationen:

Eigenanamnese:

Ernährung:

Aktivitäten (Sport u. Ä.):

Schlaf:

Verdauung:

- Appetit:
- Stuhlgang:
- Menstrueller Zyklus:

Familienanamnese:

Untersuchung des Patienten

Zehnfache Untersuchung

Konstitution *(Prakṛti):*

Essenz *(Sāra):*

Festigkeit *(Saṃhanana):*

Maß *(Pramāṇa):*

Zuträglichkeit *(Sātmya):*

„psychische Stärke" *(Sattva):*

Verdauungskraft *(Āhāraśakti):*

Körperkraft *(Vyāyāmaśakti)*

Altersstufe *(Vayas)*

Lokalität *(Deśa):*

- Geburtsort:
- Aufgewachsen in:
- Krank geworden in:

Untersuchung der „acht Orte":

1. **Pulsdiagnose** *(Nāḍī)*
2. **Stuhlgang** *(Mala)*
3. **Urin** *(Mūtra)*
4. **Zunge** *(Jihvā)*
5. **Stimme** *(Śabda)*
6. **Berührung** *(Sparśa)*
7. **Blick** *(Dṛk)*
8. **Gestalt** *(Ākṛti)*

Ergänzend:

- Atemfrequenz *(Śvasanagati)*
- Temperatur *(Tāpakrama)*
- Blutdruck *(Raktachāpa)*

Körperliche Untersuchung (Ṣaḍaṅga-parīkṣā)

Kopf und Hals:

Extremitäten:

Schultern und Arme:

Beine:

Rumpf:

Brust:

Abdomen:

Hüfte:

Untersuchung der Leitungsbahnen (Srotāṃṣi)

Atemwege *(Prāṇa-vaha-srotāṃṣi)*

Wasserbefördernde Kanäle *(Udaka-vaha-srotāṃṣi)*

Verdauungstrakt *(Anna-vaha-srotāṃṣi)*

Plasmabefördernde Kanäle *(Rasa-vaha-srotāṃṣi)*

Blutgefäße *(Rakta-vaha-srotāṃṣi)*

Muskelgefäße *(Māṃsa-vaha-srotāṃṣi)*

Fettgewebskanäle *(Medo-vaha-srotāṃṣi)*

Knochenkanäle *(Asthi-vaha-srotāṃṣi)*

Knochenmarkskanäle *(Majja-vaha-srotāṃṣi)*

Fortpflanzungsgewebe fördernde Kanäle *(Śukra-vaha-srotāṃṣi)*

Harnwege *(Mūtra-vaha-srotāṃṣi)*

Stuhl ausscheidende Kanäle *(Purīṣa-vaha-srotāṃṣi)*

Schweiß fördernde Kanäle *(Sveda-vaha-srotāṃṣi)*

Menstruationsblut förderndes Kanalsystem *(Ārtava-vaha-srotāṃṣi)*

Muttermilch leitendes Kanalsystem *(Stanya-vaha-srotāṃṣi)*

Untersuchung der Krankheit

„Fünfheit der Krankheitsursachen" (Nidānapañcaka)

Krankheitsursache *(Nidāna)*

Vorsymptome *(Pūrvarūpa)*

Klare Symptomatik *(Rūpa)*

Linderung *(Upaśaya)*

Krankheitsprozess *(Samprāpti)*

Doṣa-Ungleichgewicht:

- Welche(s) Doṣa(s) ist/sind betroffen?
- Āma-Belastung?

Krankheitsort:

- Verdauungstrakt, Extremitäten, Marmas

Betroffene Konstituenten (Dhātu):

- Welche(s) Dhātu(s) ist/sind betroffen?
- Welches Upadhātu?
- Welches Mala?

Betroffene Leitungsbahn *(Srotāṃṣi)*

- Chronizität der Erkrankung:
- Krankheitsstadium (*Kriyākāla*):

Andere Untersuchungen

Labor

Bildgebende Verfahren

Endgültige Diagnose *(Roga-viniścaya)*

Krankheitskategorie:

- erbliche/angeborene Krankheiten *(Ādibalapravṛtta)*
- während Schwangerschaft und Geburt erworbene Erkrankungen *(Janmabala-pravṛtta)*
- durch Doṣa-Ungleichgewicht bedingte Erkrankungen *(Doṣabalapravṛtta)*
- traumatisch bedingte Krankheiten *(Saṃghātabalapravṛtta)*
- (jahres)zeitlich bedingte Krankheiten *(Kālabalapravṛtta)*
- durch übernatürliche Kräfte verursachte Krankheiten *(Daivabalapravṛtta)*
- natürlich bedingte Affektionen *(Svabhāvabalapravṛtta)*

Spezifische Diagnose bzw. Krankheitsbezeichnung:

Komplikationen *(Upadrava)*

Ansteckungsgefahr:

Prognose *(Ariṣṭa):*

Therapierbarkeit *(Sādhyāsādhyatā):*

Therapieplanung

Therapieprinzip (Cikitsā-sūtra)

Ernährung, Gewürze (*Pathyāpathya*)

Diätetik (Bewegung etc.)

Arzneimittel

Therapeutisches Vorgehen (Kriyākrama)

Vorbereitende Maßnahmen (*Pūrvakarma*)

Hauptbehandlung (*Pradhānakarma*)

Nachbehandlung (*Paśсātkarma*)

5 Ayurvedische Therapieverfahren

5.1 Ernährungstherapie und diätetische Maßnahmen

5.1.1 Stellenwert der Ernährung

Ayurveda betrachtet Nahrung, Schlaf und Sexualität als die drei „Grundpfeiler" des Lebens, von denen die Lebensqualität maßgeblich beeinflusst wird. Dabei dient die Ernährung der Erhaltung oder auch der Wiederherstellung der Gesundheit. Doch nicht nur auf den Körper, sondern auch auf die Psyche wirkt sich die Nahrung aus, die man zu sich nimmt. Zur Erhaltung der Gesundheit ist eine an die eigene Konstitution *(Prakṛti)* angepasste Ernährung besonders gut geeignet. So sollten z. B. Menschen mit einer *Vāta*-Konstitution Trockenobst, Mais, trockenes Getreide und kalte Nahrungsmittel (etwa Speiseeis) meiden, während Menschen mit *Pitta*-Konstitution eher kalte Getränke oder Speiseeis vertragen.

Nahrung wird, richtig angewandt, zu einer Quelle von Lebenskraft. Heutzutage kommt es jedoch durch falsche Essgewohnheiten zu einem „Missbrauch" von Nahrung. Eine Folge davon kann sein, dass nicht mehr der Mensch die Nahrung verzehrt, sondern umgekehrt die Nahrung den Menschen „verzehrt". Da die meisten Krankheiten durch Stoffwechselstörungen (aufgrund von Fehlernährung oder schlechten Essgewohnheiten) zumindest mit verursacht zu werden scheinen, steht am Beginn jeder ayurvedischen Behandlung die Verbesserung der Ernährung, z. B. in Form von Empfehlungen zu oder dem Verbot bestimmter Nahrungsmittel. So erfahren beispielsweise viele fieberhafte Viruserkrankungen und grippale Infekte eine deutliche Besserung, wenn zu Beginn der Krankheit ein oder zwei Tage gefastet wird. Eine Behandlung mit Kräuterpräparaten benötigt zusätzlich Unterstützung durch eine gesunde Ernährung, um wirksam sein zu können. Auch auf dem spirituellen Weg muss man bei der körperlichen Ertüchtigung beginnen. Denn in der Vorstellung des Yoga ist die aus der Nahrung gebildete Körperschicht *(Anna-maya-kośa)* die erste „anatomische" Schicht, für die Sorge getragen werden sollte.

5.1.2 Ziel der Ernährungstherapie

Im Unterschied zur westlichen Ernährungswissenschaft gibt es im Ayurveda keine allgemein gültigen Diätformeln, die sich am Bedarf an Eiweiß, Kohlenhydraten, Fett oder Vitaminen orientieren.
Im Ayurveda wird hauptsächlich der Energiezustand der Nahrungsmittel thematisiert, die zum Ausgleichen der biologischen Körperprinzipien *(Doṣas)* dienen. Die grundlegende Einteilung der Nahrungsmittel bezieht sich also auf die *Doṣas,* wobei das Hauptanliegen darin besteht, Nahrungsmittel und Essgewohnheiten mit der Konstitution in Einklang zu bringen. Denn aus ayurvedischer Sicht werden die Lebensfunktionen aller Lebewesen durch die Ernährung gewährleistet, und die richtige Ernährung sorgt für Ausstrahlung, Klarheit, eine gute Stimme, Langlebigkeit, Glück, Zufriedenheit, Stärke und Intelligenz.

Bestandteile der Nahrung

Ein berühmter alter Weiser bemerkte, dass die aufgenommene Nahrung aus drei Teilen besteht: einem grobstofflichen Anteil, der zu Ausscheidungsprodukten umgewandelt wird, einem mittleren Anteil, aus dem das Fleisch gebildet wird, und einem feinstofflichen Anteil als der Essenz, die zu Geist wird (*Chāndogya Upaniṣad*). In Maximen wie „Wir sind, was wir essen" oder „Wir werden beeinflusst von dem, was wir essen" kommt zum Ausdruck, dass die Nahrung, die man zu sich nimmt, die geistigen Prozesse verbessern oder die Festigkeit des Geistes stören kann. Entsprechend (☞ auch Kap. 3.2: die drei *Guṇas*) werden die Nahrungsmittel auch eingeteilt in:

- **Sattvische Nahrung,** die positive Eigenschaften des Geistes verstärkt (z. B. Milch, Ghee)
- **Rajasische Nahrung,** die Unruhe und Erregung verstärkt (z. B. stark gewürzte Nahrung)
- **Tamasische Nahrung,** die den Geist träge macht (schwere Nahrung, Fleisch).

Im Ayurveda wird davon ausgegangen, dass auch Gefühle und Verdauung in einer Wechselbeziehung zueinander stehen. Das heißt, dass ungute Gefühle wie Angst oder Ärger die Verdauung durcheinander bringen können, aber ebenso Verdauungsbeschwerden wie Blähungen oder Magendrücken unsere Gefühle verwirren können.

Zusammenstellung der Nahrung

Anpassung an Jahreszeit und Alter

Die Ernährungsweise bringt nach ayurvedischer Auffassung nur dann die gewünschten Ergebnisse, wenn die Zubereitung und die Zusammenstellung der Nahrungsmittel, die Nahrungsmenge und die Anzahl der Mahlzeiten richtig gewählt werden. Auch die Essenszeiten sollten eingehalten und das Essen mit der richtigen Einstellung zubereitet und serviert werden.
Ferner sollte die Nahrung der Jahreszeit und dem Alter angepasst sein. Dabei gelten folgende Regeln:

- **Jahreszeit:** Im Winter und Frühjahr ist eine *Anti-Kapha*-Diät, im Sommer bzw. frühen Herbst eine *Anti-Pitta*-Diät und im Spätherbst und Winter eine *Anti-Vāta*-Diät zu bevorzugen.
- **Lebensalter:** Der Kindheit wird eher einer *Anti-Kapha*-Ernährung zugeordnet, dem mittleren Lebensalter eine *Anti-Pitta*-Ernährung, dem höheren Lebensalter eine *Anti-Vāta*-Ernährung.

Einteilung der Nahrungsmittel

Im Ayurveda werden Nahrungsmittel in zwölf Gruppen unterteilt: Getreide, Hülsenfrüchte, Fleisch, Gemüse, Früchte, ungekochtes Gemüse/Salate, Alkohol, Wasser, Milchprodukte, gekochte Nahrung, Zusatzstoffe wie Öl oder Gewürze und Rohrzuckerprodukte/Süßstoffe.
Obwohl der Nährwert von Fleisch, besonders im Fall sehr geschwächter Menschen, nicht in Frage gestellt wird, werden im Ayurveda auch die ethischen Aspekte des Fleischkonsums angesprochen. Solange es nicht absolut lebensnotwendig ist, Fleisch zu verzehren, hat jeder Fleischgenuss unausweichlich Folgen für das Karma. Daher empfiehlt Ayurveda im Allgemeinen eine vegetarische Ernährung, listet aber dennoch zum Wohle derer, die Fleisch essen, dessen Eigenschaften und Einfluss auf die *Doṣas* auf. „Fleisch von Tieren, die eines natürlichen Todes gestorben sind, die zu abgemagert, zu fett, zu alt, zu jung sind, ... ist unbekömmlich, ansonsten ist Fleisch bekömmlich, nährend und kräftigend.“[1] „Kein anderes Nahrungsmittel übertrifft Fleisch in seinem Nährwert.“[2]

---

[1] Caraka-Saṃhitā, Sū 27.311

[2] Caraka-Saṃhitā, Sū 27.87

Geschmacksrichtungen

Ayurveda beschreibt sechs Geschmacksrichtungen *(Rasas)*, die durch unterschiedliche Kombinationen der fünf Elemente zustande kommen (Tabelle 5-1). Entsprechend dieser Zusammensetzung können sie die *Doṣas* im Körper vermehren oder verringern.

	Doṣa-Vermehrung	Doṣa-Verminderung
Vāta	scharf, bitter, herb/zusammenziehend	süß, sauer, salzig
Pitta	scharf, sauer, salzig	süß, bitter, herb/zusammenziehend
Kapha	süß, sauer, salzig	scharf, bitter, herb/zusammenziehend

Tab. 5-1 Übersicht über die Wirkung der Geschmacksrichtungen auf die *Doṣas*

Allerdings haben einige Nahrungsmittel mit diesen Geschmacksrichtungen auch eine gegenteilige Wirkung auf die *Doṣas* (Tabelle 5-2).

	Wirkung auf die Doṣas	Ausnahme
Süß	vermehrt *Kapha*	Honig, Śālī (Reis) und Gerste vermindern Kapha
Sauer	vermehrt *Pitta*	Āmalakī und Granatapfel vermindern Pitta
Bitter	vermehrt normalerweise *Vāta* und schwächt den Sexualtrieb	*Guḍūcī,* Sprossen von *Vetra* und Blätter von *Paṭola* vermindern Vāta
Scharf	vermehrt normalerweise *Vāta* und schwächt den Sexualtrieb	Knoblauch und *Pippalī (Piper longum)* vermindern Vāta

Tab. 5-2 Wirkung einzelner Geschmacksrichtungen und Ausnahmen

Essgewohnheiten

Nicht nur die Nahrungsmittel selbst, sondern auch die Art und Weise, wie sie gegessen werden, spielt eine große Rolle. Um die erwünschten Resultate zu erzielen, werden im Ayurveda auch für die Essgewohnheiten einige Regeln vorgegeben.

Das Essen sollte warm verzehrt werden. Es sollte die richtige Menge Öl enthalten und keine Bestandteile mit widersprüchlichen Eigenschaften kombinieren (☞ Tabelle 5-14). Man sollte erst wieder etwas essen, wenn die vorhergehende Mahlzeit vollständig verdaut ist. Es empfiehlt sich, an einem sauberen Ort und in angenehmer Gesellschaft das Essen zu sich zu nehmen, ohne allzu viel zu reden oder zu lachen, damit sich die Aufmerksamkeit ausschließlich auf den Essvorgang konzentriert und der Geist ruhig und gelassen bleibt. Denn bei starker innerer (geistiger) Unruhe kann auch der Appetit durcheinander geraten.

5.1.3 Konstitutionsgerechte Diät

In der westlichen Diätetik werden bei Gesundheitsstörungen oder Krankheit meist generelle diätetische Richtlinien gegeben, welche Nahrungsmittel erlaubt oder zu meiden sind. Im Ayurveda hingegen bedeutet Diät eine bewusste Auswahl von Nahrungsmitteln gemäß der persönlichen Konstitution und Situation. Wählt man konstitutionsspezifische Nahrungsmittel unter Berücksichtigung von persönlicher Konstitution (*Prakṛti, Vikṛti* = verändertes Verhältnis der Doṣas), Verdauungskraft und berücksichtigt man auch den psychischen und geistigen Zustand, so führt dies zu einer sehr individuellen Ernährungsweise. Dadurch gelingt es, die körperliche Konstitution im Gleichgewicht zu halten, die Funktion der *Dhātus* (Gewebe) und *Malas* (Ausscheidung) ist gewährleistet, und die Harmonisierung von Geist und Seele unterstützt.

Klassifizierung von Nahrungsmitteln und Getränken

„Konstitution" der Nahrungsmittel

Im Ayurveda wird davon ausgegangen, dass alle lebenden Organismen, also auch die Nahrungsmittel, von den drei *Doṣas (Tridoṣa),* den dynamischen Wirkprinzipien der fünf Elemente Äther, Luft, Feuer, Wasser und Erde, reguliert werden. Somit besitzen auch alle Nahrungsmittel die Merkmale der *Doṣas Vāta, Pitta* und *Kapha.*

Nahrungsmittel werden entsprechend der *Tridoṣa*-Lehre gemäß ihrer Beschaffenheit und Qualität (Guṇa), wie z.B. leicht, schwer, kalt, warm, trocken, feucht, eingeteilt sowie anhand der sechs Geschmacksrichtungen süß, sauer, salzig, scharf, bitter, zusammenziehend. *(Rasa)* unterschieden.

Element	Doṣa	Eigenschaften der Elemente und Doṣas	Beispiele für Nahrungsmittel
Äther & Wind	Vāta	kalt, trocken, beweglich leicht, rau, fein	Salate, Chips Knäckebrot, Popcorn
Feuer & Wasser (wenig)	Pitta	heiß, leicht, subtil, flüssig	Chili, viele Gewürze, Alkohol

Tab. 5-3 Einteilung der Nahrungsmittel nach der *Tridoṣa*-Lehre

Element	Doṣa	Eigenschaften der Elemente und Doṣas	Beispiele für Nahrungsmittel
Wasser & Erde	Kapha	kühl, feucht, schwer, weich, stabil, langsam	Milch und Milchprodukte (feucht, schwer) Fette, Fleisch, Zucker

Tab. 5-3 Einteilung der Nahrungsmittel nach der *Tridoṣa*-Lehre (Fortsetzung)

Aus der von den Elementen abgeleiteten Geschmacksrichtung können Lebensmittel einer vorherrschenden Geschmacksqualität zugeordnet werden.

Element	Vorherrschender Geschmack
Äther	bitter
Luft	bitter, scharf, zusammenziehend
Feuer	scharf, sauer, salzig
Wasser	salzig, süß
Erde	süß, sauer

Tab. 5-4 Geschmacksrichtungen der Elemente

Aus dem Verständnis dieser Zusammenhänge ergibt sich die wichtigste Grundregel ayurvedischer Ernährungsweise, die sich an der *Tridoṣa*-Lehre orientiert:

Sind *Vāta, Pitta* oder *Kapha* betont oder im Übermaß vorhanden, wird ein Ausgleich vorgenommen mit entgegen gesetzten Geschmacksrichtungen oder Eigenschaften eines Nahrungsmittels bzw. einer Speise.

Geschmack	Entlastet/verringert	Belastet/verstärkt
Süss	Vāta, Pitta	Kapha
Sauer	Vāta	Pitta, Kapha
Salzig	Vāta	Pitta, Kapha
Scharf	Kapha	Vāta, Pitta
Bitter	Pitta, Kapha	Vāta
Zusammenziehend	Pitta, Kapha	Vāta

Tab. 5-5 Geschmack und Wirkung auf die *Doṣas*

Beispielsweise soll ein Mensch mit einer *Vāta*-Konstitution – die sich aus den Eigenschaften der Elemente Äther und Luft ableitet, wie kühl, leicht, trocken – Nahrungsmittel zu sich nehmen, die entgegengesetzte Eigenschaften aufweisen, also z.B. warm, feucht, fest und ölig sind. Bevorzugt dieser Mensch hingegen Produkte mit typischen *Vāta*-Eigenschaften, wie z.B. Salat, Chips, Popcorn, kalte Getränke, Eis, wird *Vāta* im Körper angeregt und somit ein *Vāta*-Ungleichgewicht oder eine *Vāta*-Disharmonie hervorgerufen.

Nahrungsmittelgruppen

In den alten Ayurvedatexten von *Caraka* und *Vāgbhaṭa* werden die Vorteile ayurvedischen Kochens und der Verwendung konstitutionsgerechter Nahrungsmittel umfassend dargestellt. Die Nahrungsmittel sind entsprechend ihrem Einfluss auf den Körper, ihrem Geschmack vor und nach der Verdauung, sowie ihrer Wirkung im Magen in zwölf Nahrungsmittelgruppen unterteilt[3]:

- *Śūkadhānya* – Getreidesorten
- *Śamīdhānya* – Hülsenfrüchte
- *Māṃsa* – Fleischsorten
- *Śāka* – Blatt- und andere Gemüse
- *Phala* – Obstsorten
- *Harita* – Kräuter
- *Madya* –alkoholische Getränke
- *Jala* – Wasser
- *Gorasa* – Milch und Milchprodukte
- *Ikṣuvikāra* – Zuckerrohrprodukte, Süßungsmittel
- *Kṛtānna* – gekochte Speisen
- *Āhārayogin* – Zusatzstoffe wie Fette und Gewürze

Nahrungsmittel für die sechs Geschmacksrichtungen

Süß	Sauer	Salzig	Scharf	Bitter	Zusammen-ziehend
Reis, Getreide Teigwaren Brot Milch, Butter Ghee, Sahne Zuckersorten Süßspeisen	Beeren-früchte Zitronen Tomaten Sauermilch-produkte	Alle Salz-arten Meeres-früchte Algen	Gewürze wie Chili, Pfeffer, Curry, Ing-wer, Paprika	Gemüse und Salate Wildpflan-zen Kurkuma	Hülsenfrüchte Linsen Gemüse wie Spinat, Kohl, Brokkoli, Spargel, Auberginen, Wirsing Honig!

Tab. 5-6 Nahrungsmittel und spezifische Geschmacksrichtungen

[3] Caraka-Saṃhitā, Sū 27.5–7

Süß	Sauer	Salzig	Scharf	Bitter	Zusammen-ziehend
Reifes Obst Süßkartoffeln Trockenfrüchte					gerbstoffhaltige Pflanzen

Tab. 5-6 Nahrungsmittel und spezifischen Geschmacksrichtungen (Fortsetzung)

Geeignete Nahrungsmittel für jedes Doṣa (Doṣa-Diät)

Jedes vorherrschende *Doṣa* bzw. die Kombination aus zwei dominierenden *Doṣas* benötigt entsprechende Nahrungsmittel, die helfen, ein Übermaß auszugleichen und die Balance zu halten bzw. wiederherzustellen.

In den Tabellen (Seite 135–141) werden die Nahrungsmittel empfohlen, die zur Reduzierung bzw. zum Ausbalancieren des jeweiligen Doṣas geeignet sind.

Vāta

Vāta wird beherrscht von den Elementen Äther und Luft (☞ Kap. 2.3.1 und Kap. 3.2.1). Es ist verantwortlich für alle Bewegungsabläufe im Körper, den großen (z. B. Darmbewegung) wie den subtilen (z. B. Nerven) Bewegungen, für Katabolismusvorgänge und der Ausscheidung von Überflüssigem. Ein Mensch mit Betonung von *Vāta* soll Nahrungsmittel bevorzugen mit den Eigenschaften warm, feucht, schwer (erdend), ölig (schmierend). Die geeignete Geschmacksrichtung ist süß, sauer und salzig. Anders ausgedrückt: es wird eine Ernährung mit *Pitta-* und *Kapha*-Qualitäten benötigt, um die trockenen und leichten *Vāta*-Qualitäten auszugleichen (☞ Tab. 5-7).
Eine *Vāta*-Diät sollte wenig Rohkost beinhalten. Die Nahrungsmittel sollten überwiegend gekocht sein. So ist z. B. ein Apfelkompott besser geeignet als rohe Äpfel.

Pitta

Pitta-Doṣa wird beherrscht von den Elementen Feuer und Wasser (☞ Kap. 2.3.1 und Kap. 3.2.2). Es ist hauptsächlich verantwortlich für die Verdauungsvorgänge und den Metabolismus, Formung der Gewebe, Kontrolle der Körpertemperatur, Pigmentierung, Durst, Hunger und die sexuelle Aktivität.
Da es das einzige *Doṣa* mit dem Element Feuer ist, sind die Qualitäten dementsprechend heiß, leicht ölig, durchdringend, scharf und fließend. Die ge-

eigneten Nahrungsmittel sollen *Vāta-* und *Kapha-*Qualitäten aufweisen. Bei der Ernährung ist auf kühlende, milde und leicht trockene Nahrung zu achten mit den vorherrschenden Geschmacksrichtungen süß, bitter und zusammenziehend (☞ Tab. 5-8).

Kapha

Kapha-Doṣa wird aus den Elementen Erde und Wasser gebildet (☞ Kap. 2.3.1 und Kap. 3.2.3). *Kapha* ist verantwortlich für den Anabolismus, für Struktur, Regeneration, Wachstum, Stärke, Körpergewicht und Körperschmiere. Die Qualitäten und Merkmale von *Kapha* sind: schwer, ölig, weich, kühl, stabil und schleimig. Personen, bei denen das *Kapha-Doṣa* ausgeprägt ist, wird geraten, Nahrungsmittel mit scharfen, leichten, trockenen Qualitäten zu verzehren. Die vorwiegende Geschmacksrichtung sollte scharf, bitter und zusammenziehend sein (☞ Tab. 5-9). Mit Ausnahme der Qualität heiß gilt: Was nicht geeignet ist für *Vāta*, passt zu *Kapha*.

Vāta-Pitta

Süßer Geschmack hält *Vāta-* und *Pitta-Doṣa* in Balance, während bitterer Geschmack eine Steigerung bewirkt. Aus diesem Grund sollte die Priorität bei der Auswahl von Nahrungsmitteln und Getränken mehr auf dem süßen Geschmack und gut reifen süßen Früchten liegen. Weiterhin sollte im Frühjahr und Herbst, da hier *Vāta* vorherrscht, eine *Vāta* reduzierende Ernährung (☞ Tab. 5-7) und im Sommer eine *Pitta* reduzierende Ernährung erfolgen (☞ Tab. 5-8).

*Vāta-Pitta-*Naturen sollten regelmäßige Essenszeiten einhalten. Die Mahlzeiten sollten immer frisch zubereitet, etwas ölig, nahrhaft und kräftig sein (☞ Tab. 5-10).

Pitta-Kapha

Personen mit einer *Pitta-Kapha-*Konstitution sollten vom späten Frühjahr bis zum Sommerende an einer *Pitta* reduzierenden Ernährung festhalten (☞ Tab. 5-8). Während dem Winter und beginnendem Frühjahr sollten *Kapha* geeignete Nahrungsmittel (☞ Tab. 5-9) bevorzugt werden.

Vorzugsweise sind Nahrungsmittel mit bitterem Geschmack und zusammenziehender Wirkung auszuwählen. Saure und salzige Nahrungsmittel sind zu meiden (☞ Tab. 5-11).

Vāta-Kapha

Der Vorzug sollte frisch gekochten warmen und zugleich mäßig gewürzten Speisen gegeben werden (☞ Tab. 5-12). Tiefgefrorene Kost und kalte Getränke sind nicht ratsam, während das schluckweise und über den Tag verteilte Trinken von heißem Wasser sehr empfohlen wird. Das Abendessen soll leicht verdaulich sein, am besten wird Suppe gegessen. Im Sommer soll mild gewürzt, im Winter kann schärfer gewürzt werden.

Samadoṣa – ausgeglichene Doṣas

Ein ausgeglichenes Verhältnis der drei *Doṣas* zueinander kommt eher selten vor. Der Vorteil bei Menschen mit dieser Kombination liegt im harmonischen Zusammenwirken aller fünf Elemente und besonders der *Doṣas*. Um in dieser Harmonie zu bleiben, ist es für diese Personen besonders wichtig, auf den Zustand von Psyche und Geist zu achten und sich besonders auf dieser Ebene um Balance zu bemühen.
Bei der Ernährung stehen der bewusste Umgang mit den persönlichen Nahrungsbedürfnissen im Vordergrund und weniger die Ausrichtung an den verschiedenen *Doṣa*-Zyklen. Trotzdem einige Empfehlungen:

- *Vāta*-beruhigende Ernährung während Frühjahr und Herbst (☞ Tab. 5-7)
- *Pitta*-beruhigende Ernährung während Spätfrühjahr und Sommer (☞ Tab. 5-8)
- *Kapha*-beruhigende Ernährung während Winter und beginnendem Frühjahr (☞ Tab. 5-9).

Auch bei sonst ausgeglichener *Vāta-Pitta-Kapha*-Konstitution sollten in einer *Vāta*-betonten Zeit oder Lebensphase Psyche und Geist z. B. mit Yoga, Meditation, guter Literatur beruhigt werden. Ebenso sollte während „*Pitta*-Phasen" oder während des Sommers Wert auf Ruhe und Erholungszeiten gelegt werden. Dies unterstützt Geist und Seele, in Frieden zu bleiben oder zu gelangen. In der Winterzeit bzw. während „*Kapha*-Phasen" (z. B. Erkältung, Verschleimung), sollen *Kapha* reduzierende Nahrungsmittel gewählt und auf regelmäßige Bewegung geachtet werden.

Nahrungsmittel nach der Qualität der Triguṇas

Bisher wurden die körperlichen und physiologischen Konstitutionsmerkmale und ihre Qualitäten beschrieben sowie dargelegt, dass auch die Nahrungsmittel ihre eigene „Konstitution" und dementsprechende Qualitäten aufweisen.

Gemüse	Getreide	Hülsen-früchte	Obst	Nüsse & Samen	Gewürze	Milch-produkte	Tier. Produkte	Süßungs-mittel	Öle und Fette	Getränke
Artischocken Karotten Kürbis Lauch Okraschoten Pastinaken Rote Bete Schlangen-gurken Spargel Süßkartoffeln Tomaten Zucchini Zuckererbsen Zwiebeln	Brot (ohne Hefe) Dinkel Eingeweicht und gekocht: • Gerste • Hafer • Weizen	Gut ein-geweicht u. gekocht • Āḍhaki (Azuki-Bohnen) • Linsen rot • Mung-Bohnen • Soja	Ananas Avocado Aprikosen frisch Bananen Datteln Erdbeeren Feigen Himbeeren Kiwis Kokosnuß frisch Limonen Mandarinen Mango Melone süß Orangen Papaya Persimonen Pfirsiche Pflaumen frisch Rhabarber Süß-säuer-liche Äpfel Trauben	Alle Nuß-sorten Empfehlung: Nüsse rösten in ewas Ghee, vor dem Verzehr ca. 4 Std. in etwas Wasser einweichen	Anis Asafoetida (Hiṅgu) Basilikum Dill Fenchel Ingwer Kardamom Knoblauch, gebraten Kreuzkümmel Kümmel Kurkuma Lorbeerblätter Majoran Muskatnuss Muskatblüten Nelken Oregano Paprika Piment Senfkörner Steinsalz	Butter, ge-salzen Buttermilch, gesalzen Hartkäse Joghurt Kefir Milch warm mit 1 Msp. gem. Ingwer Sahne	Eier Ente Fluss- oder Meeresfische Huhn Pute Reh	Maximal 30 g pro Tag! Fruchtdicksaft Melasse roher Rohr-zucker	Ghee Kokoscreme Maisöl Mandelöl Sesamöl Olivenöl	Ananassaft Beerensaft Fencheltee Gemüsesaft Grapefruitsaft Kamillentee Karottensaft Kokosmilch Mangosaft Orangensaft warmes Wasser frischer Zitronensaft m. Steinsalz Mehr Tees als Fruchtsäfte trinken

Tab. 5-7 Die wichtigsten Nahrungsmittel zum Ausgleich von *Vāta*

Gemüse	Getreide	Hülsenfrüchte	Obst	Nüsse & Samen	Gewürze	Milchprodukte	Tier. Produkte	Süßungsmittel	Öle und Fette	Getränke
Artischocken Alfalfasprossen Blattgemüse Bohnen, grüne Bockshornkleeblätter Brokkoli Erbsen Gurken Karotten Kartoffeln Kohlrabi Kohlsorten Koriander, frisch Kürbis Mais Okraschoten Paprika grün Pastinaken Petersilie Rote Bete Salatsorten Sellerieknolle Spargel Staudensellerie Süßkartoffeln Tomaten	Basmatireis Dinkel Gerste Hafer Hirse Weizen	Āḍhaki (Azuki-Bohnen) Kichererbsen Kidneybohnen Limabohnen Linsen gelb Linsen rot Mung-Bohnen Sojabohnen (alle mit Hiṅg kochen)	Ananas süß Apfel Aprikose Avocado Beeren süß Birnen Datteln Feigen Granatapfel Kirschen süß Kokos Orangen süß Pflaumen Rosinen Trauben Trockenobst	Kürbiskerne Sesamsamen Sonnenblumenkerne	Basilikum Curryblätter Dill Fenchel Kardamom Koriander Kümmel Kurkuma Minze Pfefferminze Pfeffer schwarz Rosenwasser Rosmarin Safran Zimt	Butter, ungesalzen Buttermilch süß Frischkäse Käse mager Kuhmilch mager Sojamilch Ziegenmilch	Eiweiß vom Ei Helles Geflügelfleisch Kaninchen	Ahornsirup Fruchtdicksaft Fruchtzucker Honig kalt-geschl. Reissirup	Ghee (sehr gut!) Kokosöl Sonnenblumenöl Sojaöl Walnussöl	Apfelsaft Brennnesseltee Fencheltee Hibiskustee Jasmintee Kirschsaft Mangosaft Pflaumensaft Süßholztee Zitronengrastee Alle Getränke lauwarm bis kühl!

Tab. 5-8 Die wichtigsten Nahrungsmittel zum Ausgleich von *Pitta*

Gemüse	Getreide	Hülsenfrüchte	Obst	Nüsse & Samen	Gewürze	Milchprodukte	Tier. Produkte	Süßungsmittel	Öle und Fette	Getränke
Artischocken Auberginen Bärlauch Bambussprossen Blattgemüse alle Bohnen grün Chilischoten Gurken Knoblauch Kohlsorten, alle Kohlrabi Okraschoten Pastinaken Paprika rot Rettich Rote Bete Salatsorten alle Sellerieknolle Spargel Sprossen Staudensellerie Zucchini Zwiebeln	Amaranth Buchweizen Dinkelflocken Gerste Haferflocken Hirse Reis (wenig)	Āḍhaki (Azuki-Bohnen) Erbsen Kichererbsen Kidneybohnen Limabohnen Linsen gelb Linsen rot Mung-Bohnen schwarze Bohnen	Apfel herb Granatapfel Grapefruit Johannisbeeren Papaya Persimonen Pfirsiche Quitten Trockenobst, jedes Trauben blau	Kürbiskerne Pinienkerne Sonnenblumenkerne	Ajowan Anis Bockshornkleesamen und -blätter Cayennepfeffer Chili Curryblätter Estragon Ingwer, frisch und getrocknet Kreuzkümmel Kümmel Kurkuma Majoran Muskat Nelken Oregano Paprika Petersilie Pfeffer weiß und schwarz Piment Senfkörner Sternanis Thymian Wacholderbeeren Zwiebeln	Nur fettarme Kuh- oder Ziegenmilch	Fluss- oder Seefisch Rotes mageres Fleisch	roher Rohrzucker Honig kalt geschleudert	Olivenöl Senföl Sonnenblumenöl (nur geringe Mengen)	

Tab. 5-9 Die wichtigsten Nahrungsmittel zum Ausgleich von *Kapha*

Gemüse	Getreide	Hülsen-früchte	Obst	Nüsse & Samen	Gewürze	Milch-produkte	Tier. Produkte	Süßungs-mittel	Öle und Fette	Getränke
Edel-kastanien Karotten Kürbis Lauch Okraschoten Pastinaken Rote Bete Schalotten Süßkartoffeln Tomaten	Dinkel Hafer Vollkornreis Vollweizen gekocht ver-zehren kein Frisch-korn-Müsli! Brot ohne Hefe	Linsen gelb Mung-Bohnen Sojabohnen Tofu	Süß und reif! Äpfel süß Aprikosen Avocados Bananen Birnen Brombeeren Clementinen Datteln frisch Erdbeeren Feigen frisch Himbeeren Kokosnuss Mango Orangen Persimonen Pfirsiche Pflaumen Trauben	Wenig, mit Ghee angeröstet Kürbiskerne Mandeln Sesam Sonnenblu-menkerne	Anis Basilikum Bockshorn-klee Dill Fenchel Ingwer frisch Kardamom Knoblauch-Pulver od.Paste Koriander Kurkuma Lorbeer Majoran Minze Muskat Nelken Oregano Pfeffer schwarz Pfefferminze Rosmarin Safran Schwarz-kümmel Thymian Zimt	Käse Kuhmilch (warm, mit Kardamom)	Eier Ente Huhn Lamm Meeresfisch Pute Reh	Ahornsirup roher Rohr-zucker Kaltgeschleu-derter Honig Melasse Reissirup	Avocadoöl Ghee Kokosöl Leinöl Olivenöl Sonnen-blumenöl	Kamillentee Pfefferminz-tee Zimttee Wasser lau-warm

Tab. 5-10 Die wichtigsten Nahrungsmittel zum Ausgleich von *Vāta-Pitta*

Gemüse	Getreide	Hülsenfrüchte	Obst	Nüsse & Samen	Gewürze	Milchprodukte	Tier. Produkte	Süßungsmittel	Öle und Fette	Getränke
Alfalfasprossen Artischocken Bittermelone Blumenkohl Brokkoli Gurken Karotten Maiskölbchen Mungsprossen Paprika rot und grün Rosenkohl Rote Bete Selleriestange Weißkohl	Gerste Hafer Reis; Basmati-, Braun-, Rundkorn- Weizen	Erbsen Kichererbsen Kidneybohnen Linsen Urid Dal Mung-Bohnen Sojaprodukte Tofu (alle Hülsenfrüchte mit Hiṅgu gewürzt)	Äpfel herb Beeren alle Kirschen alle Mirabellen Rosinen Trauben alle Trocken-Früchte alle	Edelkastanien Kürbiskerne Pinienkerne Sonnenblumenkerne Walnüsse	Bärlauch frisch Dill Eisenkraut Estragon Fenchel Gewürzkardamom Kardamom Koriander Koriander frisch Kolonji (schwarze Zwiebelsamen) Kümmel Kurkuma Muskatblüte Minze Oregano Rosmarin Senfkörner Zimt	Butter ungesalzen Frischkäse Ghee Magermilch von Kuh, Ziege, Schaf Sojamilch	Eiweiß vom Ei Huhn Pute Seewasserfisch	Apfeldicksaft Honig kaltgeschleudert Reissirup		

Tab. 5-11 Die wichtigsten Nahrungsmittel zum Ausgleich von *Pitta-Kapha*

Gemüse	Getreide	Hülsen-früchte	Obst	Nüsse & Samen	Gewürze	Milch-produkte	Tier. Produkte	Süßungs-mittel	Öle und Fette	Getränke
Auberginen Blattgemüse (nur roh) Blumenkohl Erbsen Gurken Karotten Kartoffeln Lauch Mais Meerrettich Okraschoten Paprika Radieschen Rettich Salatsorten (m. Olivenöl, Senfsauce) Schalotten Sellerie Spinat Tomaten Zucchini	Basmatireis Gerste Vollkornreis Weizen	Mung-Bohnen Tofu	Ananas Brombeeren Granatäpfel Grapefruit Himbeeren Kirschen Limetten Mango Orangen Papaya Persimonen Pfirsich Trauben Trocken-früchte: Äpfel Aprikosen Birnen Datteln Feigen Pflaumen	Kürbiskerne Sesam Sonnen-blumenkerne	Ajwain Anis Basilikum Cayenne-pfeffer Dill Ingwer Kardamom Knoblauch Koriander frisch Kreuzkümmel Lorbeer Muskat Nelken Rosmarin Senf scharf Senfsamen Thymian Zimt	Magermilch warm Magerkäse	Eier Huhn Pute Seefisch	Honig, kaltge-schleudert	Leinsamenöl Senföl Sesamöl	

Tab. 5-12 Die wichtigsten Nahrungsmittel zum Ausgleich von *Vāta-Kapha*

Im Ayurveda werden allen lebenden Organismen zudem feinstoffliche Qualitäten, den drei geistigen Qualitäten oder *Guṇas* (☞ Kap. 3.2) zugeordnet. Die Prinzipien von *Sattva, Rajas* und *Tamas* sind immerzu gegenwärtig und aktiv. Obwohl sie selbst nicht wahrgenommen werden können, sind sie aufgrund ihrer Wirkungen zu differenzieren.

- **Sattva:** Essenz, reine Geistigkeit, Licht, Klarheit, Wissen, Wonne, Liebe
- **Rajas:** Aktivität, Inspiration, energievolle Kraft, Schmerz, Zweifel
- **Tamas:** Bindung, Trägheit, Dunkelheit.

Die Eigenschaften aller drei *Guṇas* sind dem Ayurveda zufolge allgemeine Lebensprinzipien, die der Sicherung des Lebens dienen. So bringt uns *Sattva* am Morgen dazu, aufzustehen und den Tag zu beginnen, mit Hilfe von *Rajas* bewältigen wir unsere täglichen Pflichten und *Tamas* hilft uns am Abend, Schlaf zu finden. Dementsprechend können auch alle Nahrungsmittel bestimmten *Guṇas* zugeordnet werden.

Sattvische Lebensmittel

Frische, nahrhafte, naturbelassene, leicht verdauliche, leicht ölige, nährstoffreiche, süße und biologische Lebensmittel haben *sattvische* Qualitäten.

- **Getreide und Hülsenfrüchte:** Weizen, Reis, Gerste, Mung-Bohnen, gelbe Linsen, Hirse, Amaranth, Sesam, Quinoa
- **Milchprodukte:** frische Milch, Butter, Ghee, Honig, Rohrzucker, Steinsalz, frische Sahne, frischer Joghurt
- **Gemüse:** Süßkartoffeln, Zucchini, Kürbis, Gurken, Spinat, Bockshornklee, Kartoffeln, Rote Bete, frischer Mais, Blattgemüse, Karotten, Okra
- **Obst:** alle süßen und reifen Obstsorten Bananen, Mangos, Pflaumen, Orangen, Melonen, Äpfel, Rosinen, Feigen, Himbeere, Pfirsiche
- **Nüsse:** Walnüsse, Pinienkerne
- **Süßstoffe:** Ahornsirup

Rajasische Lebensmittel

Rajasische Qualitäten haben bittere, saure, salzige, scharfe, heiße und trockene Nahrungsmittel. Es sind meist keine natürlichen oder naturbelassenen, sondern verarbeitete Lebensmittel und Gewürze. Auch sehr kalte Speisen und Getränke sind *rajasischer* Natur. Sinnlichkeit, Sexualität, Gier, Zorn, Eifersucht und Ego benötigen *rajasische* Qualitäten zu ihrer Entfaltung.
Getreide und Hülsenfrüchte: rote Linsen
Milchprodukte: verkochte Milch, Käsesorten, Ei, saure Sahne, Hüttenkäse
Gemüse: Tomaten, Rettich, Chilischoten, Dosengemüse
Obst: Unreifes Obst, Dosenobst, Rhabarber, Guaven

Nüsse: Erdnüsse
Süßstoffe: Melasse, Zucker
Gewürze: roter Pfeffer, sehr scharfe Gewürze, Knoblauch, Oliven, Essig
Getränke: Saft in Flaschen

Tamasische Nahrungsmittel

Essensreste, Nahrung, die kein Prāṇa enthält, in der Mikrowelle zubereitetes Essen, zu lang gekochte Speisen, alte abgestandene Speisen, Tiefkühlprodukte, tierische Produkte, alkoholische Getränke, Fisch, Zwiebeln, Margarine, Milchpulver, Schnellgerichte, Muscheln weisen *tamasische* Qualität auf.
Tamasische Ernährung erzeugt Pessimismus, Unwissenheit, Trägheit, Unreligiosität, Zweifel, feindschaftliche Gefühle

5.1.4 Einfluss verschiedener Faktoren auf die Nahrungsverwertung

Im Ayurveda werden vielerlei Faktoren beschrieben, die die Wirkung der aufgenommenen Nahrung mit beeinflussen. Neben den allgemeinen Regeln zur Auswahl und Zubereitung der Nahrung haben auch konstitutionsspezifische Aspekte Einfluss auf die Fähigkeit des Organismus, Nahrungsmittel zu verwerten.

Regeln der Nahrungsmittelauswahl und -zubereitung

Eine der Konstitution entsprechende Zubereitung

Oberstes und wichtigstes Prinzip ayurvedischen Kochens ist es, die Mahlzeiten entsprechend der persönlichen Konstitution zuzubereiten, d.h. ein Mensch mit *Vāta*-Konstitution benötigt einen *Vāta*-Ernährungsplan, ein Mensch mit *Pitta*-Konstitution dementsprechend einen *Pitta*-Ernährungsplan. Dies beinhaltet sowohl die Auswahl der konstitutionsgerechten Nahrungsmittel als auch die Art und Weise der Zubereitung und die Essenszeiten.

Auswahl der Nahrungsmittel

- Bei der Auswahl der Nahrungsmittel und der Zubereitung der Speisen soll vor allem auf eine gute **Verträglichkeit** und **leichte Verdaulichkeit** geachtet werden. Hier gilt es die konstitutionsspezifischen und individuellen

Aspekte zu berücksichtigen. Nahrungsmittel und Gewürze sollen so ausgewählt werden, dass *Agni,* unser Verdauungsfeuer, angeregt und unterstützt wird (☞ auch Kap. 2.5.1).

- In der Regel sollen mehr **gekochte** als rohe Nahrungsmittel den täglichen Speisezettel bestimmen.
- Eine Mahlzeit soll nach Möglichkeit alle **sechs Geschmacksrichtungen** enthalten (☞ auch Kap. 5.3.1).
- Die Mahlzeiten sollen **frisch zubereitet** sein. Essensreste und mehrere Tage alte Speisen sind nicht empfehlenswert, da sie dem Körper keine Lebensenergie mehr zuführen, schlecht verdaut werden und Schlacken *(Āma)* bilden. Tiefkühlkost gilt als bedenklich, da sich vermehrt *Āma* bilden kann. Nahrungsmittel aus biologischem Anbau, artgerechter Tierhaltung und aus dem eigenen Garten, sind zu empfehlen. Sie sollen frisch und nahrhaft sein und am besten aus der heimischen Region stammen. Obwohl die Ayurveda-Küche in Indien beheimatet ist, muss deswegen nicht indisch gekocht werden. Es kommt vielmehr auf die Prinzipien und Regeln der Ayurveda-Ernährung an. Diese sind überall und in jeder Küche anwendbar.
- Der Koch/die Köchin soll sich bewusst, konzentriert und liebevoll dem **Kochprozess** zuwenden. Die feinstofflichen Schwingungen, seien sie liebevoller oder liebloser Art, gehen in die zubereiteten Speisen über und beeinflussen deren subtile Qualitäten *(Guṇa* ☞ Kap. 3.2).

Konstitutionsspezifische Aspekte

Zyklen der Tridoṣas

Die Aufgaben und Funktionen der *Tridoṣas* bewegen und verändern sich im Rhythmus von Tag und Nacht, im Wechsel der Jahreszeiten und im Verlauf des Lebensalters. Sie sind zu bestimmten Tages-, Jahres und Alterszeiten besonders aktiv. Dieses Wissen können wir für die Ernährung nutzbar machen.

Doṣas	Alter	Tageszeit	Jahreszeit
Vāta	ab ca. 60 J.	2–6 und 14–18 Uhr	Spätherbst & Winter
Pitta	25–60 J.	10–14 und 22–2 Uhr	Sommer & früher Herbst
Kapha	Geburt bis 25 J.	6–10 und 18–22 Uhr	Frühjahr

Tab. 5-13 Hauptaktivität der drei *Doṣas*

Zeitpunkt des Essens (Kāla)

Pitta, die Kraft des Feuers, ist besonders aktiv zwischen 10–14 Uhr. Deswegen empfiehlt Ayurveda, die Hauptmahlzeit am Mittag einzunehmen, was besonders den *Vāta-* und *Kapha* betonten, meist verdauungsschwachen Naturen zugute kommt. Ein Mensch mit überwiegender *Pitta*-Konstitution wird in der Regel problemlos zu fast jeder Tages- und Nachtzeit essen und verdauen können.

Kapha, die aufbauende Kraft, ist am aktivsten zur Zeit des Frühstücks und Abendessens. Dies bedeutet jedoch, dass Nahrungsmittel mit *Kapha*-Qualitäten (Süßes, Fettes, Üppiges!) das *Kapha-Doṣa* verstärken und z. B. eine Gewichtszunahme begünstigen können.

Vāta-Doṣa hat seine Aktivität am frühen Morgen und am Nachmittag. *Vāta*-betonte Menschen sollten sich jetzt eine Ruhephase gönnen, aber den *Vāta*-steigernden Kaffee meiden.

Art der Zubereitung (Karaṇa)

Der Verzehr roher Salate und Gemüse wird gemeinhin als sehr gesunde Ernährung empfohlen. Nach den ayurvedischen Prinzipien gilt jedoch: Nur wessen Konstitution es verträgt, kann und soll Rohes essen. Der warme und gegarte (reife) Zustand einer Speise ist für viele Menschen bekömmlicher und erleichtert dem Verdauungssystem die Arbeit.

Die verschiedenen Zubereitungsarten, wie z. B. dünsten, grillen, rösten, frittieren, backen, mixen, einlegen, trocknen, verändern ein Nahrungsmittel. Ob ein Apfel roh, gekocht oder getrocknet verzehrt wird, hat einen Einfluss auf die *Doṣas*. So soll z. B. ein Mensch bei *Pitta*-Dominanz den Apfel roh, bei *Vāta*-Dominanz den Apfel gekocht und ein Mensch bei *Kapha*-Dominanz einen Apfel als Trockenobst verzehren. Werden diese Aspekte berücksichtigt, kann die individuelle Verträglichkeit erheblich verbessert werden. Unsere moderne Art und Weise der Speisenzubereitung wird vom Ayurveda abgelehnt: Tiefkühlkost und Essen aus der Mikrowelle gilt als „tot“, weil die Lebensenergie Prāṇa nicht mehr vorhanden ist. Auch mehrmals aufgewärmte oder alte Speisen können uns nicht mehr wirklich ernähren.

Kombination von Nahrungsmitteln und Speisen (Saṃyoga)

In der Ayurveda-Küche gibt es einige Lebensmittel, deren Kombination miteinander ungeeignet ist, weil es den Stoffwechselprozess stört. Unvollständige Verdauungsabläufe und dadurch die Bildung von *Āma* sind die Folge. Diese Regeln gelten für alle Konstitutionen.

Nahrungsmittel/Speise	Nicht verträglich mit:
Joghurt	Saures Obst, Käse, Stärke, Fisch, Fleisch
Nachtschattengewächse (Tomaten, Kartoffeln, Paprika, Auberginen)	Milch, Joghurt, Melonen
Zitronen und Zitronensaft	Joghurt, Milch, Gurken, Tomaten
Milch	Bananen, Fisch, Fleisch, Joghurt, saures Obst, Hefe, Brot
Honig	nicht verkochen und backen
Eier	Milch, Joghurt, Käse,Obst, Kartoffeln

Tab. 5-14 Lebensmittel, die aus Sicht des Ayureveda nicht miteinander kombiniert werden sollen

Menge (Rāśi)

Wer nach Ayurveda-Regeln isst, wird die Erfahrung machen, wie leicht verdaulich und bekömmlich das Essen ist. Die Menge soll sich an der Größe des Magens orientieren.

> Die ayurvedische Faustregel ist: Ein Drittel seiner Größe soll feste Nahrung sein, dem zweiten Drittel wird Platz für Flüssiges gegeben, das letzte Drittel bleibt für Luft. Wenn Sie aus Ihren beiden Händen eine Schale bilden, wissen Sie, wie viel Essen ungefähr Ihren Magen füllen sollte.

Ort der Mahlzeit (Deśa)

Die klimatischen Bedingungen eines Landes beeinflussen dem Ayurveda zufolge den Stoffwechsel und die Verdauungskraft. Je nach dem Ort, wo man lebt, sollte man auf die Eigenschaften der Nahrungsmittel achten: So hat z. B. Fleisch erhitzende Eigenschaften, ist also ungeeignet bei heißem, trockenem Klima. Salat hingegen wirkt kühlend und sollte demzufolge nicht im Winter und zudem nicht in einem kalten Land verzehrt werden.
Die Küche, als Ort der Essenszubereitung, sollte auf den Koch/die Köchin eine angenehme Atmosphäre ausüben.

Persönlicher Zustand

Dieser Grundsatz besagt, dass jeder darauf achten und sich darüber bewusst werden (sein) sollte, in welcher Verfassung er sich befindet. Die Wirkung und Verdaulichkeit der Ernährung steht damit in Zusammenhang.

Essensregeln für die Mahlzeit

- Die Mahlzeit soll in einer ruhigen friedlichen Atmosphäre, Umgebung und Gesellschaft eingenommen werden. Stress, Hast oder aufgewühlte Emotionen belasten den Verdauungsprozess ganz erheblich.
- Wenn eine Konzentration auf das Essen erfolgt, können bewusst alle Sinne am Essen teilhaben. Wenn wir – wie in vielen Ländern üblich – die Finger als Esswerkzeuge benutzen würden, wäre auch der Tastsinn mit einbezogen.
- Ein Tischgebet oder eine Danksagung stimulieren die feinstofflichen Qualitäten der Mahlzeit.
- Üblicherweise empfiehlt Ayurveda, nur dreimal am Tag zu essen und nur dann, wenn wirklich ein Hungergefühl vorhanden ist. So ist genügend Zeit für einen guten und vollständigen Verdauungsprozess vorhanden.
- Dem Koch/der Köchin oder dem Gastgeber soll für die Mahlzeit gedankt werden. Ein Lob ehrt, würdigt und tut gut.

5.2 Pañcakarma und vorbereitende Maßnahmen

5.2.1 Pañcakarma – ausleitende Behandlung zur Entgiftung

Als *Pañcakarma* (*pañca:* fünf, *karma:* Handlung, Behandlung) werden folgende fünf Behandlungsmethoden bezeichnet, die der Entgiftung des Körpers dienen sollen:

- **Vamana:** therapeutisch induziertes Erbrechen
- **Virecana:** therapeutisches Abführen
- **Basti:** therapeutische Einläufe, entweder ölige *(Anuvāsana-basti)* oder wässrige Einläufe mit Abkochungen *(Āsthāpana-basti)*
- **Nasya:** Einnahme von Medikamenten durch die Nase
- **Raktamokṣa:** therapeutischer Aderlass

Pañcakarma ist eine spezielle ayurvedische Behandlungsform mit Methoden, die offensichtlich auf sehr radikale Art versuchen, den Körper zu reinigen und die krankheitsverursachenden *Doṣas* endgültig auszuleiten. Obwohl sie meist langfristig geplant zum Einsatz kommen, werden sie manchmal auch bei akuten Erkrankungen angewandt, wie z.B. das therapeutisch induzierte Erbrechen bei Vergiftungen.

Indikationen

Pañcakarma als Präventivmaßnahme

Die *Doṣas* werden im Laufe der Zeit und mit den wechselnden Jahreszeiten auch physiologischerweise angehäuft. Diese *Doṣa*-Vermehrung kann nach ayurvedischem Verständnis Krankheiten verursachen, wenn die *Doṣas* nicht rechtzeitig entfernt werden. Für diese spezielle „Entgiftungsbehandlung" eignen sich bestimmte Jahreszeiten und Methoden besonders (Tabelle 5-15).

Jahreszeit	Doṣa	Behandlung
später Herbst	Vāta	Basti
Sommer	Pitta	Virecana
frühes Frühjahr	Kapha	Vamana

Tab. 5-15 Zeittafel und Behandlungsmethoden für die jährliche Entgiftung

Pañcakarma als Dauerbehandlung

Bei chronischen Erkrankungen, wie z. B. Asthma oder Hautkrankheiten, können in Organen und Zellen verschiedene Toxine gebunden sein. Diese Toxine sind nach der klassischen ayurvedischen Vorstellung überschüssige *Doṣas,* die mithilfe einer *Pañcakarma*-Methode zuerst ausgeleitet werden müssen. Geschieht das nicht, so glaubt man, wird eine anschließende Behandlung auf keinen Fall erfolgreich sein können. Eine derartige Reinigung des Körpers soll auch dazu dienen, bei bestimmten Krankheiten eine dauerhafte Heilung, eine Verlängerung der krankheitsfreien Phasen oder eine abgeschwächte Heftigkeit von Krankheitsschüben zu erreichen. Bei akuten Erkrankungen lässt sich der Ausbruch möglicherweise verhindern oder sofort stoppen, wenn die angehäuften *Doṣas* rechtzeitig ausgeleitet werden.

Pañcakarma als vorbereitende Behandlung

Ayurvedische Behandlungen mit verjüngender oder libidosteigernder Wirkung zielen darauf ab, die *Dhātus* zu stärken. Um hierbei optimale Ergebnisse zu erreichen, muss der Körper zunächst mit *Pañcakarma*-Methoden gereinigt werden. Das beruht auf der Annahme einer wechselseitigen Beziehung zwischen den *Doṣas* und den Körpergeweben. Daher versucht man, durch starke Ausleitung des betreffenden *Doṣas* mithilfe von *Pañcakarma*-Methoden indirekt die Körpergewebe zu behandeln.

Wirkung der einzelnen Methoden

- **Vamana:** Zum Ausleiten von *Kapha* wird mit einem pflanzlichen Heilmittel gezielt das Erbrechen eingeleitet. Es wirkt sich auf *rasa*, die Flüssigkeit, die die anderen Gewebe ernährt sowie auf das Muskelgewebe und das Fettgewebe aus.
- **Virecana:** *Pitta* wird mit Abführmitteln ausgeleitet. Dies wirkt sich indirekt auf sämtliche „färbenden" Stoffe im Körper aus und führt zu einer besseren Ausstrahlung.
- **Basti:** Zum Ausleiten von *Vāta* werden ölige Einläufe verabreicht. Der lange Kontakt warmer öliger Substanzen mit der Dickdarmschleimhaut soll bewirken, dass sich klebriger Stuhl ablöst und sich dadurch anschließend die Resorption verbessert. Das führt letztlich zur besseren Ernährung aller Körpergewebe.
- **Nasya:** Das Einträufeln von Medikamenten in die Nase dient zur Reinigung der Nasennebenhöhlen und bewirkt eine verbesserte Funktion der Sinnesorgane.

Vorbereitende Maßnahmen

Pañcakarma anzuwenden erfordert eine ähnliche Geschicklichkeit wie die Chirurgie. Vergleichbar mit präoperativen Maßnahmen gibt es auch vor einer *Pañcakarma*-Behandlung vorbereitende Maßnahmen. Wenn sie nicht durchgeführt werden, hat das negative Auswirkungen auf die Körpergewebe.

Einölen

Vorbereitendes Einölen (☞ auch Kap. 2.6.2) trägt dazu bei, die Behandlung für den Patienten weniger anstrengend zu machen. Denn das Gewebe wird geschützt, während das Öl gleichzeitig *Doṣas,* die an den Wänden kleinster Kanäle *(Srotas)* haften, löst. Man kann Ghee oder Sesamöl verwenden. Die Auswahl des Fettes richtet sich nach der Konstitution, der Krankheit und dem vorherrschenden *Doṣa.* Sesamöl eignet sich besser für *Kapha*-Zustände und Ghee eher für *Vāta* und *Pitta*-Zustände. Das Einölen erfolgt nach einem bestimmten Schema mit täglicher Steigerung der Dosis, bis die Zeichen einer optimalen Einfettung am Körper sichtbar werden.
Zusätzlich wird leichte Kost oder Fasten empfohlen.

Dosierung

Anfangs sollte die Dosis (oral) etwa 25 Gramm am Morgen betragen. Der Patient sollte nach Einnahme dieser Menge Ghee oder Öl erst dann leichte Kost zu sich zu nehmen, wenn er Hunger hat. Der Zeitpunkt, an dem er sich wieder hungrig fühlt, wird festgehalten, um davon ausgehend die endgültige Fettdosis zu ermitteln:

- Fetteinnahme um 8.00 Uhr
- erstes Hungergefühl tritt um 12.00 Uhr auf
- Dauer der Fettverdauung demnach 4.00 Stunden.

Wenn es vier Stunden dauert, bis 25 Gramm Fett verdaut sind, werden für eine „Fastenzeit" von 12 Stunden 75 Gramm Fett benötigt. Daraus ergibt sich folgender Zeitplan für eine „Fettkur":

- 1. Tag – 25 Gramm
- 2. Tag – 25 Gramm
- 3. Tag – 50 Gramm
- 4. Tag – 50 Gramm
- 5. Tag – 75 Gramm
- 6. Tag – 75 Gramm.

Je nach Rauheit oder Geschmeidigkeit des Verdauungstraktes oder der Körpergewebe dauert es zwischen drei und sieben Tagen, einen Zustand des optimalen Eingefettet-Seins vor der Behandlung zu erreichen.

Anzeichen für optimales Eingefettet-Sein

- Abneigung gegen Fett
- geschmeidiger und leicht öliger Stuhlgang
- ölig glänzende Haut, ohne dass Fett aufgetragen wurde
- Kratzen der Haut hinterlässt keine weißen Striche.

Statt innerem Einfetten kann auch eine Massage mit Sesamöl angewandt werden. Eine Ölmassage lindert als eigenständige palliative Behandlung bei vielen Erkrankungen die Symptome und ist z. B. für Erkrankungen des Bewegungsapparats oder für neurologische Erkrankungen zu empfehlen.

Schwitzkur

Die vorbereitenden Maßnahmen einer *Pañcakarma*-Behandlung umfassen neben dem Fetten *(Snehana)* auch das Schwitzen *(Svedana,* ☞ auch Kap. 2.6.2).
Mit diesen beiden Maßnahmen können die *Doṣas* von der Peripherie *(Śākhā)* in den Verdauungstrakt *(Koṣṭha)* befördert und von dort dann leichter ausgeleitet werden.
Eine Schwitzkur hilft, die *Doṣas* zu verflüssigen und sowohl die Kanäle *(Srotāṃsi)* als auch die Poren zu öffnen. Dadurch werden die *Doṣas* zum Gastrointestinaltrakt transportiert. *Suśruta* unterscheidet vier Möglichkeiten einer Schwitzkur:

- **Direkte Hitzeanwendung:** z. B. durch elektrisches Heizkissen, Erhitzen der Kleidung, heißen Sand, heiße Umschläge mit Mehl oder Salz, Infrarotlicht
- **Breiumschlag:** zur antiphlogistischen Behandlung
- **Dampfbad:** z. B. mit Heilkräutern
- **Heißes Bad:** Wannenbad mit Kräuterabkochungen oder Ölen im Wasser

5.2.2 Behandlungsmethoden des Pañcakarma

Vamana – Erbrechen zum Ausleiten von Kapha

Das so genannte induzierte oder therapeutische Erbrechen *(Vamana)* ist Mittel der Wahl, um überschüssiges *Kapha* aus dem Körper zu entfernen.

Indikationen

- Krankheiten, bei denen *Kapha* vorherrscht, wie z. B. Husten, Asthma, wiederholt auftretende Erkältungen, Sinusitis, Übergewicht, Diabetes mellitus, nässende Hautkrankheiten
- Magenübersäuerung oder Nesselfieber als Ausdruck eines angehäuften *Pitta*
- psychische Erkrankungen (z. B. Depressionen) und Epilepsie.

Kontraindikationen

- Kinder und alte Menschen
- geschwächter Allgemeinzustand und Kräfteabbau
- bestimmte Erkrankungen wie Magengeschwür, Lungenverletzungen, Herzkrankheiten, Bauchtumoren.

Vorgehen

- Zunächst wird der Patient durch eine Fett- *(Snehana)* und Schwitzkur *(Svedana)* vorbereitet.
- Am Vortag erhält der Patient eine *Kapha* anhäufende Kost, z. B. Reis mit Joghurt oder Urid-Bohnen *(Māṣa)*.
- Am Behandlungstag sollte der Patient bereits zu Hause ein Glas Milch getrunken haben, bevor er morgens zwischen sieben und acht Uhr zur Behandlung kommt.
- Der Patient setzt sich auf einen Stuhl. Sein Oberkörper wird eingeölt und mit heißen Tüchern abgerieben und danach mit einem Handtuch bedeckt. Als Brechmittel nimmt der Patient dann ein Pulver aus 1 g *Vacā* (Kalmus), 1 g *Madhuka* (Süßholz) und 1 g *Madanaphala* zusammen mit Honig ein.

Diese Mischung wirkt sehr sekretionssteigernd und regt dadurch die *Doṣas* an, in den Verdauungstrakt zu wandern.

- Danach wird der Patient an Brust, Rücken und Nacken massiert und erneut mit heißen Tüchern „bedampft".
- Nach etwa 30–40 Minuten beginnt der Patient zu schwitzen (Schweiß auf der Stirn) und empfindet Übelkeit. Man fordert ihn jetzt auf, ein bis drei Liter eines warmen Süßholzdekokts zu trinken, um den Magen noch mehr zu füllen. Auch Süßholz regt die Sekretion weiter an.
- Kurz darauf verspürt der Patient den Drang, sich zu übergeben. Er wird angewiesen, sich beim Erbrechen nicht unnötig stark anzuspannen. Während des Erbrechens soll man ihm den Kopf stützen und den Rücken aufwärts massieren.

Kontrollen

- Blutdruck und Puls sind regelmäßig zu messen.
- Normalerweise sieht das Erbrochene zunächst weiß, klebrig und schleimig aus und wird schließlich gelb durch die Gallenflüssigkeit. In diesem Stadium hört das Erbrechen üblicherweise von alleine auf.

Die Anzahl der Schübe und die Menge des Erbrochenen sind aufzuzeichnen, um daraus den Grad der Entgiftung (Tabelle 5-16) ableiten zu können.

Erreichte Entgiftung	Anzahl der Schübe	Menge des Erbrochenen
Minimal	4	325 ccm
Durchschnittlich	6	650 ccm
Maximal	8	1300 ccm

Tab. 5-16 Ermittlung des erreichten Entgiftungsgrades

- Es ist sorgfältig auf die Anzeichen einer korrekten *Doṣa*-Ausleitung zu achten:
  - Das Erbrechen hört von alleine auf.
  - Die Atemwege sind frei von Schleim.
  - Ein Gefühl der Leichtigkeit breitet sich im Körper aus.
  - Die Krankheitssymptome werden schwächer.

Nachbehandlung

- Der Patient wäscht sich zuerst und ruht sich dann aus.
- Das Rauchen einer Kräutermischung am Abend des Behandlungstages hilft, das in den oberen Atemwegen verbliebene *Kapha* zu beseitigen.

- Speziell nach *Vamana* und auch nach *Virecana* sollte eine leichte Diät eingehalten werden. Sie beginnt mit wenig Reis (Basmati), der am ersten Tag in viel Kochwasser, am nächsten Tag in wenig Kochwasser zubereitet wurde. Danach wird der Kostaufbau mit Gemüsebrühe oder Brühe aus Hülsenfrüchten langsam gesteigert, bis der Patient nach fünf bis sieben Tagen zu seiner normalen Ernährung zurückkehrt.
- In den nachfolgenden 15 Tagen sollten extreme körperliche oder geistige Anstrengungen vermieden und auf eine bewusste Lebensführung geachtet werden.

Virecana – Abführen von Hitze

Obwohl das therapeutische Abführen *(Virecana)* sowohl für *Kapha*- als auch für *Pitta*-Störungen geeignet ist, wird es vor allem zur Ausleitung von *Pitta* angewandt.

Indikationen

- Hautkrankheiten (z. B. Psoriasis, Candida-Mykose, Ekzemen, Entfärbungen)
- chronischem Fieber
- Virushepatitis
- Leber- und Milzvergrößerung (Hepato-Splenomegalie)
- Wundrose (Erysipel)
- Lymphknotenschwellungen
- Schleimhautentzündungen im Mund- und Gaumenbereich
- Magenübersäuerung

Kontraindikationen

- Kinder und alte Menschen
- geschwächter Allgemeinzustand und Kräfteabbau
- Symptome bzw. Erkrankungen wie Blut im Stuhl, Analfissuren, Colitis ulcerosa, Durchfall, Ruhr, akutes Fieber

Vorgehen

- Vorbehandlung mit Fett- und Schwitzkur.
- Am Behandlungstag erhält der Patient zunächst eine leichte Ölmassage und wird am Bauch mit heißen Tüchern „bedampft".
- Der beste Zeitpunkt für die Behandlung ist vier bis sechs Stunden nach Sonnenaufgang.

Verabreicht werden:
- 50 ml einer Abkochung aus 12 g *Drākṣā*, 12 g *Āragvadha*, 12 g *Harītakī* und 6 g *Kaṭukā* mit 50 ml *Eraṇḍa-taila* (Rizinusöl)
- 5–10 g Rhabarberwurzel mit 2 g *Kardamom*.
- Sobald die Medikation wirkt und die Ausscheidung fördert, beginnt das Abführen.

Kontrollen

- Blutdruck und Puls sind regelmäßig zu messen.
- Häufigkeit und Menge des Stuhlgangs sind aufzuzeichnen.

Erreichte Entgiftung	Häufigkeit	Menge
Minimal	5	0,5 l
Durchschnittlich	8	1,0 l
Maximal	10	1,6 l

Tab. 5-17 Berechnung des erreichten Entgiftungsgrades

- Ob das Abführen korrekt durchgeführt wurde, lässt sich an folgenden Anzeichen ablesen:
  - Gefühl von Sauberkeit in Körper und Sinnesorganen
  - Gefühl der Leichtigkeit im Körper, besonders im Magen
  - Steigerung des Appetits nach einigen Tagen

Nachbehandlung

- Am wichtigsten ist Ruhe nach der Behandlung.
- In Bezug auf Diät und Lebensführung sollte sich der Patient an dieselben Anweisungen halten wie nach dem therapeutisch induzierten Erbrechen *(Vamana)*.

Basti – Einläufe zum Ausleiten von Vāta

Vāta gilt als das führende der drei *Doṣas*. Da *Vāta* mit Hilfe von Einläufen *(Basti)* kontrolliert werden kann, wird diese Art der Behandlung auch als „die halbe Therapie" bezeichnet. Bei einer *Basti-Behandlung* werden Kräuteröle oder Abkochungen mithilfe von Spritzen oder speziellen Einlaufgefäßen rektal verabreicht. *„Basti"* bedeutet so viel wie (Urin-)Blase, da man früher Tierblasen für Einläufe verwendete. Die verschiedenen Formen von *Basti* lassen sich folgendermaßen unterteilen:

- Entsprechend dem **Anwendungsort:** als rektale, vaginale, urethrale oder Einläufe in Wunden.
- Entsprechend den **Inhaltsstoffen:** als ölige Einläufe *(Anuvāsana)* – mit Sesamöl oder aus Kräutern gewonnenes Öl – und als wässrige Einläufe *(Nirūha oder Āsthāpana)*, die hauptsächlich aus Abkochungen bestehen.
- Entsprechend der **therapeutischen Wirkung** als:
  - reinigende Einläufe *(Śodhana)*
  - reibende Einläufe, mit denen überschüssiges Gewebe entfernt werden soll *(Lekhana)*
  - fettende Einläufe *(Snehana)*
  - nährende Einläufe *(Bṛṃhaṇa)*
  - *Doṣas* besänftigende Einläufe *(Śamana)*.
- Dem **Behandlungszyklus** entsprechend, denn es gibt Zyklen mit 30 Einläufen *(Karma-basti)*, mit 16 Einläufen *(Kāla-basti)* oder mit 8 Einläufen *(Yoga-basti)*

Ölige Einläufe

Indikationen

- *Vāta*-Störungen aufgrund von Mangelzuständen, z. B. durch schwächende oder zehrende Erkrankungen
- Austrocknung bzw. Trockenheit, z. B. bei Obstipation
- hohes Alter
- Stärkung der Widerstandskraft, Gewichtszunahme

Kontraindikationen

- Überschuss an *Kapha* im Verdauungstrakt
- schwache Verdauung
- Aszites

Vorgehen

Grundsätzlich wird bei öligen Einläufen genauso vorgegangen wie bei wässrigen Einläufen, und auch die Maßnahmen nach der Behandlung entsprechen sich. Der einzige Unterschied besteht darin, dass beim öligen Einlauf reines Sesamöl oder aus Kräutern zubereitetes Öl mit einer Prise Steinsalz verwendet wird. Auch die Dosis ist kleiner und beträgt zwischen 60 und 100 ml. Diese Form des Einlaufs ist relativ unkompliziert und kann täglich verabreicht werden, sogar nach dem Essen. Da die Menge so gering ist, dürften die Inhaltsstoffe nicht schädlich für den Patienten sein, selbst wenn der Einlauf mehr als 24 Stunden zurückgehalten und nicht vollständig resorbiert wird.

Vorsicht!
Wie bei allen Fettbehandlungen ist stets auf *Āma* zu achten!

Wässrige Einläufe

Indikationen

- *Vāta*-Störungen aufgrund einer Obstruktion, z.B. bei Bauchschmerzen, Schmerzen im Brustkorb, Rückenschmerzen, Kopfschmerzen, Lähmungen, Schlaganfall.

Kontraindikationen

- Bauchprobleme, wie z.B. akutes Abdomen, Darmperforation oder Ileus, die unbedingt chirurgisch behandelt werden müssen
- Durchfall, Erbrechen
- schlechter Allgemeinzustand, z.B. bei sehr alten und stark geschwächten Patienten.

Vorgehen

- **Bester Zeitpunkt:** vier bis sechs Stunden nach der letzten Nahrungsaufnahme, vorzugsweise frühmorgens oder abends.
- **Lagerung:** Der Patient sollte auf einem Bett liegen, in linker Seitenlage und flach eingestelltem Kopfteil. Die linke Hand sollte unter dem Kopf liegen, das linke Bein ist gestreckt und das rechte Bein angewinkelt und bis an den Bauch gezogen.
- **Vorbehandlung:** mit Ölmassage und „Bedampfen" des Bauches mit heißen Tüchern.
- **Einlauf:** Zuerst wird eine kleine Menge Öl um die Analöffnung und auf die Einlaufspitze gerieben. Danach wird die Einlaufspitze langsam in das Rektum eingeführt. Unter dem Einfluss der Schwerkraft läuft die Flüssigkeit dann in den Darm hinein.

Zubereitung des Einlaufs

Bei der Zubereitung der Flüssigkeit für den Einlauf sollte eine bestimmte Reihenfolge eingehalten werden:

- 20 ml Honig mit 5 g Steinsalz mischen
- 50 ml Sesamöl hinzufügen
- 25 g Kräuterpaste hinzufügen
- 200 ml einer Kräuterabkochung (Dekokt) hinzufügen

Alles wird gut vermengt, über Dampf auf Körpertemperatur erhitzt und in das Einlaufgefäß gefüllt.

Nach der Behandlung

- Nach dem Einlauf wird das Gesäß leicht geklopft, um das Eindringen der Medizin zu erleichtern.
- Es folgt eine Ruhepause.
- Der Einlauf sollte fünf bis fünfzehn Minuten im Darm gehalten werden. Danach kann der Darm wieder entleert werden. Mit dem Stuhlgang wird auch überschüssiges *Vāta* ausgeleitet.
- Nach wenigen Stunden darf der Patient warmes Wasser trinken und, falls er hungrig ist, leichte Nahrung zu sich nehmen.

Nasya – Ausleiten über die Nase

Die Nase gilt als Eintrittspforte zum Kopfbereich. Deshalb ist *Nasya* eine wichtige *Pañcakarma*-Therapiemaßnahme, bei der Substanzen mit unterschiedlicher Wirkung in die Nase eingebracht werden, um z. B. *Doṣa*-Verunreinigungen oberhalb der Schlüsselbeine, d. h. im Kopf- und Halsbereich, durch die Nase auszuleiten. Die verschiedenen Formen von *Nasya* lassen sich folgendermaßen unterteilen:

- Entsprechend der **Wirkung:**
  - Reinigendes *(Śodhana)* oder abführendes *(Virecana) Nasya,* z. B. mit Kalmusöl, zur *Doṣa*-Ausleitung
  - Besänftigendes *(Śamana)* Nasya, z. B. mit *Aṇu-taila* zum Beruhigen der *Doṣas*
  - Nährendes *(Bṛṃhaṇa) Nasya,* z. B. mit *Balā-taila.*
- Entsprechend der **Substanz:** z. B. *Nasya* mit Pflanzenpresssaft *(Avapīḍa),* mit Milch und Öl *(Nāvana),* Inhalation von Kräuterrauch *(Dhūma-pāna)* oder „Schnupfen" von Pulvern *(Cūrṇa).*
- Entsprechend der **Dosis:** 2 Tropfen pro Nasenloch *(Pratimarśa-nasya)* oder 8–32 Tropfen pro Nasenloch *(Marśa-nasya).*

Indikationen

- HNO-Krankheiten, Erkrankungen der Augen und des Kopfes
- Haarausfall, (vorzeitiges) Ergrauen der Haare
- Kopfschmerzen (z. B. Migräne)
- Sinusitis
- Heiserkeit (Stimmverlust)
- Gesichtsnervenlähmung (Fazialisparese)
- Epilepsie und geistige Behinderung.

Kontraindikationen

- schlechter Allgemeinzustand: Bei geschwächten Patienten mit Kräfteabbau, nach Alkoholgenuss, bei Nasenbluten und Schwindelgefühl darf kein starkes *Nasya* angewandt werden.
- Kopfverletzungen
- intrakranielle Raumforderungen, z. B. bei Hirnblutung (Subarachnoidalblutung).

Vorgehen

- **Vorbereitung:** Nach der morgendlichen Toilette soll der Patient Zähne und Mund reinigen und Kräuterrauch inhalieren. Danach wird für eine lokale Ölmassage Öl auf Stirn, Gesicht und Hals aufgetragen und dieser Bereich anschließend mit heißen Tüchern „bedampft".
- **Lagerung:** Der Patient sollte auf einem Bett mit flachem Kopfteil liegen und den Kopf so überstrecken, dass die Nasenlöcher nach oben zeigen.
- **Behandlung:** Das Öl wird in die Nase getropft. Der Patient bleibt 3–5 Minuten liegen und wird aufgefordert, seine Handflächen aneinander zu reiben.

Nach der Behandlung

- Stirn, Gesicht, Wangen und Kehle werden erneut leicht massiert und mit heißen Tüchern „bedampft".
- Um seinen Rachen von Ölresten zu befreien, sollte der Patient den Mund mit lauwarmem Wasser spülen und gurgeln.
- Zu beachten ist außerdem, dass der Patient mindestens 24 Stunden lang nicht duschen und sich nicht direkt Sonne oder Wind aussetzen sollte.

Raktamokṣa – Aderlass zum Ausleiten von „unreinem" Blut

Blut hat im Ayurveda lebensspendende Eigenschaften, wenn es „rein" ist, während „unreines" Blut zur Entstehung und Ausbreitung von Krankheiten beitragen soll. Deshalb sollte „unreines" Blut aus dem Körper entfernt werden. Diese Art der Behandlung wurde vor allem von dem chirurgisch orientierten *Suśruta* hervorgehoben, während sich das Hauptaugenmerk bei *Caraka* auf Basti richtete.

Wegen der engen Beziehung zwischen *Pitta* und Blut gilt der Aderlass sowohl für das Blut als auch für *Pitta* als geeignete Behandlung. Der therapeutische Aderlass wird danach unterteilt, ob er mit **scharfen oder stumpfen Instrumenten** durchgeführt wird. Zu den Anwendungen von scharfen Instrumenten gehören z. B. multiple kleine Einstiche *(Pracchanna)* oder Venenpunktion *(Sirāvyadha)*, während z. B. das Anlegen von Blutegeln oder das Schröpfen als Anwendung stumpfer Instrumente zu sehen ist.

Indikationen

- Zahlreiche Krankheiten aufgrund von Blut- oder *Pitta*-Störungen
- Hautkrankheiten wie Erysipel, Krätze, Ekzeme, Pickel, Abszesse oder Weißfleckenkrankheit (Vitiligo)
- Entzündungen der Mundhöhle und des Zahnfleisches, Abszesse, Hämorrhoiden oder Arthritis
- Symptome wie Gelbsucht oder Aszites im Rahmen von Lebererkrankungen.

Vorgehen

- **Bester Zeitpunkt:** Die Behandlung wird kurz vor dem Winter durchgeführt, z. B. im Oktober.
- **Vorbehandlung:** Der Patient wird mit innerem Einfetten *(Snehapāna)* vorbereitet.
- **Venenpunktion:** Zum Anstechen der Vene kann entweder eine normale Spritze mit einer 18er-Nadel oder eine spezielle Aderlass-Vorrichtung verwendet werden. Erwachsenen Patienten werden 300 ml Blut entnommen.
- **Aderlass mit Blutegeln:** Bei lokal begrenzten Krankheiten, Kindern, älteren oder furchtsamen Menschen ist es besser, Blutegel anzuwenden:
  - Die entsprechende Körperstelle wird gründlich mit Wasser gereinigt. Keine Desinfektionsmittel oder stark riechende Mittel zur Reinigung verwenden!
  - Vor dem Ansetzen des Blutegels wird die Haut an der entsprechenden Stelle eingeritzt oder ein Tropfen Milch dort aufgetragen.
  - Sobald der Blutegel Blut zu saugen beginnt, wird er mit feuchter Gaze abgedeckt.
  - Wenn er genug Blut gesaugt hat, hört der Blutegel von alleine auf.
  - Die kleine Wunde, die das Saugen des Blutegels hinterlässt, wird mit Kräuteröl oder Gelbwurz eingerieben und fest verbunden.

Nach der Behandlung

Der Patient sollte nach der Behandlung ruhen und keinen extremen Temperaturen (weder zu heiß noch zu kalt) ausgesetzt sein.

5.3 Ayurvedische Phytotherapie

Kräuter und ihre Bestandteile werden im Ayurveda unter energetischen Gesichtspunkten betrachtet. Ihr therapeutischer Einsatz richtet sich somit nicht nach den biochemischen Eigenschaften, sondern beruht auf einem organischen Modell, das die sechs Geschmacksrichtungen und die fünf Elemente mit einbezieht. Nach dieser Betrachtungsweise verfügen alle Substanzen über eine bestimmte innewohnende Energie, mit der sie auf uns einwirken und die *Doṣas* entweder steigern oder besänftigen können. Diese Vorstellung findet sich auch in Ernährungsrichtlinien und der Anwendung von Arzneimitteln wieder.

5.3.1 Die sechs Geschmacksrichtungen

Jedes Nahrungsmittel zeichnet ein eigener Geschmack aus. Wenn wir ein Nahrungsmittel verzehren, nehmen wir die Essenz seines Geschmacks in unseren Körper und das Nervensystem auf. In dem Sanskritwort *„Rasa“*, das so viel wie „Geschmack“ oder „Essenz“ bedeutet, sind also beide Komponenten enthalten. Im Geschmack spiegelt sich auch die Energie des Essens wider, das wir zu uns nehmen und uns einverleiben. Er kann als angenehm oder unangenehm empfunden werden. Ein angenehmer Geschmack ist grundsätzlich Zeichen einer guten Nahrungsqualität, während ein unangenehmer Geschmack bei Nahrungsmitteln eine schlechte Qualität anzeigt. Das gilt jedoch nicht für Kräuter oder Arzneimittel, bei denen unangenehmer Geschmack sogar eine wichtige Rolle spielt.

Süß, sauer, salzig, scharf, bitter und zusammenziehend (adstringierend) sind die sechs Geschmacksrichtungen. Davon werden vier – süß, sauer, salzig und bitter – von speziellen Geschmacksrezeptoren in den Papillen der Zunge wahrgenommen. Die beiden anderen Geschmacksrichtungen sind durch ihre allgemein stimulierende (scharf) oder zusammenziehende Wirkung auf die Schleimhäute von Mund, Zunge und Gaumen zu erkennen.

Als „süß“ werden Zucker, Stärke sowie alle angenehm schmeckenden Nahrungsmittel empfunden. Einen „salzigen“ Geschmack haben z.B. Meersalz und andere Mineralsalze. „Sauer“ schmecken Zitrusfrüchte und andere saure oder gegorene Substanzen wie Essig. Gewürze wie z.B. Ingwer oder Pfeffer und würzige Kräuter wie Rosmarin oder Salbei schmecken ebenso „scharf“ wie Kalmus oder Pfefferminze. „Bitter“ ist z.B. der Geschmack von Aloe, Enzian oder anderer Drogen, die Bitterstoffe enthalten. „Zusammenziehend“ wirken z.B. Substanzen wie Eichenrinde oder Schwarztee, die Gerbsäure (Tannin) enthalten.

Beziehung zu den fünf Elementen

Die Geschmacksrichtungen stehen generell mit dem Element Wasser in Beziehung, denn mit trockenem Mund können wir nichts schmecken. Wasser leitet den Geschmackssinn und ermöglicht, dass die Substanzen ihren Geschmack freisetzen können. Unabhängig davon ist jedoch jede Geschmacksrichtung aus zwei der insgesamt fünf Elemente *(Mahābūta)* zusammengesetzt. Von diesen beiden Elementen bzw. den ihnen zugeordneten Energien wird die spezifische Wirkung einer Geschmacksrichtung oder des jeweiligen Nahrungsmittels bestimmt.
Eine schwere, festigende und sammelnde Qualität der Geschmacksrichtungen wird dem Element Erde zugeschrieben. Vom Element Wasser geprägte Geschmacksrichtungen wirken beruhigend, erweichend und befeuchtend. Steht das Element Feuer bei einer Geschmacksrichtung im Vordergrund, haben die Nahrungsmittel heiße, reizende und stimulierende Eigenschaften. Geschmacksrichtungen von Nahrungsmitteln mit reinigender, austrocknender und zerstreuender Qualität werden dem Element Luft zugeordnet. Vom Element Äther bestimmte Geschmacksrichtungen wirken leicht und öffnend, sie können die schwerstoffliche Verbindung zur Erde verringern.

5.3.2 Nahrungsmitteln innewohnende Energie

Vor der Verdauung – Vīrya

„Vīrya" bedeutet wörtlich übersetzt Stärke. Gemeint ist die Wirkkraft von Substanzen mit unterschiedlichen Geschmacksrichtungen, die sie vor der Verdauung entfalten, indem sie einen umfassenden erhitzenden oder abkühlenden Prozess in Gang setzen. Dazu gehört auch die Zeitspanne, in der die Substanz unverändert im Körper ist. *Vīrya* bezeichnet daher die direkteste Wirkung einer Substanz.
Die Energie von Nahrungsmitteln ist im Allgemeinen nicht extrem, d.h. sie wirken weder sehr heiß noch sehr kalt. Meist haben sie leicht kühlende Eigenschaften, durch die ihre nährende, befeuchtende und gewebestärkende Wirkung noch unterstützt wird. Heilkräuter können sich hingegen sehr viel heißer (z.B. Pfeffer) oder kühler (z.B. Sandelholz) auswirken.
Die Qualität „heiß" hat im Allgemeinen eine stimulierende Wirkung und kann den Appetit, die Verdauung, die Schweißsekretion und die Urinausscheidung fördern. Als „kalt" klassifizierte Nahrungsmittel oder Heilkräuter wirken kühlend und zusammenziehend. Sie unterstützen die Bildung der Körpergewebe, halten andererseits aber auch Abfallprodukte zurück. Mit „heißen" Kräutern kann „kalten" Zuständen, wie z.B. einer schwachen Verdauung, dem Kräfteabbau und Lähmungserscheinungen begegnet werden.

„Kalte“ Kräuter können dagegen helfen, „heißen“ Zuständen wie Fieber, Infektionen, Blutungen oder Entzündungen zu begegnen.
Noch stärker erhitzende oder abkühlende Wirkung können die so genannten *Bhasmas* haben. Das sind aus Pflanzenasche gewonnene Arzneien oder synthetische Medikamente, die eine ausgeprägt analgetische oder antibiotische Wirkung entfalten können.

Nach der Verdauung – Vipāka

„Vipāka“ heißt ursprünglich so viel wie „gereift“ oder „gründlich gekocht“. Der Begriff bezieht sich auf die Wirkung, die Nahrungsmittel oder Kräuter nach der Verdauung haben. *Vipāka* beinhaltet demnach eine tiefere Ebene der ursprünglichen Geschmacksrichtung, ist aber eng damit verbunden. Im Ayurveda wird der Verdauungsprozess in drei Phasen unterteilt, analog zu den drei *Doṣas* und den drei Hauptgeschmacksrichtungen.

- Im Magen, der von **Kapha** bestimmt ist, werden die Elemente Erde und Wasser, die *Kapha* dominieren, aus der Nahrung verdaut. Auf dieser Ebene entfalten Kräuter mit süßem *Vipāka* ihre Wirkung. Durch sie werden alle Gewebeschichten versorgt, aber es kann auch zu vermehrter Schleimbildung und Verstopfung kommen, da sie *Kapha* steigern können.
- Im Dünndarm, wo **Pitta** vorherrschend ist, wird das Element Feuer, welches *Pitta* dominiert, aus der Nahrung verdaut. Auf dieser Ebene kommen Kräuter mit saurem Geschmack zur Wirkung. Sie stellen Hitze und Energie zur Verfügung, können aber auch die Säuren im Körper verstärken und *Pitta* vermehren.
- Im Dickdarm, der von **Vāta** beherrscht ist, werden die *Vāta* dominierenden Elemente Luft und Äther aus der Nahrung verdaut. Auf dieser Ebene wirken sich Kräuter mit scharfem *Vipāka* aus. Sie fördern die Resorption von Wasser und *Prāṇa* und dadurch die Eindickung des Stuhls, können aber Verstopfungen und Blähungen verursachen, da sie *Vāta* anhäufen.

In der vorherrschenden Geschmacksrichtung der Kräuter spiegelt sich also bereits die Wirkung wider, die sie nach der Verdauung entfalten werden. „Süße“ und „salzige“ Kräuter, die in erster Linie *Kapha* zugeordnet werden, haben ein süßes *Vipāka*. „Saure“ Kräuter gelten hauptsächlich als *Pitta* zugehörig und haben ein saures *Vipāka*. „Scharfe“, „bittere“ und zusammenziehende (adstringierende) Kräuter, die primär mit *Vāta* in Verbindung gebracht werden, haben ein scharfes *Vipāka*. Es gibt aber besonders bei den Heilkräutern auch Ausnahmen von dieser Regel.

5.3.3 Spezifische Wirkung – Prabhāva

„Prabhāva" bezieht sich auf die spezifische Wirkung bzw. Wirkeigenschaften, die bestimmte Kräuter zusätzlich zu den als *Rasa, Vīrya* und *Vipāka* klassifizierten energetischen Qualitäten haben. Letztere dienen nur als Leitfaden, können aber die spezifische Wirkung der Kräuter nicht ausreichend erklären. Die individuellen Wirkeigenschaften von Kräutern beruhen oft auf der Pharmakologie oder Biochemie ihrer Bestandteile. So haben einige Bitterstoffe, wie z. B. die Rhabarberwurzel, eine spezifische abführende Wirkung, während das bei anderen Bitterstoffen, wie z. B. Enzian, nicht der Fall ist. Ähnlich ist es z. B. mit Thymian oder Spitzwegerich, die hustenlösend wirken, während andere Heilkräuter, trotz des gleichen Geschmacks und Energiezustands, keine derartige Wirkung haben.

Geschmack	Elemente	Vīrya	Vipāka	Wirkung	Doṣas
süß	Erde, Wasser	kalt	süß	stärkend	PV–, K+
salzig	Wasser, Feuer	heiß	süß	erweichend	V–, KP+
sauer	Erde, Feuer	heiß	sauer	stimulierend	V–, PK+
scharf	Feuer, Luft	heiß	scharf	stimulierend	K–, PV+
bitter	Luft, Äther	kalt	scharf	entgiftend	KP–, V+
zusammen-ziehend	Luft, Erde	kalt	scharf	kontrahierend	PK–, V+

Tab. 5-18 Zusammenstellung der Wirkungen der sechs Geschmacksrichtungen.
K *Kapha,* P *Pitta,* V *Vāta;* + verstärkend, – schwächend

5.3.4 Kräuterzubereitungen

Im Ayurveda sind unterschiedliche Zubereitungsarten für Pflanzen bekannt, vom frischen Presssaft bis hin zu komplexen alchimistischen Produkten, die sowohl pflanzliche als auch mineralische und metallische Substanzen enthalten. Auch über ayurvedische pharmazeutische Firmen stehen viele Zubereitungen zur Verfügung.

Fünf Zubereitungsarten – Abkochung, heißer Auszug, kalter Auszug, Pflanzenpresssaft und Brei aus zerdrückten Pflanzen – sind die gebräuchlichsten Methoden, um frische bzw. getrocknete Pflanzen oder Pflanzenteile aufzubereiten. Andere Methoden dienen dazu, aus Pflanzen oder einzelnen Inhaltsstoffen Medikamente herzustellen und sie langfristig zu konservieren. Obwohl im Ayurveda frisch gepresster Pflanzensaft im Allgemeinen als wirksamste Zubereitungsform gilt, wird auch anerkannt, dass andere Zubereitungsformen die Wirkung steigern können. Außerdem gewährleisten be-

stimmte Zubereitungen, dass die Wirksamkeit eines Mittels über einen längeren Zeitraum gleich bleibt, während frische Pflanzen nicht immer leicht erhältlich sind.
Es gibt viele Firmen, die ihre eigenen ayurvedischen Zubereitungen und Produkte herstellen. Von vielen ayurvedischen Ärzte *(Vaidyas)* werden hauptsächlich solche Produkte zur Behandlung eingesetzt, andere stellen ihre eigenen Medikamente her.
Beispiele für ayurvedische Kräuterzubereitungen sind z. B.:

- *Kvātha* – Abkochung
- *Phāṇṭa* – heißer Auszug
- *Hima* – kalter Auszug
- *Svarasa* – frisch gepresster Pflanzensaft
- *Kalka* – Brei aus zerdrückten Pflanzen
- *Ghana* – Abkochung, die durch Einkochen zu einer festen Masse eingedickt wird
- *Arka* – Flüssigextrakte
- *Avaleha* – Gelees aus Kräuterabkochungen mit Zuckerzusatz
- *Āsava* und *Ariṣṭa* – durch Gärung alkoholhaltige Kräuterweine
- *Cūrṇa* – Kräuterpulver
- *Ghṛta* – mit Kräutern zubereitetes Ghee
- *Kṣara* – Ätzmittel aus Pflanzen
- *Lavaṇa* – Salze
- *Guggulu* – Harze und Balsam
- *Lepa* – Pasten
- *Upanāha* – Breiumschläge
- *Pānaka* – Zubereitungen aus zerdrückten Früchten
- *Sattva* – Essenzen
- *Taila* – mit Kräutern zubereitete Öle
- *Varti* – Zäpfchen
- *Vaṭaka, Guṭikā* – Tabletten
- *Bhasma* – Pflanzenasche
- *Sāra* – Harze
- *Kṣīra* – Milchsaft von Pflanzen wie z. B. Feigenbäumen,
- *Añjana* – (Augen-)Salben
- *Dravaka* – Flüssigkeit, die aus einer Mischung aus Pflanzenasche, Salzen und Laugen destilliert wird, z. B. *Śankha-drava*

5.4 Ayurveda und Yoga

Ayurveda und Yoga sind eng miteinander verbunden. Beide Disziplinen streben „natürliche“ Heilung und spirituelles Wachstum an. Während es im Ayurveda darum geht, Gesundheit über die Ausgeglichenheit von Körper, Seele und Geist Gesundheit herzustellen, ist es das Anliegen von Yoga, den Geist aus seiner Bindung an Körper und Verstand zu lösen. Beide Disziplinen arbeiten mit ergänzenden Methoden auf das gleiche Ziel hin.

5.4.1 Rāja-yoga

Mit Yoga ist hier in erster Linie das klassische Yoga von *Patañjali* gemeint, wie er es in seinen *Yoga-sūtras* zusammengefasst hat. *Patañjalis* Lehre wird auch als *Rāja-yoga*, (Königliches Yoga) bezeichnet. Sie umfasst die acht Techniken des *Aṣṭāṅga-yoga* (achtgliedriges Yoga).

Technik	Inhalt	Ziel
1. Yama	Sozialverhalten	Besserer Umgang mit Anderen
2. Niyama	Spirituelle Gebote	Entwicklung einer positiven Lebensweise
3. Āsana	Körperhaltungen	Abbau körperlicher Spannungen
4. Prāṇāyāma	Atemübungen	Für mehr Lebenskraft
5. Pratyāhāra	Kontrolle der Sinne	Vermindert Zerstreuung
6. Dhāraṇā	Konzentration	Bündelt die geistige Aufmerksamkeit
7. Dhyāna	Meditation	Für höheres Bewusstsein
8. Samādhi	Verwirklichung	Erkennen der höheren Wahrheit

Tab. 5-19 Yogatechniken (acht Schritte) und angestrebte Ziele

Yogatechniken wie z. B. *Āsana, Prāṇāyāma* und *Dhyāna* (Meditation) sind von den hinduistischen sowie einigen buddhistischen und jainistischen Schulen übernommen worden, selbst wenn sie der Philosophie *Patañjalis* nicht folgen. Auch im Ayurveda stehen eher die therapeutischen Effekte der Yogaübungen als die philosophische Richtung im Vordergrund. Die Techniken können deshalb der individuellen Konstitution und dem Temperament entsprechend variiert werden. Im Ayurveda wird grundsätzlich jedem Menschen empfohlen, sich den spirituellen Weg zu wählen, der den eigenen Bedürfnissen und Neigungen am besten entspricht. Einem spirituellen Weg zu folgen, kann Körper und Geist stärken und zusätzliche Energie *(Prāṇa)* zur Verfügung stellen. Mithilfe von Yogatechniken kann sich in undogmatischer

Weise ein höheres Bewusstsein erschließen. Im Ayurveda werden z.B. Yogatechniken wie Meditation oder Körperübungen *(Āsana)* in die Behandlung integriert, um die psychische bzw. die physische Gesundheit und Heilung zu fördern.

Yamas

Es gibt im Yoga fünf Richtlinien für ethisches Verhalten im Umgang mit anderen Menschen *(Yama),* nämlich Gewaltlosigkeit (*Ahiṃsā,* wörtlich: niemand verletzen), Wahrhaftigkeit *Satya),* reiner Lebenswandel *(Brahmacarya),* nicht stehlen *(Asteya)* und nicht besitzergreifend zu sein *(Aparigraha).*

- **Ahimsā** ist am wichtigsten. Gewaltlosigkeit bedeutet, keinem lebenden Wesen etwas Böses zu wünschen oder anzutun und so zu handeln, dass Leid in der Welt verhindert oder gemindert wird.
- **Satya** bedeutet, die Wahrheit zu sagen, so gut es möglich ist, und beinhaltet auch die Suche nach der Wahrheit als Lebensziel.
- **Brahmacarya** bedeutet zweierlei: für Menschen ohne feste Beziehung, dass sie sexuell enthaltsam leben sollten, und für Menschen in einer festen Beziehung, dass sie nur mit dem Partner sexuell aktiv sind, aber nicht fremdgehen.
- **Asteya** bedeutet, sich nichts anzueignen, das einem nicht gehört.
- **Aparigraha** bedeutet, kein Verlangen nach irgendwelchen Dingen in sich zu tragen.

Niyamas

Auch in Bezug auf die spirituelle Entwicklung gibt es fünf Grundsätze *(Niyama),* nämlich diszipliniertes Verhalten *(Tapas),* Selbsterforschung *(Svādhyāya),* Hingabe an Gott *(Īśvara-praṇidhāna),* Reinheit *(Śauca)* und innere Ruhe oder Zufriedenheit *(Saṃtoṣa).*

- **Tapas** bedeutet, sich diszipliniert zu verhalten, um im Leben höhere Ziele zu erreichen. Das beinhaltet auch die Fähigkeit, Schmerzen und Krankheiten standzuhalten.
- **Svādhyāya** bedeutet zu lernen, um die eigenen Fähigkeiten fördern. Dazu gehört auch, auf die individuelle Konstitution zu achten bzw. sich daran zu orientieren.
- **Īśvara-praṇidhāna** bedeutet Hingabe an eine göttliche oder universelle Macht aus dem Wunsch heraus, durch Vereinigung mit einer höheren Gewalt selbst stärker zu werden.

- **Śauca** bezieht sich auf die Reinheit des Körpers und des Geistes. Dies schließt sowohl vegetarische Ernährung als auch Kontrolle seiner Sinne mit ein.
- **Saṃtoṣa** bedeutet die Fähigkeit, alles gelassen hinzunehmen: Höhen und Tiefen des Lebens, Wohlbefinden und Missbehagen, Freude und Leid, Erfolg und Misserfolg.

5.4.2 Haṭha-yoga

Das wichtigste und am weitesten verbreitete Konzept für die Arbeit mit dem Körper im Yoga ist *Haṭha-yoga*. *„Ha"* bedeutet Sonne und *„Ṭha"* Mond. Diese Richtung des Yoga strebt einen Ausgleich der Energien auf körperlicher wie auf geistiger Ebene an und setzt zu diesem Zweck Körperübungen *(Āsana)*, Atemübungen *(Prāṇāyāma)* und Meditation *(Dhyāna)* ein. In *Haṭha-yoga*-Schriften (wie die *Haṭhayoga-pradīpikā* des *Svātmārāma*) werden ayurvedische Begriffe benutzt, um die Wirkung verschiedener *Āsanas* auf die Gesundheit zu beschreiben.

Körperübungen (Āsana)

Im Ayurveda wird aus verschiedenen Gründen empfohlen, die aus dem Yoga bekannten *Āsanas* anzuwenden. Zum einen gelten sie als vorzügliche Übungen, um Stress und Spannungen abzubauen und gleichzeitig Stärke und Muskelkraft zu entwickeln. Unter diesem Gesichtspunkt können die *Āsanas* helfen, gesündere Lebensweisen anzunehmen. Zum anderen können bestimmte *Āsanas* als zusätzliche therapeutische Maßnahmen verordnet werden, um bestimmte Krankheiten mit *Doṣa*-Ungleichgewicht zu behandeln. So lässt sich z. B. vermehrtes *Pitta* durch einen Schulterstand reduzieren oder vermehrtes *Kapha* durch *Vīrāsana* (sitzende Position).

Zur Konstitution passende Āsanas

- **Vāta-Typen** sollten ruhige und statische *Āsanas* bevorzugen. Durch Übungen im Stehen können sie sich stärken und durch Übungen im Sitzen (z. B. Lotussitz) sich beruhigen. Sie sollten ihre *Āsanas* langsam und ruhig durchführen, an einem warmen Ort und in entspannter Atmosphäre. Die Yogaübungen werden stets in entspannter Rückenlage *(Śavāsana)* beendet.
- **Pitta-Typen** sollten bei ihren *Āsanas* sitzen und sich nach vorn beugen, um besser zur Ruhe zu kommen und innerlich Abstand zu finden. Zu bevorzugen sind Übungen mit entspannter und ruhiger Haltung in kühler Umgebung, unbedingt zu vermeiden sind jegliche Konkurrenzsituationen.

- **Kapha-Typen** dürfen aktivere Übungen machen und sich mehr anstrengen, besonders bei Übungen wie dem Sonnengruß *(Sūrya-namaskāra)*. Es ist am besten, wenn sie während den Übungen tief durchatmen. Sie sollten ihre *Āsanas* mit Kraft, Anstrengung und Ausdauer vorzugsweise an einem warmen Platz durchführen, der trocken und gut belüftet ist.

Atemübungen (Prāṇāyāma)

Der physische Körper hat seine Gestalt durch *Prāṇa* entwickelt und wird über die *Prāṇavaha-srotāṃsi* weiterhin mit dieser Energie versorgt. Auf diese Weise steht die physische Sphäre des Körpers mit der feinstofflichen *(Prāṇamaya- kośa)* in Verbindung. Die feinstoffliche Sphäre kann man sich als Schlüssel zur körperlichen und geistigen Energie vorstellen, da sie zwischen dem physischen Körper *(Annamaya-kośa)* und dem Geist *(Manomaya-kośa)* vermittelt.
Die einfachste Art, am eigenen *Prāṇa* zu arbeiten, besteht in den *Prāṇāyāma* genannten Atemübungen. Am leichtesten ist die Methode des wechselseitigen Atmens *(Nāḍi- śodhana)*, bei der ein Nasenloch zugehalten und durch das andere geatmet wird.
Dieser Übung liegt die Vorstellung zugrunde, dass die rechte Körperseite von der Sonne (als Bild für *Pitta* oder Feuer) und die linke Körperseite vom Mond (als Bild für *Kapha* oder Wasser) bestimmt wird.

- Wenn durch das rechte Nasenloch ein- und durch das linke Nasenloch ausgeatmet wird, fließt rechts bzw. auf der „Sonnenseite" vermehrt Energie. Man spricht daher von **solarem** *Prāṇāyāma (Sūrya-bhedana)*, das die Sonnen- bzw. Feuerenergie *(Pitta)* verstärkt. Es bewirkt einen gesteigerten Appetit und ein wachsendes Bedürfnis nach Aktivität. Der Kreislauf wird angekurbelt, man fühlt sich wärmer und schwitzt leichter.
- Wenn durch das linke Nasenloch ein- und durch das rechte Nasenloch ausgeatmet wird, fließt links bzw. auf der „Mondseite" vermehrt Energie. Man spricht daher von **lunarem** *Prāṇāyāma (Candra-bhedana)*, das die Mond- bzw. Wasserenergie *(Kapha)* verstärkt. Es bewirkt eine Gewichtszunahme, ist beruhigend oder macht müde. Die Energie scheint sich mehr nach innen zu richten, man fühlt sich kühler und schwitzt auch nicht so leicht.

Für Menschen, bei denen *Pitta* vorherrscht, ist daher das lunare *Prāṇāyāma* günstiger und für *Kapha*-betonte Menschen das solare *Prāṇāyāma*. *Vāta*-Typen nützt es am meisten, wenn sie beides kombinieren: solares *Prāṇāyāma* am Morgen, um aktiv zu werden, und lunares *Prāṇāyāma* abends für einen guten Schlaf.

Es gibt ganz unterschiedliche *Prāṇāyāma*-Techniken. Die Übung mit dem „Feueratem" *(Bhastrikā)* wirkt im Allgemeinen erhitzend und ist daher gut für Menschen mit vorherrschendem *Kapha* geeignet. *Śītalī* (*śītala* = kalt) dagegen wirkt kühlend und ist besonders *Pitta* betonten Menschen zu empfehlen. Man sollte *Prāṇāyāma* bei einem Lehrer lernen. Ohne ausdrückliche Anleitung sollte man angestrengtes oder gewaltsames Atemanhalten vermeiden. Bei den meisten Atemtechniken wird der Atem länger angehalten, um das Feuer der Atmung *(Prāṇāgni)* zu verstärken und so das Verbrennen körperlicher und geistiger „Gifte" zu unterstützen. Es soll außerdem helfen, feinstoffliche Kanäle *(Nādi)* zu öffnen.

5.4.3 Meditation und Vedānta

Meditation, die Hauptübung des klassischen Yoga, soll zur Erkenntnis des höheren Selbst oder – im Ayurveda – von *Puruṣa* führen. Meditieren heißt, sich auf den göttlichen Aspekt in der Natur zu konzentrieren und göttliche Eigenschaften in sich selbst zu suchen. Das setzt die Fähigkeit voraus, zwischen Ewigem und Vergänglichem, zwischen Selbst und Nicht-Selbst, Reinem und Unreinem, Wirklichem und Unwirklichem unterscheiden zu können. Es schließt auch die Entwicklung positiver Gedanken und Einstellungen mit ein, um negativen Gedanken und Einstellungen begegnen zu können *(Pratipakṣa-bhāvana)*.

Vedānta lehrt, dass die Entdeckung unserer wahren Natur zur Selbsterkenntnis führen kann, und meint damit die Einheit unseres höheren Selbst mit Gott. Wird Meditation nach Art des *Vedānta* ausgeübt, handelt es sich um eine Art „Yoga des Verständnisses" *(Jñāna-yoga)*. Das heißt, es soll versucht werden, unsere wahre Natur als reines Bewusstsein zu verstehen, das Zeit, Raum und Karma übersteigt.

5.5 Ayurvedische Psychologie

Der Psychologie nähert sich Ayurveda auf eine ganz eigene Weise. Das ayurvedische Verständnis von Psychologie schließt Beratungen, Handlungsanweisungen bzw. Vorschläge zur Einstellungsänderung ebenso mit ein wie praktische Methoden zur Steigerung der geistigen, emotionalen und körperlichen Energien. Es handelt sich weder um Psychoanalyse noch um eine Art Psychiatrie, sondern es geht allein um eine spirituelle (yogische) Arbeit. Sie zielt darauf ab, mithilfe natürlicher Methoden (von Ernährung bis Meditation) ein tieferes Verständnis unseres Selbst zu entwickeln.

5.5.1 Psychologie der Doṣas

Nach ayurvedischer Auffassung besteht der Mensch aus Körper *(Śarīra)*, Geist *(Manas)* und Seele *(Ātman)*. Mit dem Konzept der drei *Doṣas* (*Vāta*, *Pitta* und *Kapha*) soll es darüber hinaus möglich sein, neben physischen auch psychische Eigenschaften genauer zu bestimmen und zu klassifizieren:

- **Vāta-dominierte Menschen** scheinen eher furchtsam und ängstlich zu sein. Diese Anfälligkeit wird mit der Instabilität des Elements Luft und der fehlenden Erdung des Elements Äther erklärt, von denen die *Vāta*-Konstitution gekennzeichnet ist.
- **Pitta-dominierte Menschen** sollen schnell wütend werden, einer typischen Eigenschaft des Elements Feuer. Sie neigen zu konkurrierendem Verhalten, sind aggressiv und können sich gut behaupten. Das kann zu Konflikten mit anderen oder sogar mit sich selbst führen.
- **Kapha-dominierten Menschen** sagt man nach, dass sie vorrangig dem Wasser zuzuordnende Gefühle wie Liebe oder Anhänglichkeit entwickeln. Ihre Emotionen sind stark ausgeprägt und oft beherrschend, denn sie können nur schwer loslassen.

Ähnliche Zusammenhänge werden im Ayurveda auch in Bezug auf geistige Eigenschaften hergestellt.

- Menschen, bei denen **Vāta** vorherrscht, gelten als unbeständig und wankelmütig, andererseits aber auch als vielseitig und flexibel in ihren Ansichten. Vor allem Künstler und Intellektuelle könnten diesem Typ zugeordnet werden.
- **Pitta**-dominierte Menschen verfügen über eine starke Urteilskraft, sie gelten als kritisch, aber auch sehr einsichtig. Besonders Wissenschaftler und Juristen dürften zu diesem Typ gehören.
- Menschen, bei denen **Kapha** überwiegt, gelten als langsam und tiefgründig. Sie halten an einmal gewonnenen Vorstellungen mehr fest. Die meisten Geschäftsleute gehören vermutlich zu diesem Typ.

Übermäßig angehäufte *Doṣas* können nicht nur körperliche Probleme verursachen, sondern auch psychische Störungen hervorrufen. Während z. B. vermehrtes *Kapha* Depressionen und emotionale Erstarrung bewirken soll, kann sich eine *Vāta*-Anhäufung in Ängsten und Schlaflosigkeit äußern Ein Übermaß an *Pitta* dürfte bei Wutausbrüchen oder einem insgesamt aufbrausenden Wesen zu vermuten sein.
Der Geist selbst wird *Vāta* zugeordnet, denn er soll sich überwiegend aus den Elementen Luft und Äther zusammensetzen. Im Vergleich zu *Vāta* und Prāṇa, mit ihrem größeren Luft-Anteil, soll der Geist einen größeren Äther-Anteil aufweisen. Vom *Pitta*-Anteil des Geistes soll seine Wahrnehmungs- und Erkenntnisfähigkeit abhängen. Dem *Kapha*-Anteil entsprechend ist seine Fähigkeit zu fühlen ausgeprägt.

5.5.2 Geistige Ebenen

Die Betrachtungsweise der verschiedenen geistigen Funktionen im Ayurveda beruht auf dem *Sāṃkhya,* einer der sechs altindischen philosophischen Lehren.
Die **erste Ebene** bezieht sich auf die Erinnerung und wird auch als „karmische Lagerstelle" *(Citta)* bezeichnet. Sie umfasst die gesamte Ebene des Bewusstseins, in das auch hintergründigen Anteile eindringen können. Dazu gehören z. B. tief verwurzelte Erinnerungen, Gewohnheiten und Neigungen *(Saṃskāra),* auf denen das *Karma* beruht. Uns selbst können wir nur verändern, wenn wir diese *Saṃskāras* durch neue Lebens- und Verhaltensweisen ersetzen.
Die **zweite Ebene** bezieht sich auf das Ich-Bewusstsein *(Ahaṃkāra,* wörtlich „Ich-Macher"). Dieses Ich-Bewusstsein ermöglicht es dem Individuum, sich als Einzelwesen wahrzunehmen und sich mit seinem Körper zu identifizieren. Auf dem Hintergrund dieses Ich-Bewusstseins können sowohl körperliche als auch psychische Krankheiten entstehen, denn es verleitet manchmal dazu, die Dinge falsch einzuschätzen.
Die **dritte Ebene** *(Manas)* betrifft die Sinneswahrnehmungen und die emotionalen Reaktionen darauf. *Manas* ist auch verantwortlich für die Form, in der die Reaktionen auf Sinneseindrücke motorisch zum Ausdruck kommen.
Die **vierte Ebene** ist die Ebene der Intelligenz, Urteilskraft und Unterscheidungsfähigkeit und wird „wahre" Intelligenz *(Buddhi)* genannt. Sie befähigt zu objektivem und unabhängigem Denken und zum Abwägen des Für und Wider. Auch die Reaktionen auf Sinneseindrücke und emotionale Reaktionen werden von ihr durchdrungen. Deshalb wird im Yoga und Ayurveda großer Wert auf die Pflege von *Buddhi* gelegt.

5.5.3 Ursachen von Krankheit

Für die Entstehung von Krankheiten kommen im Ayurveda verschiedene geistige Einflussfaktoren und Sinneswahrnehmungen als Ursache in Frage (☞ Kap. 2.2). Dem liegt die Vorstellung zugrunde, dass z. B. harmonische Sinneseindrücke die Gesundheit erhalten, indem sie wie eine Art „geistige Nahrung" dem Körper neue Energien zuführen können. Dagegen sollen durch übermäßige, unzureichende oder unangemessene Sinneseindrücke (*Asātmyendriyārtha-saṃyoga*) Störungen hervorgerufen werden.
Als weitere Ursache für Krankheiten wird ein Mangel an Urteils- und Willenskraft gesehen. „Versagen des Verstandes" *(Prajñāparādha)* gilt im Ayurveda als Hauptursache für psychische wie auch körperliche Erkrankungen. *Prajñā* steht im Ayurveda für die inneren Werte und die Fähigkeit, die richtigen Entscheidungen zu treffen, also für die „wahre" Intelligenz *(Buddhi):* Demzu-

folge würde „Versagen des Verstandes" bedeuten, dass „falsche" Werte den Menschen dazu veranlassen, auf dem „falschen" Weg das Leben zu genießen. Diese Menschen wählen beispielsweise eine Ernährung, Arbeit oder Umgebung, die nicht ihrem Wesen und ihren Fähigkeiten entspricht, und verhalten sich entsprechend „falsch". Solange sie ihre Fehleinschätzungen nicht korrigieren, ist nicht zu erwarten, dass sich ihr Zustand bessert. Ayurveda lehrt also, dass man sich darum bemühen soll, die wahre Natur der Dinge – und ob sie einem nutzen – zu erkennen. Erst dann nimmt man die richtige Nahrung zu sich, geht einer Arbeit nach, die einem entspricht, und findet selbst die Ruhe, die einem angemessen ist. Dadurch kann sich die eigene Lebendigkeit von innen erneuern und der Geist Ruhe und Entspannung finden.

5.5.4 Geist und Nahrung

Ernährung

Die stark im Körperlichen begründete ayurvedische Psychologie geht davon aus, dass durch die Ernährung auch die geistige und besonders die Ebene des Unbewussten beeinflusst werden. Damit der Geist ruhig bleibt und nicht in Aufruhr gerät, ist eine ausschließlich *sattvische* oder vegetarische Ernährung zu empfehlen. Denn nur eine vegetarische Ernährung soll den Geist beruhigen und besänftigen können und außerdem helfen, unnötig starkes Verlangen abzuschwächen und Süchten entgegenzuwirken.
Eine den *Doṣas* angepasste Kost wird im Ayurveda nicht nur bei körperlichen Beschwerden, sondern auch bei psychischen Störungen empfohlen. So sollen z.B. durch eine Anti-*Vāta*-Diät dem *Vāta* zugeordnete Emotionen wie Angst und Sorgen verringert werden, während eine Anti-*Pitta*-Diät entsprechend Ärger und Erregbarkeit dämpft oder eine Anti-*Kapha*-Diät das Fixiertsein auf bestimmte Vorstellungen mindert.

Kräuterheilkunde

Ebenso wie Nahrungsmittel können auch Heilkräuter den Geist indirekt beeinflussen. Einige Heilkräuter wirken spezifisch auf Geist und Nervensystem. Im Ayurveda sind viele verschiedene Heilkräuter mit spezieller Wirkung auf den Geist und das Nervensystem bekannt. Einige Beispiele:

- *Aśvagandhā* kann helfen, das Nervengewebe aufzubauen und den Geist zu beruhigen.
- *Brāhmī* wirkt besänftigend auf Geist und Emotionen, es öffnet den Geist, die Sinnes- und Sprechorgane.

- *Śatāvarī* harmonisiert und wirkt ausgleichend auf die Gefühle.
- *Jaṭāmāṃsī* ist ein hervorragendes Sedativum ohne abstumpfende Nebenwirkungen.
- *Śaṅkhapuṣpī* steigert die geistige Aufnahmefähigkeit und die schöpferische Leistung.

5.5.5 Behandlung über die Sinne

Die ayurvedische Psychologie kennt zahlreiche Behandlungsarten zur Stärkung von Geist und Gefühlen unter Einbeziehung der Sinne, in denen sich die fünf Elemente widerspiegeln.

- **Aromatherapie:** Öle und Räucherwerk können den Geist beruhigen und nähren den Geist oder auch die Luft reinigen. Viele ölige Essenzen wirken sich auf Geist und Gefühle aus. Während Öle wie Kampfer und Eukalyptusöl stimulierend wirken und Geist und Gefühle öffnen, wirken Öle wie Sandelholzöl beruhigend und sorgen für Ruhe und geistige sowie emotionale Stabilität.
- **Geschmackstherapie:** Sie arbeitet auf der Grundlage des Elements Wasser und besteht hauptsächlich in der Zufuhr entsprechender Nahrungsmittel und Gewürze. Sie wirkt beruhigend (süße und schwere Nahrungsmittel) oder stimulierend (heiße und scharfe Nahrung) auf Gefühle und Geist.
- **Farbentherapie:** Sie soll dazu dienen, das innere Feuer und die Wahrnehmungskraft zu regulieren, d.h. sie hat vor allem eine beruhigende Wirkung auf *Pitta,* von dem das Element Feuer und der Sehsinn regiert werden. Kühle Farben, wie z.B. Weiß oder Blau, sollen *Pitta* und damit das Feuer verkleinern, während sich mit warmen Farben, wie z.B. Rot oder Orange, *Pitta* und das Feuer steigern lassen.
- **Berührungstherapie:** Berührungen, besonders in Form von Massagen, stellen in der ayurvedischen Psychologie eine wichtige Behandlungsmethode dar. Hierbei wird mit dem Tastsinn gearbeitet, dem intimsten aller Sinne, um *Prāṇa* und Liebe in den Körper einzubringen. Massage kann helfen, die Wirbelsäule oder Gelenke zu befreien, also die Stellen, an denen sich bei nervöser Anspannung *Vāta* anhäuft. Durch eine warme Ölmassage sollen *Vāta* und Geist beruhigt und die Gefühle ausgeglichen werden.
- **Musik- oder Tontherapie:** Diese Form der Therapie steht mit dem Element Äther in Beziehung, das alle anderen Elemente kontrolliert und in Einklang bringt, und ist damit der Schlüssel zur Beruhigung des Geistes. Zur Beruhigung der verschiedenen *Doṣas* können zwar verschiedene Arten von Musik gewählt werden, doch über die Tontherapie wird besonders *Vāta* erreicht, dem das Element Äther zugeordnet ist. In diesem

Zusammenhang können auch die *Mantras* angewandt oder religiöse Lieder gesungen werden.

Prāṇāyāma

Die ayurvedische Psychologie legt besonderen Wert darauf, die Gefühle durch tiefe Atemübungen *(Prāṇāyāma)* zu befreien. Dem liegt die Vorstellung zugrunde, dass Gefühle das Atemmuster verändern können, aber umgekehrt eine ruhige tiefe Atmung auch seelische Schmerzen, Befangenheit oder Einengungen günstig beeinflusst. Bewusst zu atmen kann uns helfen zu vergessen, was uns plagt.

Mantras

Mantras sind spezielle „heilige Klänge", mit deren Hilfe Schwingungen auf der mentalen Ebene geändert werden können. Bekannt ist z.B. die Silbe *„Oṃ",* sie soll den Geist klären und ihm Energie für die Meditation liefern. Der Geist ist nichts anderes als ein Klangfeld, und daher lassen sich verwirrte Gedanken und Gefühle durch die Harmonie der „heiligen Klänge" neutralisieren. Auch Gebete oder den Namen Gottes auszusprechen, wird als *Mantra* bezeichnet.

Meditation

Meditation ist möglicherweise die wichtigste Behandlungsform für den Geist. Die meisten Meditationen sollen den Geist in einen Zustand innerer Ruhe zu versetzen. Es gibt aber auch eine Art Meditation, die eher energetisch und untersuchend, d.h. auf Selbsterkenntnis *(Ātma- vicāra)* ausgerichtet ist. Wieder andere Meditationen sind eher andächtig und sollen mit Gott, einem großen Lehrer oder einer höheren Macht vertraut machen. Bei manchen Meditationen werden *Mantras,* Gebete oder geistige Bilder benutzt.

Wenn der Geist bei der Meditation in einen Zustand des Friedens und der Ruhe gebracht ist, kann er sich selbst auf natürliche Weise erneuern, was negative Konditionierungen und emotionale Störungen ausschließt. Daher sollten alle *Doṣa*-Typen meditieren: Bei hohem *Vāta* hilft Meditieren, die Nerven zu beruhigen, bei hohem *Pitta* trägt es dazu bei, innere Hitze und Aggressionen abzukühlen, und bei vermehrtem *Kapha* können Schwere und Verhaftetsein des Körpers und Geistes gelöst werden.

6 Ayurvedische Therapie in der Praxis

Die ayurvedischen Krankheitsentitäten lassen sich nur schwer oder gar nicht mit modernen medizinischen Krankheitsdiagnosen gleichsetzen. Um sowohl dem wissenschaftlichen System des Ayurveda gerecht zu werden als auch für moderne Mediziner verständlich zu sein, werden daher im Folgenden die Erkrankungen nach Leitsymptomen eingeteilt. Die angegebenen modernen Krankheitsbezeichnungen dienen nur der besseren Verständlichkeit.

6.1 Gastrointestinale Erkrankungen

6.1.1 Sodbrennen – Amlapitta

Definition

Hierbei liegt *Pācaka-pitta* in übermäßig saurer Qualität vor. Unter physiologischen Bedingungen ist *Pitta* von saurem Geschmack, übermäßiges *Pitta* lässt sich mit Bitterstoffdrogen behandeln.
Beim Sodbrennen (Refluxösophagitis) fließt Magensäure nach oben und führt zur Entzündung der Schleimhaut der Speiseröhre. Hierdurch werden Schmerzen und ein „Brennen“ im Brustbereich hervorgerufen, das manchmal bis in den Rachenbereich hochsteigt. Begleitsymptome sind saures Aufstoßen, saurer Mundgeschmack, Übelkeit (eventuell mit Erbrechen) und Appetitverlust.

Ätiologie und Pathogenese

Sodbrennen kann auf eine übermäßige Produktion von Magensäure zurückzuführen sein. Die Ursache sind häufig salzige, saure, scharfe, fette oder gebratene Speisen, kohlensäurehaltige Getränke, aber auch zu viel Zucker oder Süßigkeiten, übermäßiger Alkoholkonsum und Rauchen. Mögliche Risikofaktoren sind außerdem Arbeiten in großer Hitze oder in der Nähe von Benzin-, Farb- und Giftgasdämpfen, die längerfristige oder hochdosierte Einnahme von Medikamenten (z. B. Entzündungshemmer wie Indometacin oder Analgetika wie Aspirin) sowie spätes Essen und langes Aufbleiben in der Nacht. Auch mentale Belastungen und Stress können eine Rolle spielen. Manchmal besteht eine Hiatushernie, bei der sich ein Teil des Magens durch das Zwerchfell hindurch in den Brustkorb verlagert. Weitere mögliche Ursachen sind z. B. autonome Neuropathien, Verengungen des Magenausgangs.

Aus ayurvedischer Sicht tritt Sodbrennen bei *Doṣa*-Störungen auf, besonders wenn *Pitta* beeinträchtigt ist. Wenn die scharfen und durchdringenden *Pitta*-Qualitäten gesund sind, ermöglichen sie eine angemessene Verdauung der Nahrung. Wenn jedoch die flüssige Qualität von *Pitta* zunimmt, wird *Agni* (d. h. seine Verdauungsfunktion) trotz der quantitativen Zunahme geschwächt, was Verdauungsstörungen nach sich zieht. Der normalerweise saure Geschmack von *Pitta* vermehrt sich und macht die Nahrung toxisch *(Vidagdhājīrṇa)* und führt so zu Hyperazidität.

Symptome

Im Ayurveda werden je nach *Pitta*-Richtung zwei Arten von Sodbrennen unterschieden: Bei der aufwärts gerichteten Hyperazidität führt der Säurefluss zu Brennen im Rachen oder hinter dem Brustbein (in der Herzgegend), schwachem *Agni* (Verdauungsstörungen) und Übelkeit. Die abwärts gerichtete Hyperazidität wirkt sich auf den Dünndarm aus und ruft als Hauptsymptome Diarrhöen oder weiche Stühle mit Schmerzen im Dünndarmbereich sowie Appetitverlust hervor.

Ūrdhvaga – nach oben gerichtet

Erbrechen von sehr saurem Material und grüner, gelblicher, blauschwarzer oder hellroter Substanzen, in der Regel gefolgt von dünnem und klebrigem Schleim (*Kapha*). Das Erbrechen kann während der Verdauung oder bei leerem Magen auftreten. Häufig kommt es zu bitterem oder saurem Aufstoßen mit Brennen im Bereich von Speiseröhre, Thorax und oberem Abdomen; möglicherweise auch zu Fieber vom *Kapha-Pitta*-Typ und zu kreisförmigen Hautausschlägen mit Juckreiz.

Adhoga – nach unten gerichtet

Durst, Brennen, Diarrhö, gelegentlich Schmerzen im Thorax, schlechte Verdauung, Schwitzen und gelbliche Haut. Auch Ohnmacht, Schwindel oder Wahnvorstellungen.
Die Störung kann aber pathogenetisch auch entsprechend dem jeweils beeinträchtigten *Doṣa* unterteilt werden[1]:

Vāta-Typ

Kribbelgefühl, Tremor, Delirium, Ohnmacht, Schwarzwerden vor den Augen, Schwindel und Wahnvorstellungen.

Kapha-Typ

Schweregefühl, Müdigkeit, Kraftverlust, Appetitverlust, Erbrechen, Zungenbelag, Kältegefühl und Hautjucken.

Vāta-Kapha-Typ

Hier zeigt sich eine Mischung der *Vāta-* und *Kapha-*Symptome.

Kapha-Pitta-Typ

Hier sind die *Kapha-*Symptome mit saurem Mundgeschmack, Erbrechen, Brennen im Bereich von Brust, Abdomen und Speiseröhre kombiniert.

Komplikationen

Hohes Fieber, akute Diarrhö, starke abdominale Schmerzen, Ödeme, Schwindel und Gewebeabbau. Häufig sind auch Magen- und Dünndarmgeschwüre.

Behandlung

Nach oben gerichteter Typ

Da die Erkrankung im Magen entsteht, ist induziertes Erbrechen die beste Behandlungsmethode bei dieser Art von Hyperazidität, sofern der Patient kräftig genug ist. Es werden bittere Emetika wie *Nimba* und *Paṭola* zusammen mit *Madanaphala* (in Pulverform) und Steinsalz eingesetzt (Y. R.).

---

1 Mādhava-Nidāna, 51.8–12

Die besten Mittel sind *Pravāla-bhasma* und *Pravāla-pañcāmṛta*. Sie können in einer Dosierung von 1–2 g täglich über 15 Tage verabreicht werden. Auch *Kāmadugha* und *Suvarṇamākṣika* (Eisensulphat) sind wirksame Rezepturen, ebenso wie *Avalehas* aus frischem Ingwer *(Ārdrakāvaleha)*. *Āmalakī*, z.B. *Āmalakyavaleha, Āmalakī Rasayana* oder *Ayucid* und *Kūṣmāṇḍa* lassen sich ebenfalls einsetzen.
Mit *Śatāvarī* lässt sich die saure Qualität von *Pitta* am besten reduzieren. Von Zubereitungen aus Ghee mit *Śatāvarī* (z.B. *Śatāvarī-ghṛta, Śatāvarī-maṇḍūra* oder *Śatāvarī-guḍa)* sollten einen Monat lang täglich 2–4 g verwendet werden.

Nach unten gerichteter Typ

Bei diesem Typ sind milde Purgativa wirksam, z.B. *Harītakī*, wie in *Triphalā* enthalten, *Niśottara, Drākṣā oder Yaṣṭīmadhu* (Süßholzwurzel). Ideal ist *Bhūnimbādi-kvātha* in einer Dosis von zweimal täglich 15–30 ml zusammen mit 125 mg *Śatāvarī-maṇḍūra*.

6.1.2 Gastritis – Āmāśaya-dāha

Definition

Entzündung der Magenschleimhaut, die auf eine Störung von *Pācaka-pitta* zurückzuführen ist und meist die Folge von vermehrter Produktion von Magensäure (Hyperazidität) ist.

Ätiologie und Pathogenese

Akute Gastritis

Die Hauptursachen der akuten Gastritis sind:

- Alkohol, Säuren, Medikamente wie Indometacin, Analgetika oder Entzündungshemmer
- Infektionen mit verschiedenen Gastroenteritiserregern z.B. Helicobacter pylori
- langfristiger Verzehr scharf gewürzter, sehr saurer und salziger Nahrungsmittel, z.B. Essigkonserven, Gepökeltes, Chilischoten
- Tabakrauchen, Arbeit in heißer Umgebung
- Hektik, Stress und falsche Ernährungsgewohnheiten mit unregelmäßigen oder späten Essenszeiten.

Chronische Gastritis

Die chronische Gastritis wird oft durch Infektion mit Helicobacter pylori ausgelöst. Weitere Ursachen sind toxische Reize wie langfristiger Konsum von Alkohol, Tabak und scharf gewürzten Speisen.

Behandlung

Akute Gastritis – Tīvrāmāśaya-dāha

Auf Gewürze, heiße und kalte Getränke sollte verzichtet und reizarme Nahrungsmittel bevorzugt werden.
Zu empfehlen ist die Einnahme von *Pravāla-pañcāmṛta,* viermal täglich (250 mg) in Milch oder Wasser eingerührt. *Śatāvarī* (1 g) kann vier- bis fünfmal täglich eingenommen werden.

Chronische Gastritis – Cirakāry-āmāśaya-dāha

Auf Nachtarbeit ist zu verzichten. Gewürzte Speisen, zu kalte und warme Getränke sind unbedingt zu meiden. Morgens kann Puffreis mit Rosinen gegessen werden. Abends empfiehlt es sich, trockene Feigen zusammen mit Milch oder Wasser zu sich zu nehmen.
Eine Mischung aus *Yaṣṭīmadhu* (Süßholzwurzel) und *Āmalakī* soll dreimal täglich eingenommen werden. Als mildes Laxans ist abends *Triphalā* (500 mg) zu empfehlen.

6.1.3 Diarrhö – Atisāra

Definition

Als Durchfall oder Diarrhö wird ein vermehrter Stuhlgang mit weichen oder wässrigen Stühlen bezeichnet. Häufig kommt es dabei zu abdominalen Krämpfen. In der Regel ist die Diarrhö nur ein Symptom anderer Störungen. Es kann sich auch um einen Versuch des Körpers handeln, auf diese Weise Toxine oder andere Substanzen aus dem Darm zu entfernen.
Bei einer vorübergehenden, kurz dauernden Diarrhö sind Ruhe, viel Trinken und einfache Hausmittel ausreichend. Wenn sie länger anhält, muss ein Arzt die Ursache diagnostizieren. Das wichtigste Problem bei länger dauernder Diarrhö ist – abgesehen von der Ursache – die drohende Dehydrierung und der Verlust von Elektrolyten und Nährstoffen.

Ätiologie und Pathogenese

Schwere, zu fette, scharfe oder flüssige Speisen, Nahrungsmittelunverträglichkeit, Verdauungsstörungen, toxische, keimhaltige Nahrung oder auch verunreinigtes Wasser sowie übermäßiger Alkoholkonsum können eine Diarrhö auslösen.[2] In Frage kommen auch Ernährungsfehler wie falsch zusammengestellte Nahrungsmittel oder schlechte Essgewohnheiten, z.B. zu hastiges Essen, ohne richtig zu kauen oder Essen, bevor die vorher aufgenommene Nahrung vollständig verdaut ist. Verdauungsstörungen durch zu viel kaltes Wasser, unreife Früchte und Gemüse oder Wurminfektionen sind weitere Ursachen für ein schwaches Verdauungsfeuer.

Diarrhöen sind mit einer Störung der *Doṣas* und des Wasserhaushalts verbunden. So wird z.B. durch gestörtes *Vāta* das Wasser aus den Zellen in den Darm geleitet, wo es das Verdauungsfeuer vermindert und dadurch zur Diarrhö führt.

Symptome

Es gibt verschiedene Typen von Diarrhöen mit unterschiedlichen Symptomen entsprechend den Auslösern:

- Störung einzelner *Doṣas (Vāta, Pitta* oder *Kapha)*
- Störung aller *Doṣas (Saṃnipātika)*
- *Āma* als Ursache
- emotionale Einflüsse wie Angst oder Trauer
- Störungen des Blutes.

Prodromalerscheinungen sind bei allen Typen Schmerzen im Bereich von Herz, Abdomen, Nabel oder Anus sowie Blähungen durch Gase. Zu den Allgemeinsymptomen gehören flüssige Stühle (5–10 pro Tag), Mundtrockenheit, Durst, Schwäche und Blähungen.

■ Vāta-Typ

Krämpfe und Blähungen durch reichliche Gasbildung im Abdomen. Ausscheidung von viel Wasser mit wenig fester Kotsubstanz. Im *Āma*-Stadium ist die Ausscheidung schaumig und flüssig und riecht faulig, meist treten Schmerzen während des Stuhlgangs auf. Im *Nirāma*-Stadium wird die Kotsubstanz wieder fester, bei gleicher Häufigkeit des Stuhlgangs. Rückenschmerzen, ein trockener Mund und leichte Atemnot sind die Begleiterscheinungen.[3]

---

[2] Mādhava-Nidāna, 3.1–3

[3] Caraka-Saṃhitā, Ci. 19.5 und Aṣṭāṅga-Hṛdaya-Saṃhitā, Ni 8.5–7

Pitta-Typ

Der Stuhl ist gelblich, grünlich oder schwärzlich und eventuell blutig gefärbt und übelriechend. Fieber, Durst und Brennen im Abdomen sowie Schwitzen sind möglich, aber nicht unbedingt immer vorhanden.[4]

Kapha-Typ

Häufige Ausscheidung kleiner, leicht öliger, weißlicher Stuhlmengen. Bei der Ausscheidung ist leichte Anstrengung nötig. Begleitend kommt es immer zu Schmerzen im Rücken, Abdomen und Rektum.[5]

Āma-Typ

Wegen der Toxine im Gastrointestinaltrakt ist der Stuhl ölig, klebrig und riecht faulig. Er ist schwer und versinkt im Wasser. Seine Farbe kann unterschiedlich sein, und häufig werden Teile der Nahrung gänzlich unverdaut ausgeschieden. In der Regel liegt Fieber vor.[6]

Psychische Auslöser

Bei bereits geschwächten Personen können emotionale Einflüsse wie z. B. Angst, Stress oder Ärger eine Diarrhö auslösen. Dazu kommt es, wenn sich Hitze im Gastrointestinaltrakt bildet und eine Blut- oder *Doṣa*-Störung hervorruft. Diese Diarrhö geht oft mit Blut im Stuhl, Fieber, Brennen, Schwindel und Schwitzen einher.[7]

Blut-Störung als Auslöser

Wenn Patienten mit einer Diarrhö vom *Pitta*-Typ weiter Nahrung zu sich nehmen, die *Pitta* vermehrt, kann sich eine Störung des Blutes entwickeln. Die Symptome bei diesem Typ von Diarrhö sind Blut im Stuhl, Fieber, Brennen oder Schmerzen in der Analregion und Schwitzen.[8]

---

[4] Suśruta-Saṃhitā, Uttaratantra 40.10

[5] Caraka-Saṃhitā, Cikitsāsthāna 19.73–74

[6] Suśruta-Saṃhitā, Uttaratantra 40.16

[7] Suśruta-Saṃhitā, Uttaratantra 40.13

[8] Caraka-Saṃhitā, Cikitsāsthāna 19.18

Komplikationen

Hohes Fieber, starke abdominale Schmerzen, Ödeme, Dyspnoe, Husten, Schluckauf und leichte Gelenkschmerzen sind die häufigsten Komplikationen. Hämorrhoiden, Diarrhö und Sprue *(Grahaṇī)* können sich gegenseitig bedingen und sollten daher angemessen behandelt werden.

Behandlung

Die ersten Maßnahmen bei jeder Diarrhö sind Fasten und Entgiftung. Anschließend sind Kräuter, die das Verdauungsfeuer fördern und anschließend adstringierende Kräuter einzusetzen. Kräuter, die die Stuhlganghäufigkeit beeinflussen, werden nur im Notfall gegeben. Der Patient sollte reichlich warmes Wasser mit *Trikaṭu,* warme Gemüsesuppe mit Steinsalz oder frische Buttermilch mit einer Prise *Trikaṭu* zu sich nehmen.
Die Entgiftung beim *Āma*-Typ sollte mit pflanzlichen alkalischen Substanzen erfolgen. Anschließend helfen sanfte Purgativa wie Rizinusöl, das restliche *Āma* aus dem Verdauungstrakt zu entfernen.
In akuten Fällen mit mehr als 10–15 Stühlen täglich werden adstringierende Kräuter eingesetzt. Am besten geeignet sind *Kuṭaja, Bilva,* das Harz von *Śālmalī, Madhuka, Dāruharidrā, Lodhra* und *Jambū.* Von diesen Adstringenzien wird zweimal täglich 1 Teelöffel gegeben (bis zu 15 Tage lang).

Vāta-Typ

Hier ist eine Anti-*Vāta*-Diät angezeigt. Zusammen mit Adstringenzien sollten, wenn nötig, Karminativa gegeben werden, z. B. *Elā* (Kardamom), *Hiṅgu* (Stinkasant) und Fenchel zu gleichen Teilen gemischt, zweimal täglich 1 Teelöffel mit warmem Wasser. Buttermilch ist ideal. Durch *Dāḍima* (Granatapfel, Samen und Schale) verringert sich die Zahl der Stuhlgänge. 15 Tage lang dreimal täglich 15 ml *Kuṭajāriṣṭa* einnehmen.

Pitta-Typ

Gebratene und stark gewürzte Speisen meiden und eine Anti-*Pitta*-Diät einhalten. Anfangs werden bittere Kräuter wie *Haridrā* (Kurkuma) oder *Dāruharidrā* zusammen mit *Bilva* und *Kuṭaja* eingesetzt. Ideal ist *Bilvādi-cūrṇa,* dreimal täglich 1 Teelöffel über 15 Tage.

Kapha-Typ

Alle Milchprodukte sollten gemieden und eine Anti-*Kapha*-Diät eingehalten werden. Anfangs Kräuter wie Chilies, *Śuṇṭhī* (Ingwer) und *Pippalī* (Langkornpfeffer) oder *Trikaṭu* einsetzen. Diese regen das Verdauungsfeuer an. Später werden *Dāruharidrā*, Brombeere, Storchschnabel, Eichenrinde und Krauser Ampfer verordnet. Sehr wirksam ist *Gaṅgādhara-cūrṇa* in einer Dosis von zweimal täglich 1 g für 15 Tage.

Chronische Diarrhö

Eine Diarrhö, die länger als zwei Wochen anhält und nicht auf die Behandlung anspricht, gilt als chronisch. Dabei ist der Körper aufgrund der ungenügenden Ernährung allgemein geschwächt und das Verdauungsfeuer sehr schwach. Mittel wie *Trikaṭu* oder Chilies können das Verdauungsfeuer stärken, im Anschluss daran sollten Adstringenzien eingesetzt werden.
Empfehlenswert sind Harze von *Palāśa, Mṛgaśṛṅgī, Śāla, Hrībera, Lajjālu, Jīraka* (Kreuzkümmel) und *Madhūka*. Ideal ist eine Mischung aus jeweils zwei dieser Mittel in einer Dosis von zweimal täglich 1 g für 15 Tage. Falls sie nicht erhältlich sind, können auch *Jātīphala* (Muskatnuss), Flohsamen, Himbeere, Weiße Seerose, Samen von *Padma* (indischer Lotus) und Enzian verwendet werden. Außerdem empfehlenswert sind *Bilvādi-cūrṇa* oder *Kuṭajāvaleha*, jeweils 1 Teelöffel zweimal täglich für 1 Monat, oder *Babbūlādyariṣṭa*, dreimal täglich 15 ml für 1 Monat.
Wirksam ist auch *Patrāṅgāsava*, das in einer Dosis von zweimal täglich 15 ml für 1 Monat einen Rückfall vermeiden hilft.

Ernährungshinweise
Alle Nahrungsmittel meiden, die *Kapha* und *Āma* vermehren, wie z.B. Käse, gebratene, fette und schwere Speisen, Fleisch und Süßigkeiten.
Empfehlenswert sind Reis, *Mudga* (Mung-Bohnen), Buttermilch, gekochtes Gemüse und warmes Wasser.

6.1.4 Kolitis – Pravāhikā

Definition

Entzündliche Erkrankung des Dickdarms (Kolon). Eine chronische Form mit ulzerösem Befall der Schleimhaut und der Submukosa des Kolons ist die Colitis ulcerosa.

Ätiologie und Pathogenese

Im Ayurveda sieht man die Kolitis als eine Störung aufgrund von vermehrtem *Pitta* im Kolon. Der Dickdarm ist der Hauptsitz von *Vāta*. Hier werden Nährstoffe aus dem verdauten Speisebrei absorbiert und schließlich noch Wasser entzogen.
Die genauen Ursachen dieser Erkrankung sind nicht bekannt. Sie gilt daher als idiopathisch. Aber vermutlich sind falsche Essgewohnheiten, längerfristiger Verzehr von Fertiggerichten, viel Fleisch sowie ballaststoffarmer Nahrung und Darminfektionen die Hauptursachen. Auch erbliche Faktoren, psychische Belastungen und Stress, immunologische Störungen und Allergien (z. B. gegen Gluten oder Milchprodukte) können beteiligt sein.

Symptome

Typisch sind Dyspepsie, abdominale Schmerzen und Druckempfindlichkeit des Kolons, Diarrhö mit oder ohne Auflagerungen von Schleim und/oder Blut sowie das Gefühl, dass die Schmerzen durch Defäkation gelindert werden. Auch Fieber, Appetitlosigkeit, Übelkeit, Erbrechen und Gewichtsverlust können auftreten. Bei manchen Patienten entwickeln sich auch allergische Hauterkrankungen wie z. B. Ekzeme. Häufig verschlimmern und verbessern sich die Symptome periodisch ohne ersichtlichen Grund. Wenn der Patient das Gefühl hat, dass die Behandlung langsam Erfolg hat, können sich die Symptome bei einem neuen Schub plötzlich wieder verschlimmern. Wird eine Kolitis nicht entsprechend behandelt, so können sich aufgrund der gestörten Nährstoffaufnahme Komplikationen wie z. B. eine Anämie entwickeln.

Behandlung

Alle Nahrungsmittel und Speisen, die zu einer Kolonreizung führen oder eine Störung von *Pitta* und Blut verursachen könnten, müssen gemieden werden.
Ausgezeichnet wirksam sind Kräuter wie Wurzel von *Śatāvarī, Yaṣṭīmadhu* (Süßholzwurzel), *Daśamūlāriṣṭa, Balā* und *Śālmalī,* bei Colitis ulcerosa außerdem *Candana* (Sandelholz). Je nach Symptomen und Schwere der Erkrankung können auch *Pañcakarma*-Maßnahmen wie Einläufe mit Sesamöl abwechselnd mit reinigenden Einläufen angewandt werden. Reinigend und entzündungslindernd sind z. B. Einläufe mit *Śatāvarī* und *Yaṣṭīmadhu* (Süßholzwurzel).

Vāta-Typ

Hier sind z. B. reinigende Einläufe mit *Daśamūla* zu empfehlen. Innerlich können 15 ml *Daśamūlāriṣṭa* dreimal täglich eingenommen werden.

Pitta-Typ

Zur *Pitta*-Beruhigung sind *Śatāvarī*, *Yaṣṭīmadhu* (Süßholzwurzel), *Kuṭaja*, *Dūrvā*, *Padma* (Lotus) und *Sārivā* gut geeignet. Empfohlen wird z. B. 1 g einer Mischung aus *Āmalakī*- und *Śatāvarī*-Pulver (zu gleichen Teilen) mit (einem halben Teil) Süßholzwurzelpulver zweimal täglich für einen Monat. Auch das Präparat Ayucid (2-0-2) ist hier gut geeignet.
Bei Blut im Stuhl scheinen Einläufe mit *Mocarasa* (*Sālmalī*-Harz), Milch und Ghee eine ausgezeichnete Wirkung zu entfalten.

Kapha-Typ

Bei diesem Typ werden 15 ml *Kuṭajāriṣṭa* dreimal täglich gegeben.
Bei Colitis ulcerosa kann möglicherweise ein zusätzlicher tonisierender Einlauf *(Bṛṃhaṇa-Basti)* aus Milch, Ghee und einem Dekokt von *Sārivā*, *Yaṣṭīmadhu* (Süßholzwurzel), und *Mocarasa* (*Sālmalī*-Harz) die Abheilung der Geschwüre unterstützen.

6.1.5 Verdauungsstörung – Ajīrṇa

Definition

Eine Verdauungsstörung ist nach ayurvedischer Auffassung dadurch gekennzeichnet, dass die Nahrung aufgrund schwacher Verdauungskräfte oder anderer Ursachen nicht richtig verdaut werden kann.[9]

Ätiologie und Pathogenese

Alle Ursachen für eine Schwächung der Verdauungskräfte führen auch zu Verdauungsstörungen. Dazu gehören auch übermäßiges Essen und Trinken, der Verzehr von zu schweren, sehr fetten Speisen oder von Nahrungsmitteln, die abgestanden oder zu kalt sind, zu viel Flüssigkeit oder kalte Ge-

[9] Mādhava-Nidāna, 6.5–14

tränke – nach der Nahrungsaufnahme oder auch sonst tagsüber – sowie häufiger Konsum von Tee und Kaffee.[10]
Verdauungsstörungen können auch als Symptom bei folgenden Erkrankungen auftreten: bei Anomalien von Ösophagus, Magen oder Duodenum, bei Achlorhydrie oder Ulcus pepticum, bei systemischen Erkrankungen wie Lungentuberkulose, Anämie, Urämie oder Hyperthyreose.
Wenn die Kraft des Verdauungsfeuers *(Agni)* geschwächt ist, kann die Nahrung nicht richtig verdaut werden. Bei Verdauungsstörungen sind *Pācaka-Pitta, Samāna-vāyu* und *Kledaka-kapha* beeinträchtigt.

Typen

- Bildung von *Āma – Āmājīrṇa*
- gestörtes *Pitta – Vidagdhājīrṇa*
- gestörtes *Vāta – Viṣṭabdhājīrṇa*
- Beeinträchtigung des Appetits durch im Blut zirkulierende Nahrungsreste – *Rasaśeṣājīrṇa*
- verzögerte Verdauung – *Dinapāky-ajīrṇa*

Symptome

Āma-Typ

Abdominales Druckgefühl, Übelkeit, Aufstoßen. Möglicherweise leichte Ödeme im Gesicht (Wangenbereich und unter den Augenlidern).

Vāta-Typ

Unterschiedliche Schmerzen und Beschwerden im Abdomen und überall sonst im Körper (Kopfschmerzen, Rückenschmerzen etc.), Gasbildung im Abdomen, Obstipation und Wahnvorstellungen.

Pitta-Typ

Brennendes Gefühl im Magen, Erbrechen, Schwindel, saures oder scharfes Aufstoßen und Schwitzen.

Beeinträchtigung des Appetits – Rasaśeṣājīrṇa

Die im Blut zirkulierenden Nahrungsreste verursachen Dyspepsie und Appetitverlust.

---

[10] Caraka-Saṃhitā, Cikitsāsthāna 15.45

Behandlung

Im Allgemeinen sind beim *Āma* - bzw. *Kapha*-Typ Fasten oder induziertes Erbrechen angezeigt, beim *Pitta*-Typ induziertes Erbrechen, beim *Vāta*-Typ warme Umschläge und bei Appetitstörungen durch im Blut zirkulierende Nahrungsreste eine leichte Diät.

Āma-Typ, Kapha-Typ

Bei wenig *Āma* ist Fasten als Behandlungsmethode geeignet. Wenn reichlich Toxine *(Āma)* und exzessives *Kapha* vorhanden sind, sollten besser induziertes Erbrechen und Reinigungsverfahren angewandt werden. Kräuter der Wahl sind Gewürze wie *Marica* (schwarzer Pfeffer), *Śuṇṭhī* (Ingwer), *Pippalī* (Langkornpfeffer), die zusammen *Trikaṭu* bilden, *Lavaṅga* (Gewürznelken) und Chilies. Von *Vajrakṣāra* oder *Sūryakṣāra* (pflanzliche alkalische Mittel) sollten zweimal täglich 100 mg über 7 Tage eingenommen werden. Auch *Citraka-guṭikā* kann eingesetzt werden, um *Āma* zu beseitigen.

Vāta-Typ

Eine Ganzkörper-Schwitztherapie ist hier empfehlenswert. Kräuter der Wahl sind Karminativa wie *Hiṅgu*, *Laśuna* (Knoblauch), *Haridrā* (Gelbwurz, Kurkuma), *Śuṇṭhī* (Ingwer), *Tvak* (Zimt), *Lavaṅga* (Gewürznelken) und *Elā* (Kardamom). Sie werden jeweils in Dosen von 150 mg zweimal täglich für 15 Tage verabreicht.

Pitta-Typ

Bei kräftigen Patienten kann eine Behandlung durch induziertes Erbrechen erfolgreich sein.

Appetitstörungen – Rasaśeṣājīrṇa

Medizinische Weine wie *Drākṣāriṣṭa* (4 Teelöffel mit der gleichen Menge Wasser gemischt vor den Mahlzeiten) oder *Jīrakāriṣṭa* (15 ml zweimal täglich) eignen sich zur Behandlung. Gut wirksam sind auch 1–3 g *Hiṅgvaṣṭaka* mit warmem Wasser nach den Mahlzeiten. Als „westliche" Kräuter sind Wacholderbeeren, Orangenschalen, Oregano und Thymian zu empfehlen.

6.1.6 Obstipation – Malaviṣṭambha

Definition

Obstipation könnte man als Ansammlung von Toxinen im Kolon aufgrund unzureichender Ausscheidung definieren. Oft wird sie durch zu seltenen oder erschwerten Stuhlgang hervorgerufen. Bei weniger als zwei Stuhlentleerungen pro Woche spricht man von Obstipation.
Obstipation unterschiedlichen Grades ist eine weit verbreitete Störung, da die moderne Lebensweise eine der Hauptursachen ist: falsche Ernährung, zu geringe Flüssigkeitsaufnahme, Mangel an Bewegung, Stress (auch Überarbeitung) und Unruhe. Denn die Verdauung hängt von der Ernährungsweise und der allgemeinen Aktivität des Einzelnen ab.

Ätiologie und Pathogenese

Regelmäßiger Stuhlgang am Morgen ist wichtig. Der Stuhl sollte auf dem Wasser schwimmen, denn wenn er sinkt, klebrig ist oder stinkt, weist dies auf *Āma* oder Toxine im Kolon hin. Die moderne Lebensweise mit spätem Aufstehen und sofortigem Arbeitsbeginn verhindert häufig, dass sich ein gewohnheitsmäßiger Rhythmus entwickelt. Alle Menschen mit *Vāta*-Konstitution neigen zur Obstipation. Der Grund liegt hauptsächlich in den Essgewohnheiten, d. h. durch späte Mahlzeiten nach Sonnenuntergang oder schwer verdauliche Nahrungsmittel werden im Kolon Toxine gebildet. Zu wenige Ballaststoffe in der Nahrung, zu viel Kaffee und Tee, trockene Nahrungsmittel wie Hülsenfrüchte sowie kalte Getränke und Rauchen tragen ebenfalls zur Obstipation bei. Begünstigt wird sie auch durch Faktoren wie geringe Flüssigkeitsaufnahme, langes Aufbleiben in der Nacht, Schlaflosigkeit, Stress, Nervosität, Sorgen, Trauer und Ängste. Besonders ältere Menschen leiden häufig an Obstipation. Verstopfung kann auch medikamentös ausgelöst werden (z. B. Antidepressiva) oder als Folge anderer Erkrankungen des Darmes auftreten (chronisch entzündliche Darmerkrankungen und Tumoren).

Symptome

Die Zunge ist ein Spiegel unserer Verdauung. In der Regel zeigt sich beim Aufstehen am Morgen ein leicht weißlicher Belag auf der Zunge, der sich aber abkratzen lässt (das sollte wie das Zähneputzen Teil der Morgenhygiene sein).

Vāta-Typ

Bräunlicher Zungenbelag, der sich nicht abkratzen lässt. Möglicherweise Unwohlsein, Schmerzen im Abdomen, Gasbildung, harte Stühle und schwaches Verdauungsfeuer.

Pitta-Typ

Bei diesem Typ sind die Stühle hart und leicht gelblich gefärbt, der Stuhlgang ist oft mit einem brennenden Gefühl verbunden. Zu scharf gewürzte Speisen, große Hitze durch Sonneneinwirkung und zu geringe Wasserzufuhr sind die Hauptursachen.

Kapha-Typ

Die Stühle sind weißlich, eventuell bilden sich Gase im Abdomen. Es finden sich weißlicher Zungenbelag und Mundgeruch. Die Beschwerden können auf Blockaden im Kolon oder zu viel Schleim im Darm zurückzuführen sein. Daraus resultiert auch ein Schweregefühl im Kolon, mit Lethargie und schwachem Verdauungsfeuer.

Behandlung

Akute Obstipation

Zur unmittelbaren Erleichterung empfiehlt es sich, einen Einlauf mit 60–70 ml warmem Sesamöl durchzuführen. Das Abdomen kann auch mit Sesamöl massiert und mit einer warmen Packung behandelt werden. Falls das nicht geht, sollte man Glycerin-Zäpfchen applizieren. Weißer Zungenbelag zeigt an, dass sehr viele Toxine im Kolon vorliegen. In dem Fall sind Fasten, Anti-*Āma*-Diät und entgiftende Kräuter einzusetzen. Sobald die Verdauung angeregt ist, kann man starke Purgativa wie Sennablätter, Rhabarber oder Rizinusöl geben.

Chronische Obstipation

Chronische Obstipation darf nicht mit Laxativa oder Purgativa behandelt werden, da der dauerhafte Gebrauch von Abführmitteln das Kolon zu stark austrocknet, was wiederum die Obstipation verstärkt. Günstig ist dagegen *Triphalā*. Es wird in einer Dosierung von 1–3 g abends mit warmem Wasser eingenommen. *Triphalā* ist ein Nährmittel, welches gemäß den traditionellen Schriften, verjüngende Wirkung auf die Zellen hat. Auch *Abhayāriṣṭa* ist ein ausgezeichnetes Mittel, das einen Monat lang in einer Dosis von 30 ml zweimal täglich verabreicht wird.

Es wird auch dazu geraten, drei Monate lang täglich abends ein Glas warme Milch mit 1 Teelöffel Ghee zu trinken bzw. 4 Teelöffel warmes Sesamöl einzunehmen.

Ernährung

Eine entsprechende Ernährungsumstellung ist unbedingt notwendig. Es wird empfohlen, reichlich Gemüse (gekocht oder roh), viel Obst sowie ölige und ballaststoffreiche Nahrungsmittel zu essen. Unregelmäßige Ernährungsgewohnheiten führen zu Obstipation, daher sind regelmäßige Essenszeiten wichtig. Man sollte auch vermeiden, bis spät in die Nacht hinein zu arbeiten. Auf ausreichende Flüssigkeitszufuhr ist unbedingt zu achten. Im Ayurveda wird Wasser bevorzugt aus Kupfergefäßen getrunken. Ein Kupfergefäß wird abends mit Wasser gefüllt, und am Morgen trinkt der Patient davon so viel wie möglich. Das unterstützt die Ausscheidung, denn es werden reflektorisch gastrointestinale Kontraktionen („Kolikreflex") ausgelöst. Die Wirkung tritt nicht sofort ein, doch nach 3–4 Wochen sollte sich die Darmfunktion wieder normalisiert haben.

Vāta-Typ

Obstipation tritt besonders bei Menschen mit *Vāta*-Konstitution sowie bei älteren Patienten auf, da mit zunehmendem Alter *Vāta* zunimmt. Hilfreich ist eine Anti-*Vāta*-Diät mit öligen Speisen, Nüssen, gekochtem Gemüse, Sesamöl, Ghee und viel warmem Wasser. Denn wenn der Darm entsprechend „geschmiert" wird, verringert sich das Problem der Obstipation. Auch *Vāta*-Tees mit *Śuṇṭhī* (Ingwer), *Yaṣṭīmadhu* (Süßholzwurzel), und *Elā* (Kardamom) oder mit *Hiṅgu* und *Trikaṭu* unterstützen die Verdauung. Am besten geeignet sind Einläufe mit 60–70 ml Sesamöl, die jeden zweiten Tag abends gemacht werden sollten. Falls dies allein nicht ausreicht, können alternierend reinigende Einläufe mit einem Dekokt aus *Balā* (Sida cordifolia), *Miśreya* (Fenchel) und *Elā* (Kardamom) mit etwas Sesamöl und Honig eingesetzt werden. *Vāta*-Typen sollten jeweils abends 1–3 g Ballaststoffe wie Kleie, *Atasī* (Leinsamen) oder Flohsamen *(Isabgol)* mit Milch oder Fruchtsaft einnehmen.

Pitta-Typ

Hier ist es wichtig, eine Anti-*Pitta*-Diät einzuhalten. Bei diesem Typ resultiert die Obstipation aus einem Überschuss an *Pitta,* z. B. aufgrund einer Entzündung. In dem Fall helfen reinigende Einläufe mit *Madhuka* (Süßholzwurzel), und *Śatāvarī.* In der Regel sind bittere Kräuter mit kühlender

Wirkung empfehlenswert, z. B. *Kumārī* (Aloe), Sonnenhut, Enzian, Rhabarber und Krauser Ampfer jeweils in Dosen von 1–3 g täglich, bis eine Besserung eintritt.

Bei abdominalen Schmerzen muss vor dem Einsatz starker Purgativa immer geprüft werden, ob keine Appendizitis vorliegt. In dem Fall sind starke Purgativa kontraindiziert, da sie zu einer lebensgefährlichen Perforation führen könnten.

Kapha-Typ

Hier ist es wichtig, eine Anti-*Kapha*-Diät einzuhalten. Der Patient sollte Basmati-Reis, Brot, rohes Gemüse und Obst wie Äpfel, Bananen, Zwetschgen, Weintrauben oder Kirschen zu sich nehmen. Bei diesem Typ ist es besser, keine ballaststoffreichen Laxativa, sondern bevorzugt starke Purgativa wie Glaubersalz, Sennesblätter oder Rhabarber einzusetzen, jeweils in einer Dosis von 1 g täglich abends für 3 Wochen.

6.1.7 Anorexie – Arocaka

Definition

Anorexie bedeutet wörtlich übersetzt „Appetitmangel". Bei der Anorexie handelt es sich um eine psychophysiologische Störung, von der in der Regel Mädchen und junge Frauen betroffen sind. Sie kann unter anderem durch eine starke und anhaltende Abneigung gegen Nahrung oder sogar Unfähigkeit zur Nahrungsaufnahme charakterisiert sein. Begleitend kann es zu spontanem Erbrechen, Auszehrung sowie weiteren damit verbundenen Störungen kommen.
Appetitmangel kann als Begleitsymptom bei zahlreichen Erkrankungen auftreten, z. B. bei Anämie, chronischem Fieber, Tuberkulose, Erkrankungen des Gastrointestinaltrakts, schwachem Verdauungsfeuer, Obstipation, Neurosen, Angstzuständen, Bewegungsmangel.

Ätiologie und Pathogenese

In der Regel gibt es kein Nahrungsmittel und keine Geschmacksrichtung, die verlockend genug sind, den Appetit wieder anzuregen. Manchmal wird das Verdauungsfeuer so schwach, dass der Magen die Nahrung nicht mehr aufnehmen kann und alle Speisen erbrochen werden.

Symptome

Unspezifische Allgemeinsymptome sind Schweregefühl und Gasbildung im Abdomen, Flatulenz, Aufstoßen, faulig riechende oder schlecht geformte Stühle sowie Lethargie.
Begleitsymptome je nach Typ:

Vāta-Typ: Schlaflosigkeit, Angst, Nervosität, Palpitationen
Pitta-Typ: Geschmacksverlust, übermäßiger Durst, Schwitzen
Kapha-Typ: Übelkeit, Erbrechen, Schweregefühl im Magen.

Behandlung

Wenn Appetitmangel als Symptom einer anderen Erkrankung auftritt, sollte die zugrunde liegende Krankheit behandelt werden.

Hinweise
- Ein- bis zweitägiges Fasten hilft das Verdauungsfeuer zu stimulieren. Anschließend sollte man den Nahrungsaufbau mit einer Suppe aus Gemüse oder *Mudga* (Mung-Bohnen) starten und langsam bis zur normalen Ernährung steigern.
- Es ist wichtig, tagsüber nicht zu schlafen und
- nicht zu viel Wasser zu trinken.
- Für regelmäßige Bewegung sorgen.

Äußerlich

Ganzkörper-Massage mit Sesamöl und Schwitztherapie.

Innerlich

Zweimal täglich sollten 500 mg bis 1 g Chili, *Miśreya,* Anissamen, Gelbholz, *Tvak* (Zimt), Śuṇṭhī (Ingwer), *Marica* (schwarzer Pfeffer) oder *Hiṅgu* mit warmem Wasser eingenommen werden. Dazu wird 15 Tage lang wird dreimal täglich 1 Teelöffel *Hiṅgvaṣṭaka* oder *Bhāskara-lavaṇa* mit warmem Wasser oder frischer Buttermilch verabreicht.
Appetitanregend wirken auch saure Früchte wie *Dāḍima* (Granatapfel) und Mangostane.

- **Vāta- und Kapha-Typen** sollten zweimal täglich 15 ml *Drākṣāsava* vor den Mahlzeiten oder *Aravindāsava* zu den Mahlzeiten einnehmen.

- **Bei Leberstörungen:** 2 Teelöffel *Aloe-vera*-Gel dreimal täglich.
- **Bei schlechter Verdauung:** Abends 1 Teelöffel *Triphalā*-Pulver mit lauwarmem Wasser.

6.2 Erkrankungen von Leber und Gallenblase

6.2.1 Hepatitis – Yakṛt-dāha

Definition

Entzündung der Leber.

Ätiologie und Pathogenese

Bei Hepatitis handelt es sich um eine *Rañjaka-pitta*-Störung und *Pācaka-pitta*-Störung der Leber und des hämopoetischen Systems im Allgemeinen. Sie kann entweder auf Infektionen mit Bakterien, Viren oder Protozoen wie Amöben zurückzuführen oder toxisch bedingt sein, unter anderem durch verschiedene Medikamente wie z. B. Phenylbutazon, Alkohol, systemische Pneumonien oder Septikämie. Am gefährlichsten ist die Virushepatitis. Bei Hepatitis Typ A erfolgt die Infektion über Nahrungsmittel und Getränke, während Typ B, C und E meist durch Blut oder Sexualkontakte übertragen werden.

Symptome

Eine akute Hepatitis aufgrund einer viralen Infektion ist mit plötzlichem, hohem Fieber und in der Regel mit Gelbsucht und einem toxischen Zustand verbunden.

Es handelt sich um eine schwere Störung, die ohne entsprechende Behandlung tödlich verlaufen kann.

Bei einer chronischen Hepatitis ist der Verlauf langsamer. Anfangs kommt es zu unspezifischen Symptomen wie Übelkeit, Erbrechen, abdominalen Schmerzen und Schweregefühl im Abdomen nach dem Essen. Es kann auch

leichtes Fieber vorliegen. Schließlich tritt Gelbsucht auf, häufig mit Juckreiz der Haut, und der Urin verfärbt sich dunkelgelb.
Diese Form kann in Zirrhose oder Leberkrebs übergehen, wenn sie nicht entsprechend behandelt wird. Häufig kommt es im weiteren Verlauf zu einer Degeneration der Leberzellen, die zu einer Pfortaderhypertonie führt. In diesem Fall klagt der Patient über Appetitverlust, Schweregefühl, Übelkeit, Gewichtsverlust und Magenschmerzen nach dem Essen.

Behandlung

Akute Form

Wichtig ist, absolute Bettruhe einzuhalten. Eine Anti-*Pitta*-Diät ist zu empfehlen, während alle öligen, scharf gewürzten und gebratenen Speisen zu meiden sind. Im Anfangsstadium darf kein Fett in Form von Käse und Butter gegessen werden, selbst Milch und Ghee sind zu meiden. Günstig sind dagegen grüne Gemüse, Sprossen, Suppen mit *Mudga* (Mung-Bohnen) oder gekochtem Gemüse und Steinsalz. Gegen Brechreiz hilft es, *Śaṅkhabhasma* (oxidierte Muschel-Asche) und Sirup von *Vṛkṣāmla* mit Kristallzucker schluckweise einzunehmen. Sobald sich der Appetit normalisiert hat, kann *Khicarī,* ein Gericht aus Mung-Bohnen und Reis, gekocht mit etwas Ghee und *Haridrā* (Kurkuma), gegeben werden.
Bei **leichtem Fieber** sind Kräuter günstig, die das Blut reinigen, die Gallensekretion anregen (Cholagoga), eine sanft laxierende Wirkung haben und *Pitta* besänftigen.
Bei **Virushepatitis** ist *Tāmalakī* besonders wirksam. Es kann in einer Dosierung von 1–3 g täglich für einen Monat gegeben werden. Erste Studien haben gezeigt, dass es besonders bei Hepatitis B und C sehr wirksam ist. Es ist auch im Nahrungsmittel Nirūri B enthalten. Von den in Europa leicht erhältlichen Kräutern mit bitterem Geschmack und Wirkung auf die Leber sind Kanadische Gelbwurzel, Enzian, Rhabarber, Berberitze, Cascararinde, Krauser Ampfer und Färberwaid ebenfalls sehr wirksam.

Chronische Form

Die Behandlung sollte hier darauf ausgerichtet sein, die Verdauungskraft zu stärken sowie das Gewebefeuer (*Dhātvagni*) zu vermehren, das seinen Sitz in der Leber hat. Ausreichend Ruhe und eine strikte Befolgung der Ernährungsrichtlinien sind Voraussetzung für eine rasche Erholung. Als unterstützende Maßnahme empfiehlt sich die Einnahme von *Ārogyavardhiṇī* (2-0-2).

Kräuter der Wahl sind *Bhṛṅgarāja*, *Kaṭukā*, *Dāruharidrā*, *Guḍūcī*, *Kumārī* und *Śarapuṅkha*. Jeweils zwei dieser Kräuter werden zu gleichen Teilen gemischt und in einer Dosis von 1–2 g täglich einen Monat lang eingenommen. Man kann auch einen Monat lang zweimal täglich 250 mg *Rohītaka-lauha* (Tabletten) zusammen mit dreimal täglich 15 ml *Rohītakāriṣṭa* einnehmen.

6.2.2 Zirrhose – Yakṛt-śoṣa

Definition

Bei diesem Zustand ist das Lebergewebe so umgebaut, dass die normalen Leberzellen durch eine gleichförmige Fibrose ersetzt sind.

Ätiologie und Pathogenese

Die Störung der Leber lässt sich auf übermäßiges *Vāta* zurückführen. Man unterscheidet eine atrophische *(Laënnec)*, postnekrotische und biliäre Form der Zirrhose. Die *Laënnec*-Zirrhose, die auch als portale, alkoholische oder Fettleber-Zirrhose bezeichnet wird, kann durch Toxine wie Alkohol verursacht sein. Die postnekrotische Zirrhose kann viral (z. B. Hepatitis B) sowie medikamentös (z. B. Methotrexat) bedingt sein. Der biliären Form liegen Blockaden der Gallenkanäle durch Steine, Verengungen, Mangelernährung oder genetische Faktoren zugrunde. Bei Kindern gibt es eine besondere Form, die als infantile Leberzirrhose bezeichnet wird.

Symptome

Dyspepsie, leichtes Fieber, Gewichtsverlust, Ikterus, Lebervergrößerung (Hepatomegalie), Hämatemesis, Anämie und portale Hypertonie, die zu Aszites führt.

Behandlung

Zahlreiche ayurvedische Kräuter wie *Tāmalakī*, *Kāsamarda*, *Murā*, *Bhūnimba*, *Karīra* (Kapernstrauch), *Kāsanī* (Wegwarte) und *Śarapunkha* zeigen eine viel versprechende Wirkung.
Besonders gut geeignet ist dreimal täglich 15 ml *Rohītakāriṣṭa* für einen Monat. Es ist immer gut, ein mildes Laxativum wie *Avipattikāra-cūrṇa* einzusetzen (1 g Pulver täglich am Abend mit warmem Wasser einnehmen).

Es gibt auch zahlreiche westliche Kräuter, die verwendet werden können, um die Leber zu reinigen, Blockaden zu beseitigen, die Leberzellen zu entgiften und die Leberfunktion zu stärken. Dabei handelt es sich in erster Linie um bittere Kräuter wie Enzian, Berberitze, Löwenzahn und Kanadische Gelbwurzel. Auch viele grüne Kräuter wie Brennnessel, Vogelmiere und Beinwell sind günstig.

6.2.3 Gallensteine und Gallenblasenentzündung

Definition

Gallensteine sind Konkremente, die sich in den Gallenwegen und vor allem in der Gallenblase bilden. Da Gallensteine und Cholezystitis in der Regel gemeinsam auftreten, werden sie hier auch gemeinsam abgehandelt.

Ätiologie und Pathogenese

Eine akute Entzündung der Gallenblase ist immer auf Gallensteine zurückzuführen. Betroffen sind häufig Frauen im Alter zwischen 40 und 50 Jahren, die Kinder geboren haben und unter Fettleibigkeit sowie Flatulenz leiden. Wegen der Zunahme von *Vāta* kommt es zu einer *Pitta*-Störung mit Austrocknung und Steinbildung.

Symptome

Bei akuter Cholezystitis treten starke Kolikschmerzen im Abdomen auf, begleitet von Übelkeit und Erbrechen. Gelegentlich kommt es statt der Gallenkoliken zu einem abdominalen Druckgefühl mit Schmerzen, die bis in den Rücken ausstrahlen können. Anfangs besteht eventuell Fieber mit Frösteln.
Bei chronischer Cholezystitis ist ein dumpfer Schmerz im rechten Hypochondrium mit Spannungsgefühl und Dyspepsie das vorherrschende Symptom. Wenn Gallensteine vorhanden sind und sich verklemmen, kommt es im akuten Anfall zu sehr heftigen Kolikschmerzen, die häufig in den Rücken ausstrahlen, mit Übelkeit und Erbrechen. Die Verlegung des Gallengangs führt zu Gelbsucht mit Juckreiz sowie Druckempfindlichkeit im rechten Hypochondrium.

Behandlung

Cholagoga sind Kräuter, die die Gallensekretion in der Leber anregen. Dazu gehören z. B. *Kaṭutkī*, *Dāruharidrā*, *Āmalakī*, *Śarapuṅkha*, *Bhṛṅgarāja*, *Guḍūcī* und *Kirātatiktaka*. Jedes dieser Kräuter kann in einer Dosierung von 1–2 g täglich für 15 Tage gegeben werden.
Da es sich um eine *Pitta*-Störung handelt, sollten außerdem bittere Purgativa wie Rhabarber zur Reinigung von *Pitta* eingesetzt werden. Außerdem sollte 15 Tage lang 1 g *Avipattikāra*-Pulver zweimal täglich gegeben werden.
Um *Pitta* auszugleichen, können 2 Tabl. *Ārogyvardhiṇī* mit dem Essen eingenommen werden, zur Verkleinerung der Gallensteine empfiehlt es sich, zwei Monate lang Kupferoxid in einer Dosis von zwei- oder dreimal täglich 50 mg, einzunehmen.
Empfehlenswert sind auch *Kumārī* (Aloe vera), sowie Enzian und Kanadische Gelbwurzel.

Hinweise
In akuten Fällen ist eine Anti-*Pitta*-Diät einzuhalten. Ölige und fette Speisen müssen vermieden werden. Papayasaft (mit Schale und Samen püriert) ist das beste Hausmittel zum Auflösen von Gallensteinen; man trinkt davon täglich 100 ml morgens zwei Stunden vor dem Frühstück. Er schmeckt zwar bitter, hat sich aber bei regelmäßiger Einnahme über sieben Tage hinweg als sehr wirksam erwiesen.

6.3 Herz-Kreislauf- und Blut-Erkrankungen

6.3.1 Hypertonie – Dhamanī-praticaya

Caraka hat diese Erkrankung unter den *Nānātmaja*-Störungen von *Kapha* aufgeführt. Diese werden im Gegensatz zu *Sāmānyaja*-Krankheiten, die durch Störung mehrerer *Doṣas* verursacht werden, durch Störungen eines einzelnen *Doṣa* hervorgerufen. *Dhamanī-praticaya* bezeichnet eine Verhärtung der Gefäße und wird nach *Caraka* als eine Störung von *Kapha* klassifiziert.[11]

[11] Caraka-Saṃhitā, Sūtrasthāna, 20.17ff

Definition

Unter arterieller Hypertonie versteht man eine Erhöhung des arteriellen Blutdrucks, die über den normalen Bereich hinausgeht. Normalerweise liegt der Blutdruck bei 120 (systolisch) zu 80 mmHg (diastolisch). Grenzwertig sind Werte zwischen 140/90 mmHg und 160/95 mmHg, oberhalb dieser Werte beginnt die Hypertonie.

Ätiologie

Hypertonie ist eine Störung, die alle *Doṣas*, das Herz und die Blutgefäße umfasst. Es gibt zwei Formen: die essentielle (primäre) und die sekundäre Hypertonie. Mit fortschreitendem Alter steigt auch die Obergrenze des systolischen Blutdrucks an. Die genauen Ursachen des essentiellen Bluthochdrucks sind nicht bekannt. Die sekundäre Hypertonie hängt mit Erkrankungen von Nieren, Herz, Gehirn oder Hormonstörungen zusammen. Psychische Faktoren wie Stress und Belastung spielen bei beiden Formen eine wichtige Rolle.

Behandlung

Vāta-Typ

In der Regel sind Sorgen, Ängste, Stress und Belastungen die Hauptursachen. Zur Behandlung dieser psychischen Faktoren bieten sich Kräuter wie z.B. *Sarpagandhā* und *Jaṭāmāṃsī* an. Von den westlichen Kräutern sind Nerventonika wie Frauenschuh und Baldrian recht wirksam. Eine günstige Wirkung hat die Gabe von zweimal täglich 250 mg (Tabletten) *Brāhmī* gezeigt (einen Monat lang).

Pitta-Typ

Ärger, Hass und Eifersucht sind Faktoren, die bei diesem Typ zu einer Hypertonie beitragen können. Dagegen helfen beruhigende Kräuter mit kühlendem Effekt wie *Maṇḍūkaparṇī* (Gotukola) oder *Sarpagandhā,* dreimal täglich oder 100 mg.

Als günstig hat sich auch eine durch sanftes Purgieren und Kräuter wie *Sārivā* und *Candana* (Sandelholz) herbeigeführte Reinigung von *Pitta* erwiesen. Hier kann unterstützend Surakta strong zum Essen eingenommen werden. *Pitta*-kontrollierend wirkt außerdem Schmuck aus Perlen und

Mondsteinen, in Silber gefasst. Gut wirksam sind auch westliche Kräuter wie Eisenkraut, Helmkraut, Passionsblume und Königskerze.
Zu empfehlen ist *Sarpagandhā* (Tabletten zu 250 mg) – die genaue Dosis sollte durch regelmäßige Blutdruckmessung bei den Patienten ermittelt werden.

Kapha-Typ

Empfehlenswerte Kräuter sind *Laśuna* (Knoblauch), *Palāṇḍu* (Zwiebel), *Dāruharidrā*, *Guggulu* (indischer Weihrauch), *Śilājit* (Bitumen), *Arjuna* und *Vacā* (Kalmus). Ideal ist die Einnahme von *Arjuna* oder *Triphalā-guggulu* (Tabletten zu 500 mg zweimal täglich für einen Monat).
Von den in Europa erhältlichen Kräutern sind vor allem Alant, *Elā* (Kardamom), *Tvak* (Zimt), Chilis, Herzgespann und Weißdornbeeren sehr gut geeignet.

Hinweise
Milchprodukte wie Käse, Quark, Butter und auch Margarine sind zu meiden.
Das gilt ebenso für rotes Fleisch, gebratene Speisen, Süßigkeiten wie Schokolade, Eier, zu viel Salz und zu viel Kohlenhydrate.

6.3.2 Hypotonie

Definition

Niedriger arterieller Blutdruck, der unter dem normalen Bereich liegt (systolischer Blutdruck unter 90). Hypotonie ist meist auf Untergewicht und/oder eine falsche Ernährung oder Inaktivität zurückzuführen. Sekundäre Formen sind endokrin, kardiovaskulär, medikamentös, infektiös oder durch Blutverlust bedingt.

Symptome

Bei niedrigem Blutdruck ist die Blutversorgung des Gehirns vermindert. Das kann zu Konzentrationsstörungen, Schwindel oder leichten Kopfschmerzen führen.

Behandlung

Die Behandlung muss sich nach den Ursachen richten. Allgemein sollten verdauungsfördernde Mittel gegeben werden, die auch den Gewebeaufbau fördern. Möglicherweise ist eine tonisierende Behandlung zum Gewichtsaufbau angezeigt. Je nach Konstitution des Patienten werden *Rasāyana*-Präparate in Tablettenform wie *Aśvagandhā*, *Balā* oder *Śatāvarī* eingesetzt, und zwar in einer Dosis von 1 g dreimal täglich über ein bis zwei Monate. Ebenfalls geeignet sind *Vājīkaraṇa*-Präparate wie *Ātmaguptā* (Tabletten zu 125 mg, zweimal täglich für 1 Monat) zusammen mit *Aśvagandhāriṣṭa* oder *Devadārvariṣṭa* (15 ml dreimal täglich). Auch das beliebte ayurvedische Verjüngungstonikum *Cyavanaprāśa* (2–3 Teelöffel täglich für den Zeitraum von 1 Monat) oder *Āmalakī Rasayana* können hilfreich sein.

6.3.3 Anämie – Pāṇḍu

Definition

Pāṇḍu bedeutet Blässe. Bei dieser Erkrankung ist die Haut aufgrund eines Mangels an Blutgewebe blass, es mangelt entweder an Hämoglobin oder an roten Blutkörperchen.[12]

Ätiologie und Pathogenese

Pitta-Störung

Ein Übermaß an *Pitta* mit seinen heißen und penetrierenden Eigenschaften kann Blut, Muskelgewebe und *Ojas* zerstören und dadurch zu dieser Erkrankung führen. *Pitta* kann unter anderem durch übermäßigen Verzehr von sauren, scharfen und salzigen Nahrungsmitteln, z.B. zu viel Sesamöl, *Māṣa* (Urid Dal), Essigkonserven, Gepökeltes und Chilis, sowie durch fermentierte Nahrungsmittel und Getränke oder durch Alkohol gestört sein. Auch ein Übermaß an sexueller oder sportlicher Betätigung, sowie Ängste oder Wut können ebenso wie ein Missbrauch von Entgiftungsmaßnahmen zu einer *Pitta*-Störung führen.[13]

---

[12] Caraka-Saṃhitā, Cikitsāsthāna 16.1

[13] Caraka-Saṃhitā, Cikitsāsthāna 16.5–7

Doṣa-Störung

Störung des *Sādhaka-pitta* durch das Herz.
Ein Übermaß an *Rasa-dhātu* im Körper führt zu Lockerheit des Gewebes, es kommt zum Verlust von Kraft und *Ojas* sowie mangelhafter Gewebebildung. Alle Gewebe verlieren an Festigkeit und Qualität. Der Verlust von Blut- und Fettgewebe führt schließlich zu Anämie.

Typen

Im Ayurveda wird bei Anämie zwischen einem *Vāta-*, *Pitta-*, *Kapha-*Typ und einem Typus mit Störung aller *Doṣas* unterschieden. Die Krankheit entsteht in den Plasmakanälen und manifestiert sich im Blut- und Muskelgewebe. Offene oder okkulte Blutungen, mangelhafte Bildung von Erythrozyten, Infektionen oder kongenitale Blutbildungsstörungen können zu dieser Erkrankung führen.

Symptome

Prodromalerscheinungen: trockene Haut, Augenlidödeme, leichte Gelbfärbung von Urin und Fäzes.

Vāta-Typ

Die Haut ist blass und trocken mit schwärzlichem Farbton. Weitere Symptome sind schwaches *Agni*, was zu Appetitverlust, Obstipation und Verdauungsgasen führt, Gliederschmerzen, Tremor, Kopfschmerzen, Schwächegefühl und Atemnot bereits bei geringen Anstrengungen, Schmerzen in Gelenken und Beinen, Palpitationen und Vergrößerung des Herzens.

Pitta-Typ

Die Haut ist leicht gelblich. Weitere Symptome sind leichtes Fieber, Durst, übermäßiges Schwitzen, Ohnmacht, Diarrhö und ein gesteigertes Verlangen nach sauren und heißen Nahrungsmitteln und Getränken.

Kapha-Typ

Weißlich-blasse Hautfarbe. Hinzu kommen Schweregefühl des Körpers, Übelkeit, Erbrechen, schwaches Verdauungsfeuer, Husten und Asthma.

Saṃnipātika-Typ

Bei dem Typus mit Störung aller *Doṣas* ist eine Mischung von Symptomen der drei oben genannten Typen zu beobachten.

Komplikationen

Herzbeschwerden (*Hṛd-roga*), Tinnitus, Ikterus, Erbrechen, starker Durst und Ödeme.

Behandlung

Die wichtigste Behandlungsmaßnahme besteht in einer Besänftigung des übermäßigen *Pitta* mithilfe einer reichlichen Fettzufuhr in Form von Ghee. Durch Ghee werden aber nicht nur *Pitta* und *Vāta* reduziert, sondern es verringert auch die Trockenheit im Körper und vermehrt *Ojas*. Besonders gute Ergebnisse lassen sich erzielen, wenn man Ghee zusätzlich mit bitteren Kräutern wie *Kumārī* (Aloe) oder Rhabarber mischt. Eine nährstoffreiche Ernährung mit tonisierenden Kräutern ist ebenso zu empfehlen wie ausreichend Ruhe.

Bei allen Typen muss die Verdauung reguliert werden. Aloe-Gel, *Āmalakī* und *Triphalā* können zur Unterstützung der Behandlung eingesetzt werden. Kleine Mengen *Kuṅkuma* (Safran) mit Milch sind ideal als Nahrungsergänzung.

Vāta-Typ

In diesem Fall wird *Dāḍimādi-ghṛta* gegeben. Ayurvedische Eisenpräparate werden mit verschiedenen Kräutern wie *Triphalā* gekocht und führen daher nicht zu Obstipation. Außerdem sind diese Präparate durch wiederholte Veraschung des Eisens nicht toxisch. Rezepturen sind besonders günstig, z. B. *Maṇḍūra-vaṭaka, Saptāmṛta-lauha* oder *Tāpyādi-cūrṇa*. Sie alle können in einer Dosis von 125 mg zweimal täglich einen Monat lang eingesetzt werden.

Die Wirkung dieser Rezepturen lässt sich noch verstärken, wenn sie zusammen mit Kräutern eingenommen werden, die die Verdauungskraft verbessern, wie z. B. *Śuṇṭhī* (Ingwer), *Marica* (schwarzer Pfeffer) oder *Pippalī* (Langkornpfeffer). Sobald die Verdauung gestärkt ist, helfen Broccoli sowie reichlich grünes Gemüse die Eisenkonzentration im Körper zu erhöhen. Zu empfehlen ist die gleichzeitige Einnahme von zweimal täglich 15 ml *Lohāsava*.

Pitta-Typ

Hier gibt man *Tiktaka-ghṛta* oder *Drākṣā-ghṛta* in einer Dosis von zweimal täglich 3–5 g. Ein sanftes Abführmittel wie *Āragvadha* oder *Drākṣā* (Rosinen) hilft überschüssiges *Pitta* zu reduzieren. Das bekannte ayurvedische Tonikum *Cyavanaprāśa* sollte täglich eingenommen werden, jeweils 1 Teelöffel des Gelees zum Frühstück und zum Abendessen. In Tablettenform ist *Dhātrī-lauha* oder *Candanādi-lauha* in einer Dosis von 125 mg dreimal täglich über einen Monat zu empfehlen.

Außerdem sollten reichliche Mengen von grünem Salat mit Löwenzahn und Mung-Bohnensprossen sowie Milchprodukte wie Milch und Ghee mit Kräutern, die die Leberfunktion fördern, gegessen werden.

Kapha-Typ

Hier hilft Ghee mit *Triphalā* in einer Dosis von 3–5 g täglich, 15 Tage lang. Gewöhnlich ist die Verdauung sehr schwach. Daher sollte sie zuerst mit Gewürzen wie Bai 17 (1-1-1), Chilis, *Haridrā* (Kurkuma) oder *Trikaṭu* verbessert werden.

Danach werden einen Monat lang Tabletten eingenommen: am besten *Navāyasa-lauha* oder *Punarnavādi-maṇḍūra* in Dosen von 125 mg dreimal täglich.

Hinweise

- Bei allen Typen muss die Verdauung reguliert werden. *Aloe-Gel, Āmalakī* und *Triphalā-cūrṇa* können zur Unterstützung der Behandlung eingesetzt werden.
- Kleine Mengen Safran mit Milch sind ideal als Ergänzung der Ernährung.
- Unterstützt wird die Behandlung durch eine nährstoffreiche Ernährung mit Milch, Ghee, Sesam, grünem Gemüse, Obst und verdauungsfördernden Gewürzen. Auch auf ausreichende Mengen von Vitamin A und E ist zu achten. Im Ayurveda werden traditionell Eisentöpfe zum Kochen verwendet und das Wasser aus Silber- oder Kupfergefäßen getrunken.
- Günstig ist regelmäßige Bewegung an frischer Luft.
- Um *Pitta* nicht noch zu vermehren, sollten zu scharfe Nahrungsmittel sowie Arbeiten in Hitze und Sonne oder spät in der Nacht vermieden werden.

6.3.4 Herzbeschwerden – Hṛdroga

Das Herz ist ein lebenswichtiges Organ *(Marma)*, daher sind alle seine Erkrankungen ernsthafter Natur. Alle Herzbeschwerden sollten unbedingt vom Facharzt diagnostiziert werden, um mögliche Komplikationen zu vermeiden.

Ätiologie und Pathogenese

Unspezifische Herzbeschwerden werden meist durch übermäßigen Verzehr schwerer, trockener, bitterer und zusammenziehender Nahrungsmittel, durch Sorgen, exzessive sportliche Betätigung, Unterdrückung natürlicher Bedürfnisse, Stress und Überlastung, eine missbräuchliche Anwendung von Reinigungsverfahren sowie durch äußere Verletzungen hervorgerufen.
Auch eine Störung der *Doṣas* führt über eine Beeinträchtigung von *Rasadhātu* (Plasma) zu einer Herzschwäche. Ist das Herz durch zu viel Stress oder andere Faktoren vorbelastet, kann hier die Pathogenese einsetzen.
Im Ayurveda werden fünf Arten von *Doṣa*-Störungen angeführt, die Herzbeschwerden verursachen können: *Vātaja, Pittaja, Kaphaja, Tridoṣaja* und *Kṛmija*.

Symptome

Allgemeinsymptome bei Herzerkrankungen sind zyanotische oder sonstige Hautverfärbungen, Ohnmachtsanfälle, leichtes Fieber, Husten, Schluckauf, Atemnot, Störung des Geschmackssinns, Durst, Funktionsstörungen der Sinnesorgane, Erbrechen, Husten mit Auswurf sowie Schmerzen in der Herzgegend. Die spezifischen Symptome lassen sich je nach Typ unterteilen:

Vāta-Typ

Wenn *Vāta* das Herz beeinträchtigt, sind unterschiedliche Schmerzen das Hauptsymptom. Außerdem können bei diesem Typ Palpitationen, Veränderungen der Herzgeräusche, unregelmäßiger Puls und Atemnot auftreten. Typisch sind plötzliche Schmerzen im Thorax, die länger als Angina-pectoris-Schmerzen andauern. Diese Schmerzen halten mindestens 30 Minuten an und lassen auch in Ruhe nicht nach (Cave: Differentialdiagnose Herzinfarkt!!). Häufig tritt nur ein Erstickungs- oder Druckgefühl in der Brust auf. Manchmal können die Schmerzen aber sehr stark sein und mit einem Druckgefühl einhergehen, als würde die Brust mit einem starken Band eingeschnürt. Sie können pulsieren oder anhaltend qualvoll sein und in die linke

Hand oder zum Kiefer ausstrahlen. Häufig tritt nur ein Erstickungs- oder Druckgefühl in der Brust auf.
Linderung verschaffen hierbei *Aśvagandhāriṣṭa* und *Arjunāriṣṭa,* jeweils zweimal täglich 15 ml zu den Mahlzeiten.

Pitta-Typ

Das Gefühl in der Herzgegend gleicht eher einem Brennen als einem Schmerz und bleibt meist unterschwellig. Kennzeichnend sind starke vegetative Reaktionen wie Schwitzen, gefolgt von Übelkeit, Erbrechen, Diarrhö, Schwäche und Blutdruckabfall. Werden die Symptome mit „Sodbrennen“ verwechselt und falsch behandelt, kann das für den Patienten fatale Folgen haben. Nach dem Anfall können leichtes Fieber, Schwindelgefühl und Ohnmacht auftreten.
Zur Behandlung wird zweimal täglich 15 ml *Arjunāriṣṭa* zu den Mahlzeiten gegeben.

Kapha-Typ

Es kommt zu einem Gefühl von Steifheit und Schwere in der Brust, das mit dumpfem Schmerz sowie häufig auch mit einem Gefühl von Übelkeit und Ermüdung einhergeht.
Diese Form kann man mit *Arjunāriṣṭa* (zweimal 15 ml täglich) zusammen mit *Trikaṭu* behandeln.

Tridoṣa-Typ

Bei diesem Typ zeigt sich eine Mischung der oben genannten Symptome der einzelnen Typen.

Kṛmija-Typ

Siehe unter Myokardinfarkt, Kap. 6.3.6.

6.3.5 Angina pectoris – Hṛc-chūla

Definition

Angina pectoris wird auch als Stenokardie bezeichnet. Sie ist charakterisiert durch paroxysmale Myokardschmerzen, deren Charakter, Lokalisation und Ausstrahlung gewöhnlich genau definiert sind. Meist werden die Schmerzen durch körperliche Belastung ausgelöst und lassen in Ruhe in weniger als 15 Minuten rasch nach.

Anmerkung der Herausgeber: Die Angina pectoris ist genau genommen ein Symptom und keine Erkrankung. Die zugrunde liegende Erkrankung ist die Koronarinsuffizienz (Verengung der Herzkranzgefäße, die zu einem Sauerstoffmangel in der Herzmuskulatur führt).

Ätiologie und Pathogenese

Ursache der Schmerzen sind Arteriosklerose, Spasmen der Koronargefäße, Herzhypertrophie, Hypertonie. Zusätzlich können durch einen erhöhten Sauerstoffbedarf (Fieber, Hyperthyreose, körperliche Arbeit) oder durch ein erniedrigtes Sauerstoffangebot (z. B. Anämie) oben genannte Faktoren verstärkt werden.
Risikofaktoren sind Bluthochdruck, Diabetes mellitus, ein hoher Cholesterinspiegel, Mangel an Bewegung und Übergewicht. Das Herz ist außerdem das Organ, das am stärksten durch Emotionen belastet wird. Daher können sich auch Dauerstress und unterdrückte Gefühle als Risikofaktoren auswirken.
Kapha- und *Pitta*-Störungen können Koronararterien, die bereits verengt sind, noch weiter blockieren. Dadurch wird sowohl *Vāta* beeinträchtigt als auch der Blutfluss zum Herzen behindert, mit der Folge, dass im Herzbereich und im umliegenden Gewebe Schmerzen auftreten.[14]

Symptome

Schmerzen in der Herzgegend mit einem charakteristischen Beengungsgefühl. Viele Patienten spüren dabei Druck oder Enge im Sternum- oder mittleren Brustbereich. Der Angina-pectoris-Schmerz kann leicht oder heftig sein und strahlt gewöhnlich in den linken Arm aus, und zwar von der Schulter bis zu den Fingern, seltener sogar bis zum Kehlkopf, Kiefer, Rücken und Gesicht. Die Schmerzen können aber auch im Epigastrium oder im Thorax lokalisiert sein. Durch Anstrengungen wie rasches Gehen ausgelöster Schmerz dauert in der Regel etwa 5 Minuten an und lässt unter Ruhebedingungen sofort nach. Durch Gefühle wie Ärger, Angst oder Aufregung induzierte Schmerzen bleiben häufig länger als 5 Minuten bestehen. Die Schmerzhäufigkeit kann recht unterschiedlich sein. Die meisten Patienten spüren die Schmerzen am Morgen, z. B. wenn sie spazieren gehen. In schweren Fällen machen sich die Schmerzen mehrmals am Tag bemerkbar.

---

[14] Suśruta-Saṃhitā, Uttaratantra 42.132

Behandlung

Am wichtigsten ist es, *Ojas* und den Herzmuskel zu schützen, z. B. durch *Arjunāriṣṭa*. Essenziell ist außerdem dafür zu sorgen, das Gleichgewicht von *Prāṇa-vāyu, Vyāna-vāyu* und *Sādhaka-pitta* wiederherzustellen, um dadurch wieder körperliche und geistige Ruhe finden zu können.[15] Der Patient muss versuchen, Stress, Sorgen und Belastungen weitgehend zu vermeiden, sonst zeigt die Behandlung keine Wirkung.

Empfohlen wird *Mṛgaśṛṅga-bhasma* (Asche von Hirschhorn) mit Honig und *Ārdraka*-Presssaft (frischer Ingwer) in einer Dosis von 10 mg alle 10 Minuten, bis der Schmerz nachlässt. Dazu Kräuter mit beruhigender Wirkung wie *Jaṭāmāṃsī* und *Brāhmī*, die helfen die Nerven und den Herzmuskel zu beruhigen. Beide Kräuter werden einen Monat lang abends in einer Dosis von 500 mg verabreicht.

Gute Resultate sind auch mit 15 ml *Aśvagandhāriṣṭa* dreimal täglich zu erzielen. Als westliche Heilkräuter mit Wirkung auf den Herzmuskel sind z.B. Weißdornbeeren zu empfehlen. Als Beruhigungsmittel dienen *Maṇḍūkaparṇī* (Gotukola), Salbei und Helmkraut zusammen mit Baldrian.

6.3.6 Myokardinfarkt – Kṛmija-Typ

Definition

Es kommt zu einem plötzlichen Ausfall der Blutzufuhr zum Herzmuskel (Myokard). Dadurch wird das Herz in mehr oder weniger großem Ausmaß geschädigt. Charakteristisch sind starke und lang anhaltende Schmerzen ähnlich wie die Schmerzen bei Angina pectoris.

Ein Myokard- oder Herzinfarkt erfordert eine sofortige Klinikeinweisung!

Ätiologie und Pathogenese

Wenn ein Patient, der bereits eine Herzkrankheit vom Tridoṣa-Typ hat, zu reichlich Milchprodukte (Käse und Butter) oder Nahrungsmittel wie Palmzucker, Sesam und Sesamöl zu sich nimmt, wird das *Rasa-dhātu* „klebrig". Diese Klebrigkeit *(Saṃkleda)* schafft pathogene Organismen *(Kṛmi)*, die „das Herz aufzuessen beginnen". Dadurch können sich Thromben bilden,

[15] Caraka-Saṃhitā, Sūtrasthāna, 30.13f

die dann die Koronararterien blockieren und einen Myokardinfarkt verursachen können.[16]

Symptome

Starke Schmerzen, die im mittleren Sternumbereich beginnen und in den linken Arm ausstrahlen, von der linken Schulter bis zu den Fingern. Es kann zusätzlich zu vegetativen Symptomen wie Schwitzen, Erbrechen, Angstgefühlen, Dyspnoe und Schwäche kommen.

Behandlung

Der Patient muss so schnell wie möglich in eine Klinik eingeliefert werden und intensivmedizinisch betreut werden.

Sobald der Patient entlassen worden ist, kann es sinnvoll sein, eine ayurvedische Behandlung durchzuführen, um den Herzmuskel zu stärken. Als westliche Heilpflanze ist Weißdorn (250 mg) zu empfehlen, der 3-mal täglich in etwas Essig eingelegt, eingenommen werden sollte.

Vāta-Typ

Zur Schmerzlinderung werden *Mṛgaśṛṅga-bhasma* (Asche von Hirschhorn) und *Abhraka-bhasma* (gebrannter Talk) (jeweils 10 mg) sowie 2–3 g Pulver von *Puṣkara*-Wurzel eingesetzt. Unterstützend kann *Aśvagandhā* gegeben werden.

Pitta-Typ

Zweimal täglich sollte im Brustbereich eine Paste aus Kräutern mit kühlenden Eigenschaften aufgetragen werden. Zur inneren Behandlung werden zweimal täglich 20 mg *Svarṇamākṣika-bhasma* eingenommen. Unterstützend kann *Sārasvatāriṣṭa* gegeben werden.

Kapha-Typ

Günstig sind Kräuter wie *Arjuna*, *Aśvagandhā*, *Guḍūcī*, *Vacā* (Kalmus) und *Jyotiṣmatī*. Die besten Resultate lassen sich jedoch mit *Arjuna* erzielen. Er-

[16] Caraka-Saṃhitā, Sūtrasthāna, 17.36–38

gänzend können 15 ml *Arjunāriṣṭa* dreimal täglich oder 1 Teelöffel *Arjunaghṛta* zweimal täglich eingenommen werden.
Der Zentralrat der indischen Medizin hat umfangreiche Tests zu Terminalia arjuna durchgeführt, aus denen sich schlussfolgern lässt, dass es eine Schutzwirkung für das Herz besitzt, den Herzmuskel stärkt, den Blutkreislauf fördert und die Heilung der Gewebe stimuliert. Dieses wichtige Mittel enthält neben Metallenzymen auch Prostaglandin E2. Es kann als Pulver, Dekokt oder Wein (*Arjunāriṣṭa*) in einer Dosierung von 15 ml dreimal täglich über zwei Monate eingesetzt werden.
Eine ähnliche Wirkung zeigt der chinesische Salbei (Salvia milthiorrhiza), er beruhigt die Emotionen, verbessert den Kreislauf und stärkt den Herzmuskel. Auch Myrrhe kann wirksam sein, wenn die Erkrankung auf einem erhöhten Cholesterinspiegel beruht.

6.4 Rheumatische Erkrankungen und Kollagenosen

6.4.1 Rheumatoide Arthritis – Saṃdhigata-vāta

Definition

Die Chronische Polyarthritis oder rheumatoide Arthitis ist eine Entzündung an der Innenhaut der Gelenke. Die betroffenen Gelenke sind schmerzhaft und geschwollen.

Ätiologie und Pathogenese

Diese Erkrankung entsteht, wenn sich gestörtes *Vāta* auf die Gelenke (im Anfangsstadium nur kleinere Gelenke) auswirkt. Wird die Erkrankung nicht angemessen behandelt, kann es zu einer Gelenkdeformierung kommen, die meist Menschen über 40 Jahre betrifft. Da es sich um eine systemische Störung des Bindegewebes handelt, die sich auch an den Gelenken manifestiert, zeigen sich häufig Muskelatrophien und -entzündungen rund um die Gelenke. In vielen Fällen ist eine generalisierte Osteoporose vorhanden. Aufgrund immunologischer Veränderungen lässt sich im Serum der RAS-Faktor nachweisen.

Symptome

Vāta-Typ

Typisch beim *Vāta*-Typ sind klopfende und stechende Schmerzen, die wandern und durch warme Umschläge gelindert werden. Es kommt mit hoher Wahrscheinlichkeit zu Deformierungen. Häufig sind weitere *Vāta*-Symptome wie Obstipation, Gasbildung, Nervosität und Schlaflosigkeit vorhanden.

Pitta-Typ

Beim *Pitta*-Typ überwiegt die Gelenkentzündung. Die Gelenke sind heiß und gerötet, und hinzu kommen Fieber, Durst und Reizbarkeit. Die Schmerzen nehmen durch warme Umschläge noch zu.

Kapha-Typ

Beim *Kapha*-Typ treten häufig Schwellungen und Ödeme rund um die Gelenke auf. Die Schmerzen sind dumpf und lassen sich durch warme Umschläge lindern.

Behandlung

Vāta-Typ

Rāsnā, Daśamūla, Guggulu und *Punarnavā* sind die Kräuter der Wahl.
Vāta-Reinigungsmaßnahmen wie Einläufe sollten abwechselnd mit Öl und Dekokt angewandt werden. Die betroffenen Gelenke werden mit *Sahacarādi-taila* massiert und anschließend mit warmen Umschlägen (mit Dampfaufguss von Kräutern wie Basilikum) behandelt. Außerdem werden innerlich Kräuter wie Traubensilberkerze, Gelbholz, *Aśvagandhā*-Wurzel sowie das Präparat *Rāsnā-guggulu* oder *Yogarāja-guggulu* (dreimal täglich 250 mg) einen Monat lang eingenommen.

Pitta-Typ

Hier helfen kalte Umschläge oder Packungen mit Eis, die Entzündung der Gelenke zu reduzieren. *Kumārī* (Aloe), *Haridrā* (Kurkuma), *Dārvī, Guḍūcī*, Palmlilie oder Yucca-Wurzel und Teufelskralle sind die Kräuter der Wahl. Auch *Kaiśora-guggulu* (dreimal täglich 250 mg) ist in diesem Fall indiziert. Lindernd wirkt eine Massage mit kühlenden Ölen, z.B. mit *Candana* (Sandelholz). Als Präparat eignet sich *Candana-bala-lākṣādi-taila.*

Kapha-Typ

Kräuter der Wahl sind *Trikaṭu,* Clematiswurzel, Ginseng, Spitzklette, Chilis und *Vacā* (Kalmus). Auch *Triphalā-guggulu* kann dreimal täglich in einer Dosis von 250 mg eingenommen werden. Äußerlich lässt sich Wintergreen-Öl bei Massagen anwenden. Bei sehr starken Schmerzen und Schwellungen helfen trockene Wärmebehandlungen, z.B. mit Infrarot-Lampe oder erhitztem Sandsack.

6.4.2 Spondylarthrose

Definition

Spondylon bedeutet Wirbel. Diese Störung beruht auf einer Entzündung der Bänder und Muskeln in Umgebung der Wirbel.

Ätiologie und Pathogenese

- Altersbedingt: Mit zunehmendem Alter kommt es zu einer natürlichen Abnutzung der Wirbel. Da sie schwächer werden, sind sie anfälliger für Entzündungen.
- Traumatisch: Auch ständige Erschütterungen, wie z.B. bei bestimmten Arbeiten (Presslufthammer) oder Autofahren auf schlechten Straßen können zu dieser Störung führen.
- Haltungsbedingt: Fehlhaltungen, z.B. bei der Arbeit am Schreibtisch oder am Computer, können die Erkrankung ebenfalls begünstigen.

Aus ayurvedischer Sicht handelt es sich um eine Störung aufgrund von übermäßigem *Vāta* und *Pitta.*

Symptome

Es kommt zu Schmerzen im Hals- und Nackenbereich, die in die Hände und Finger ausstrahlen, zu Rückenschmerzen im Schulterblattbereich und zu Kribbeln und Taubheitsgefühl in den Händen. Nach dem Bücken kann außerdem ein Schwindelgefühl auftreten.

Behandlung

Es gilt in erster Linie, die Ursache zu beseitigen, indem z. B. Fehlhaltungen vermieden werden. Deshalb beim Schreiben, Tippen etc. gerade sitzen und nicht den Hals nach vorne schieben. Beim Schlafen ist es besser, kein dickes Kissen zu verwenden, damit der Hals nicht geknickt wird.

■ Äußerlich

Ölmassage mit *Viṣagarbha*-Öl. Gut ist auch *Nāḍi-sveda* mit Wasser und einigen Tropfen Eukalyptus-Öl oder mit Blättern von *Nirguṇḍī*.

■ Innerlich

Drei Wochen lang sollte jeweils auf leeren Magen eine Mischung aus 2 Teelöffeln Rizinusöl, 2 Teelöffeln Presssaft von *Ārdraka* (frischer Ingwer), ¼ Teelöffel Zitronensaft und 1 Teelöffel Ghee eingenommen werden.
Von dem Präparat *Triphalā-guggulu* können 15 Tage lang dreimal täglich Tabletten zu 125 mg zusammen mit 15 ml *Mahārāsnādi-kaṣāya* verabreicht werden.

6.4.3 Kollagenosen

Definition

Bei Kollagenosen handelt es sich um Bindegewebsstörungen bzw. um eine Gruppe klinischer Syndrome mit gewissen gemeinsamen histologischen Charakteristika, wie z. B. entzündlichen Veränderungen des Bindegewebes und der Bildung fibrinoider Ketten im Grundgewebe. Jede dieser Störungen zeigt zwar ihr eigenes klinisches Muster, doch gemeinsam sind ihnen allen konstitutionelle Symptome sowie lokale Läsionen in Gelenken, Blutgefäßen, Herz, Haut, Muskeln und Retikulum der inneren Organe.

Ätiologie und Pathogenese

Die Bindegewebsstörungen entwickeln sich durch Autoimmunprozesse. Normalerweise übernehmen die T-Lymphozyten bei Immunreaktionen eine „Helfer"-Funktion, die es den B-Lymphozyten erlaubt, Antikörper zu bilden. Die T-Zellen üben dabei eine Feedback-Kontrolle auf die Antikörpersynthese der B-Zellen aus. Wenn die immunologische Regulation bzw. das Gleichgewicht zwischen „Helfer"- und „Suppressor"-T-Zellen gestört wird,

können daraus Autoimmunprozesse resultieren und eigene Gewebe angegriffen werden.
Aus ayurvedischer Sicht sind Immunstörungen mit einer Beeinträchtigung von *Ojas* (vitale Essenz aller Gewebe) verbunden. Es muss daher festgestellt werden, welche Ursache das Ungleichgewicht von *Ojas* haben könnte. Mögliche Ursachen sind:

- übermäßige körperliche Anstrengung
- geistige Belastung
- Fehl- oder Unterernährung
- zu viel Wind oder Hitze
- Sorgen und Ängste.

Im Folgenden sollen verschiedene klinische Syndrome vorgestellt werden.

Systemischer Lupus erythematodes

Dabei handelt es sich um die häufigste der Kollagenosen. Betroffen sind meist junge Frauen. Es handelt sich um eine Autoimmunerkrankung.

Pathogenese

Wird im jugendlichen Alter aufgrund der Ernährungsweise und des Verhaltens ein Übermaß an *Pitta* erzeugt, kann diese *Pitta*-Störung zu entzündlichen Veränderungen oder Reizungen führen. Verschiedene Medikamente können die Erkrankung ebenfalls auslösen.

Symptome

Gesichtserythem (mit typischer „Schmetterlingsform“), diffuse Hautausschläge, Mundgeschwüre, Alopezie, symmetrische Arthralgien oder Arthritis, Glomerulonephritis, Pleuritis, Peritonitis, Leukopenie, hämolytische Anämie, Krämpfe oder Mononeuritis.

Behandlung

Ernährungs- und Verhaltensgewohnheiten, die *Pitta* fördern, z. B. scharfe, stark gewürzte Speisen, zu viel Hitze oder Sonne, Einwirkung von Chemikalien, Strahlung, Alkohol und Rauchen, müssen unbedingt geändert werden. Zur Entgiftung werden milde Laxativa angewandt, z. B. *Triphalā*-Tabletten in einer Dosierung von 500 mg bis 1 g am Abend. Äußerlich ist eine Ölmassage mit *Candanādi-taila* zu empfehlen. Dreimal täglich sollten Tabletten aus *Guḍūcī* und *Aśvagandhā* (jeweils 500 mg) eingenommen werden

Ist die Erkrankung medikamentös bedingt, müssen diese Arzneien sofort abgesetzt werden.

Polymyositis

Diese Muskelschwäche geht mit lokalen Schmerzen, Druckempfindlichkeit und Auszehrung einher. Sie kann bei schweren Kollagenosen oder bösartigen Erkrankungen als Komplikation auftreten.

Pathogenese

Die Polymyositis kann in jedem Alter und bei beiden Geschlechtern auftreten. Aus ayurvedischer Sicht ist sie auf *Vāta* fördernde Ernährungs- und Verhaltensgewohnheiten zurückzuführen, z. B. den Verzehr trockener, kalter Nahrungsmittel, Unterernährung, Fasten, übermäßige körperliche Belastung, mentaler Stress und Verdauungsstörungen.

Symptome

Proximale Muskeln sind meist stärker betroffen als distale. Die tiefen Sehnenreflexe können zwar unterdrückt sein, sind aber oft trotz ausgeprägter Muskelschwäche noch überraschend stark vorhanden. Der Verlauf ist unterschiedlich, wobei die Prognose bei Kindern und jungen Erwachsenen günstiger ist.

Behandlung

In erster Linie sind die mutmaßlichen Ursachen möglichst zu beseitigen. Äußerlich erfolgt eine Entgiftung durch Ölmassage mit Sesam- oder Rizinusöl und anschließendem Dampfbad. Außerdem wird 15 Tage lang täglich ein Einlauf, abwechselnd mit Öl (60 ml Sesamöl) und einer Abkochung von *Daśamūla* durchgeführt. Zum Einnehmen werden Tabletten aus *Balā* und *Guggulu* empfohlen, in einer Dosierung von dreimal täglich 500 mg.

Dermatomyositis

Seltene und langsam verlaufende Erkrankung mit Beteiligung der Haut, Muskeln und der inneren Organe. Diese Erkrankung kann im Alter zwischen 20 und 70 Jahren auftreten.

Pathogenese

Ernährungs- und Verhaltensgewohnheiten, die *Vāta* und *Pitta* fördern, z.B. übermäßige körperliche und geistige Belastung, Fasten oder Diät sowie Unterernährung, können die Erkrankung begünstigen.

Symptome

Bewegungsschmerzen. Erytheme im Gesicht, vor allem periorbital, aber auch Hautausschläge an Hals und Schultern, manchmal auch an Knöcheln, Ellbogen und Knien. Diese Hautläsionen treten in Verbindung mit voranschreitender Muskelschwäche auf. Einzelne Symptome ähneln denen bei rheumatoider Arthritis.

Behandlung

Die Ursachen sollten möglichst beseitigt werden. Äußerlich ist eine Massage mit Kokosöl oder *Nārāyaṇa-taila* zu empfehlen. Dazu werden dreimal täglich Tabletten eingenommen, je 500 mg *Balā* und *Śatāvarī* mit Milch.

Systemische Sklerodermie

Systemische Erkrankung des Bindegewebes und der Haut. Daneben sind Blutgefäße betroffen (Gefäßverengung). Diese Erkrankung tritt in der Mehrzahl der Fälle zwischen 30 und 50 Jahren auf. Frauen sind dabei doppelt so häufig wie Männer betroffen.

Pathogenese

Aus ayurvedischer Sicht liegt der systemischen Sklerodermie eine Störung aller drei *Doṣas* zugrunde, insbesondere von *Vāta* und *Pitta*.

Symptome

Das klinische Bild ist von einem oder mehreren der folgenden Symptome geprägt: lokale oder diffuse Hautverdickung mit Pigmentstörungen; Raynaud-Syndrom mit Verhärtung und Atrophie der Haut; Calcinosis diffusa; Dysphagie, Dyspepsie oder Malabsorption; zystische Pulmonalfibrose, Bronchiektasie, Cor pulmonale; Hypertonie und Urämie; Myokardinfarkt oder Perikarderkrankung; Arthritis, Muskelschwäche und Muskelatrophie; Subarachnoidalblutung, fokales Zerebralsyndrom und Neurasthenie.

Behandlung

Prinzipiell gilt es, Essens- und Lebensgewohnheiten zu meiden, die *Vāta* und *Pitta* fördern. Die vorhandenen Symptome werden symptomatisch behandelt. Äußerlich kann präventiv eine regelmäßige Ölmassage mit *Nārāyaṇa-taila, Balā-taila* oder reinem Sesamöl durchgeführt werden.
Dreimal täglich sollten je 500 mg *Balā* und *Aśvagandhā* mit 2 Teelöffeln *Śatāvarī-ghṛta* eingenommen werden

Sjögren-Syndrom

Bei diesem Syndrom liegt eine Symptomentrias aus Keratoconjunctivitis sicca, Xerostomie und rheumatoider Arthritis vor. Es sollte wie die rheumatoide Arthritis behandelt werden. Für die Augenprobleme kann eine spezielle ayurvedische Behandlungsmethode angewandt werden, die als *Netra-Basti* bezeichnet wird: Abends wird 1 Teelöffel *Triphalā* mit Ghee eingenommen.

6.5 Atemwegserkrankungen

Da eine erschöpfende Behandlung des Themas „Atemwegserkrankungen im Ayurveda“ in diesem Rahmen weder möglich noch beabsichtigt ist, liegt der Schwerpunkt auf Krankheitsbildern, die zum einen häufig sind und zum anderen – nach dem gegenwärtigen Stand der ayurvedischen Praxis in Deutschland – erfolgreich behandelt werden können. Die Lungentuberkulose z. B. wird in Indien oft ayurvedisch therapiert und auch in neueren ayurvedischen Lehrbüchern ausführlich dargestellt. Da wir in Europa heutzutage jedoch über hochentwickelte diagnostische und therapeutische Möglichkeiten bei dieser Erkrankung verfügen, erscheint es aus prinzipiellen wie auch sozialmedizinischen Erwägungen nicht sinnvoll, hier ayurvedische Konzepte einzubringen.

6.5.1 Rhinitis – Pratiśyāya

Definition

Zu Beginn der Erkrankung treten folgende Symptome auf: Schleimhautentzündung in der Nase, die zu Niesreiz und verstärkter Nasensekretion führt („Schnupfen“).

Ätiologie und Pathogenese

Eine akute Rhinitis kann aus ayurvedischer Sicht folgende Ursachen haben: unterdrückter Stuhl- und Urindrang; unterdrückter Tränenfluss; Verdauungsschwäche; zu viel oder zu wenig Schlaf; übermäßiger Geschlechtsverkehr; übermäßige Flüssigkeitszufuhr; jahreszeitliche Einflüsse, Kälteexposition, Staubinhalation (in die Nase). Alle diese Auslöser können *Vāta* erregen, das sich dann in der Nase lokalisiert. Zunächst kommt es zur Verstärkung von *Vāta* und *Kapha*. Dadurch wird *Agni* geschwächt, Kraft und Farbe nehmen ab.

Symptome

Niesen, Schweregefühl im Kopf, Kopfschmerzen, Gliederschmerzen, Frösteln, heißer wirkender Atem, Heiserkeit, Schleim fließt aus Mund und Nase.

Typen

Es lassen sich zum einen *Doṣa*- und „Blut“-bedingte Rhinitiden und zum anderen „reife“ und „unreife“ Rhinitiden unterscheiden.
Über die beschriebenen Krankheitsbilder hinaus werden im Ayurveda noch viele andere Formen der Rhinits beschrieben. Dazu zählen primäre wie sekundäre Formen (z. B. Rhinitis bei Tuberkulose oder syphilitischer Schnupfen). Grundsätzlich ist auch in diesen Fällen entsprechend dem oder den beteiligten *Doṣas* zu therapieren.

■ Vāta-Typ

Typische Symptome bei dieser Art von Rhinitis sind nasale Kongestion, eingeschränkte Geruchs- und Geschmacksempfindungen, Trockenheit in Mund und Rachen, Niesen, dünnflüssiger Schleim, Heiserkeit, stechende Schmerzen in Kopf- und Schläfen, Brennen und Trockenheit des Gaumens.

■ Pitta-Typ

Typische Symptome der *Pitta*-bedingten Rhinitis sind gerötete Nasenspitze, trockener, heißer, gelblicher Schleim, Fieber, Schwindel, Mundtrockenheit Gewichtsverlust, Blässe, Hitzegefühl und Abneigung gegen warme Umgebung. Manchmal kommt es plötzlich zu dem Gefühl, heiß erbrechen zu müssen.

Kapha-Typ

Typisch bei dieser Art von Rhinitis ist, dass kühler, dickflüssiger, heller Schleim in großer Menge produziert wird. Hinzu kommen Husten, Dyspnoe, Appetitlosigkeit, Erbrechen, Gliederschwere, Augenschwellungen, Schweregefühl im Kopf, Juckreiz in Nase, Rachen, Lippen, Gaumen und Kopf sowie Blässe am ganzen Körper.

Kombinierter Typ

Hierbei treten Symptome aller drei oben genannten Formen in unterschiedlicher Kombination auf.

„Blut"-bedingter Typ

Typisch sind Bindehautreizung, eingeschränkter Geruchssinn, übelriechender Atem sowie Juckreiz in der Nase. Außerdem können zusätzlich Symptome der *Pitta*-bedingten Rhinitis vorhanden sein.

„Unreife" (Āma) und „reife" *(*Pakva) Rhinitis

Im Anfangsstadium ist die Rhinitis durch Appetitlosigkeit, Störung des Geschmacks- und Geruchssinnes, Schleimfluss aus der Nase, Gliederschmerzen, allgemeine Lustlosigkeit, Schweregefühl im Kopf, Niesen und eine schwache Stimme charakterisiert. Mit zunehmender Entwicklung („Reife") kommt es dann zu einem Gefühl von Leichtigkeit in Kopf und Gliedern, der Schleim wird dickflüssiger und das Niesen lässt nach. Während die Geschmacks- und Geruchsstörung noch anhält, wird die Stimme allmählich wieder kräftiger.

Allgemeine Empfehlungen und Ernährungsempfehlungen

Kalte Getränke, Baden, vor allem in kaltem Wasser, sehr trockenes Essen, neuer Wein, Geschlechtsverkehr, psychische Belastungen wie Trauer, Sorgen und Zorn sowie übermäßiges Schlafen sind unbedingt zu meiden, ebenso die Unterdrückung natürlicher Bedürfnisse. Der Patient sollte sich vor Kälte und starkem Wind schützen und den Kopf warm halten.
Es wird empfohlen, zu Beginn der Rhinitis (also im Stadium der „Unreife") zunächst zu fasten und dabei nur in Maßen warme Flüssigkeit zu sich zu nehmen. Gut geeignet ist *Bṛhat-pañcamūla-kaṣāya* oder ein dünner Tee aus *Ārdraka* (frischer Ingwer). Die oben genannten ursächlichen Faktoren sollten sorgfältig vermieden werden.

Insbesondere bei rezidivierender Rhinitis werden regelmäßige Nasenspülungen mit angenehm warmem Salzwasser ein- bis zweimal täglich empfohlen.

Vāta-Typ

Körperliche Anstrengungen und psychische Belastungen sind möglichst zu meiden. Ein warmer, windgeschützter Aufenthaltsort wird als sehr angenehm empfunden. Auch das Wasser zum Waschen und Trinken sollte warm sein. Es sollten bevorzugt ölige, saure und warme bzw. wärmende Speisen sowie Fleischbrühe (z. B. Rinderbrühe) verzehrt werden. Der Gebrauch von Steinsalz ist zu empfehlen. Mit angenehm warmem Salzwasser gurgeln.

Pitta-Typ

Empfohlen werden Ghee, Milch, Gerste, Reis, Weizen, Fleischbrühe von Wildtieren sowie Fleisch mit kühlenden und nicht säuernden Eigenschaften, „bitteres“ Gemüse und Mung-Bohnen.

Kapha-Typ

Eine *Kapha*-reduzierende Ernährung ist unbedingt anzuraten. Besonders gut sind dazu ein *Auberginenbrei, Paṭola* (eine „bittere“ Gemüseart), *Āḍhakī* (Toor Dal, eine Hülsenfrucht) und Mung-Bohnen geeignet, die mit etwas *Śuṇṭhī* (Ingwer), *Marica* (schwarzer Pfeffer) und *Pippalī* (Langkornpfeffer) gewürzt werden. In begrenzter Menge sollte man möglichst heißes Wasser trinken.

Kombinierter Typ

Bei den Ernährungsempfehlungen sollte in dem Fall die Stärke der jeweils beteiligten *Doṣas* berücksichtigt werden.

„Unreife“ und „reife“ Rhinitis

Zu Beginn eines Schnupfens wird Rizinusöl innerlich eingenommen. Es gibt drei Möglichkeiten der Zubereitung und unterschiedliche Indikationen:

- Bei **geschwächtem Agni** und **verstärktem Kapha** werden 6–30 ml Rizinusöl in ein Dekokt aus *Śuṇṭhī* (Ingwer, „eine Untertasse voll“), das evtl. mit etwas Rohrzucker gesüßt ist, gegeben. Man trinkt es, bevor sich das Rizinusöl am Boden absetzt.
- Bei **verstärktem Vāta:** 6–30 ml Rizinusöl werden mit einem Dekokt aus *Ajamodā,* Steinsalz und *Hiṅgu* eingenommen.

- Bei **verstärktem Kapha** und begleitendem Husten: Das Rizinusöl wird in *Ārdraka* (Ingwersaft, frisch aus der Wurzel gepresst) mit etwas Honig gesüßt eingenommen.

„Reife“ Rhinitis: Hier wird ebenfalls *Ārdraka* (frischer Ingwersaft) mit Honig vermischt zur Einnahme empfohlen.
Bei frisch aufgetretenem Schnupfen ist ebenso wie bei einer Nasennebenhöhlen-Entzündung die nasale Instillation *(Nasya)* von Rizinusöl zu empfehlen. Das Rizinusöl wird erwärmt und in kleiner Menge (½–1 Teelöffel) in die Nase „aufgezogen“. Es soll sich nur im Nasenbereich verteilen und nicht in den Rachen hinablaufen.
Nasya mit Senföl (Rapsöl) wird sowohl bei „unreifer“ als auch bei „reifer“ und rezidivierender Rhinitis empfohlen. Wenn Kinder zu Schnupfen neigen, kann man ihnen ein- bis zweimal täglich 1–2 Tropfen Senföl in jedes Nasenloch geben. *Nasya* mit reinem (erwärmtem) Ghee ist insbesondere bei *Pitta*-Verstärkung zu empfehlen.

Chronischer und rezidivierender Schnupfen

In dem Fall wird als besondere Therapie das so genannte *Guḍārdraka-prayoga* (wörtlich übersetzt „Rohrzucker-Ingwer-Anwendung“) empfohlen, das sich auch zur Behandlung einer chronischen oder chronisch rezidivierenden Sinusitis eignet: Der Patient erhält am ersten Tag 12 mg Ingwerpaste.

Zubereitung und Dosierung der Ingwerpaste
Frischen Ingwer schälen „zerdrücken“ und verreiben und mit 12 mg Rohrzucker vermischen.
Die Mengenanteile dieser Mischung werden nun jeden Tag um je 12 mg gesteigert, d.h. am zweiten Tag 24 mg Ingwerpaste mit 24 mg Rohrzucker und so fort, bis die Mischung am zehnten Tag 120 mg Ingwerpaste mit 120 mg Rohrzucker enthält. Diese Menge von 240 mg soll der Patient noch einen Monat lang täglich einnehmen.
Bei entsprechender Verträglichkeit nimmt er diese Mischung am besten morgens nüchtern mit etwas warmer Flüssigkeit zu sich. Sobald er danach wieder hungrig wird, kann er Milchreis, Reis mit Linsen oder Fleischbrühe essen.

Vāta-Typ

Empfohlen werden Dampfbäder für den Kopf oder ganzen Körper, auch *Nasyas*, wie oben beschrieben, können sinnvoll sein. Wenn eine „reife“ *Vāta*-Rhinitis durch eine Verbindung von *Vāta* mit *Kapha* gekennzeichnet

und rezidiviert ist, sollte *Harītakī* angewandt werden. Falls es zu kühlend wirkt, kann *Śuṇṭhī* (Ingwerpulver) in gleicher Menge (oder mit 1/4 der *Harītakī*-Menge) eingenommen werden.
Bei Rhinitis mit Husten und Heiserkeit sind ölige Inhalationen günstig (z.B. von Ghee mit gekochtem *Fenchel*). Für eine trockene Inhalation werden *Tvak*-Blätter (Zimt), *Marica* (schwarzer Pfeffer), *Elā*-Pulver (Kardamom) und *Upakuñcikā* (Schwarzkümmel) zu gleichen Teilen vermischt.
Im Rahmen einer *Pañcakarma*-Therapie können Ghee mit *Vāta*-reduzierenden Kräutern wie Galgant oder Steinsalz als *Snehapāna* oder entsprechende Darmeinläufe (ölige und wässrige) angewandt werden.

Pitta-Typ

Bei „unreifer" *Pitta*-Rhinitis ist der Genuss von Milch, die mit *Śuṇṭhī* (Ingwer) gekocht wurde, zu empfehlen. Sobald die Rhinitis dann „gereift" ist, kann eine *Nasya*-Behandlung sinnvoll sein.
Im Rahmen einer *Pañcakarma*-Therapie wird *Snehapāna* mit Ghee durchgeführt, dem süße, bittere und zusammenziehende Kräutern zugesetzt sind. Zum Abführen sind süße Kräutermischungen oder Traubenmus geeignet.

Traubenmus
Traubenmus wird aus einer Hand voll Weintrauben – bevorzugt dunklen Trauben – zubereitet. Man lässt sie tagsüber in einem Glas Wasser quellen und verreibt sie abends zu Mus. Um Schalen und Kerne herauszufiltern, wird das Mus durch ein feines Sieb abgeseiht und dann getrunken.

Wenn *Pitta* durch vorangehende Maßnahmen schon reduziert ist, kann öliges Abführen mit Rizinusöl erfolgen.

Kapha-Typ

Hier werden zuerst „reduzierende" Methoden angewandt, d.h. der Patient sollte einige Tage fasten und nur warme Flüssigkeit (Gemüsebrühe, Kräutertees etc.) zu sich nehmen. Anschließend wird therapeutisches Erbrechen durch Einnahme spezieller Fettzubereitungen empfohlen, bevor mit *Kapha*-reduzierenden Nahrungsmitteln wieder der Kostaufbau erfolgt. Zur nasalen Instillation sind besonders Sesamöl und verdünntes Kalmuswurzelöl (1:16 mit Sesamöl verdünnt) geeignet.

Kombinierter Typ

Abhängig von den beteiligten *Doṣas* kommen die oben genannten Behandlungsformen zur Anwendung. Insbesondere Ghee-Zubereitungen mit scharfen, bitteren und „stechenden" Substanzen können eingenommen, in die Nase eingebracht oder zur Inhalation verwendet werden.

Chronische oder rezidivierende Rhinitis

Nach den bisherigen klinischen Erfahrungen in Deutschland kann eine systematisch durchgeführte *Pañcakarma*-Kur in diesem Fall sehr nützlich sein. Ideal wäre es, wenn die Kur zunächst durch eine „schlackenlösende" Ernährung und Kräuter über einen längeren Zeitraum vorbereitet werden könnte. Eine typische Zubereitung für eine solche Vorbereitung ist *Trikaṭu*.
Dieses Pulver wird je nach Konstitution des Patienten in Honig verrührt (bei *Kapha*-Konstitution) oder mit anderen Nahrungsmitteln über einen längeren Zeitraum (Wochen bis Monate) nach individueller Verträglichkeit verabreicht. Gleichzeitig wird eine entsprechende Diät empfohlen. Nach Beendigung der *Pañcakarma*-Kur können spezifische Zubereitungen zur Vorbeugung oder Abmilderung von Rezidiven empfohlen werden.
Bei allergischer Rhinitis vernalis („Heuschnupfen") empfiehlt es sich, die *Pañcakarma*-Kur kurz vor Beginn der jeweiligen Pollenexposition durchzuführen. Die klinische Erfahrung zeigt, dass sich die Symptomatik durch eine solche „vorbeugende" Kur deutlich abschwächen lässt.

6.5.2 Husten – Kāsa

Definition

Husten ist kein eigenes Krankheitsbild, sondern ein Symptom bei unterschiedlichen Erkrankungen. Im Folgenden betrachten wir jedoch nur Erkrankungen des Bronchialsystems, bei denen Husten ein Leitsymptom ist. Zu Bronchitis ☞ auch Kap. 6.7.2.

Pathophysiologie

Als allgemeine Ursachen von Husten gelten: Inhalation von Rauch oder Staub, körperliche Überanstrengung, übermäßiger Genuss trockener Nahrung, „Verschlucken" sowie Unterdrückung des Niesdrangs. Im Ayurveda werden die Ursachen nach auslösenden *Doṣas* differenziert:

- **Vāta-Typ:** übermäßiger Genuss trockener, kalter und zusammenziehender Substanzen, Unterernährung, Fasten, übermäßiger Geschlechtsverkehr, Unterdrückung natürlicher Bedürfnisse, körperliche Überanstrengung
- **Pitta-Typ:** übermäßiger Genuss von scharfen, heißen, brennenden, sauren und ätzenden Substanzen, Zorn, Feuer- oder Sonnenhitze.
- **Kapha-Typ:** Genuss von schweren, schleimigen, süßen und fettigen Substanzen, übermäßige Trägheit, zu langes Schlafen sowie Bewegungsmangel
- **Traumatisch bedingter Husten**: übermäßiger Geschlechtsverkehr, Tragen schwerer Lasten, langes Wandern und körperliche Überanstrengung.
- **Schwächebedingter Husten:** Ekel, Trauer, zu wenig Essen, übermäßige körperliche Anstrengung

Alle genannten Ursachen wirken sich auf *Vāta* aus, dessen physiologische Funktion dadurch gestört wird. Es kommt zu Erkrankungen, die durch Husten gekennzeichnet sind.

Symptome

Die ersten Anzeichen von Husten können ein Reiz im Rachen, vermehrter Schleim im Gaumen- und Rachenbereich, Appetitlosigkeit oder Verschlucken sein. Manchmal liegt auch das Essen schwer im Magen.
Aufgrund der Symptomatik werden im Ayurveda mindestens fünf verschiedene charakteristische Husten-Krankheitsbilder unterschieden. Häufig sind Symptome verschiedener Kategorien gleichzeitig zu beobachten.

Vāta-Typ

Dieser trockene Husten tritt oft auch krampfartig auf. Begleitend können auch Schmerzen in der Herzgegend, in den Schläfen oder im gesamten Kopf, im Abdomen und im Rücken vorhanden sein. Kennzeichnend sind auch ein ausgemergeltes Gesicht, körperliche Schwäche, Heiserkeit und reduzierte Vitalität.

Pitta-Typ

Dieser Husten ist kennzeichnend für eine „akute Bronchitis". Er ist mit Brennen im Brustbereich oder im ganzen Körper, Fieber, Mundtrockenheit, bitterem Geschmack im Mund, starkem Durst, galligem Erbrechen und blassem Hautkolorit verbunden.

Kapha-Typ

Dieser Husten ist kennzeichnend für eine „chronische Bronchitis“. Es kommt zu Auswurf und außerdem zu zähem Schleim im Mund, körperlicher Schwäche, Kopfschmerzen, Appetitlosigkeit, Schweregefühl im ganzen Körper und Rachenreizung.

Traumatisch bedingter Husten (Kṣataja)

Dieser Husten wird oft durch ein Emphysem oder Bronchiektasen geprägt. Es ist zunächst ein trockener Reizhusten, der dann in Hämoptyse bzw. Hämoptoe übergeht und von Halsschmerzen, Brustschmerzen („als würde man mit Nadeln gestochen“), Gelenkschmerzen, erschwerter Atmung, Durst und Heiserkeit („Stimme wie das Gurren von Tauben“) begleitet wird.

„Schwindsüchtiger“ Husten (Kṣayaja)

Dieser Husten ist durch eitrigen oder blutigen Auswurf gekennzeichnet und wird oft von Gliederschmerzen, Fieber, Brennen, Vitalitätsverlust, Austrocknung und Schwäche begleitet. Bei diesem Krankheitsbild liegt eine Störung aller drei *Doṣas* vor.
Gelegentlich wird noch ein so genannter „Altershusten“ als Variante genannt.

Ernährungsempfehlungen

Allgemein gilt es die jeweiligen Auslöser (wie oben aufgeführt) zu meiden. Wenn im Einzelfall nicht anders empfohlen, sind vor allem süße und fettige Speisen, Geschlechtsverkehr, übermäßige körperliche Anstrengung, Schlafen am Tage (Ausnahme: das Ausruhen tagsüber bei schwächebedingtem Husten), Milch, Joghurt, Rauch- und Staubexposition zu meiden oder wenigstens einzuschränken.
Empfohlen wird allgemein, in der Ernährung Reis, verschiedene Sorten (geschälter) Linsen wie *Māṣa* (Urid Dāl) und *Mudga* (Mung-Bohnen), Ghee, *Laśuna* (Knoblauch), *Śuṇṭhī* (Ingwer), *Marica* (schwarzer Pfeffer) und *Pippalī* (Langkornpfeffer) zu bevorzugen und möglichst heißes Wasser mit Honig zu trinken.

Vāta-Typ

Bei diesem Husten sind zusätzlich Fisch, Fleischbrühe, Reis mit (geschälten) Linsen, Ghee, (Pflanzen-)Öle, Milch in Maßen und möglichst in Form von Milchbrei oder Joghurt, junger Wein in Maßen sowie süße, saure und salzige Speisen zu empfehlen.

Pitta-Typ

Bei diesem Husten sind zusätzlich Fleischbrühe (Geflügel oder Wild), Mung-Bohnen, bitteres Blattgemüse (z. B. Mangold) und Gerstenprodukte zu empfehlen. Günstig sind auch Ziegenmilch und Ziegenmilchprodukte (Ziegenkäse) sowie *Kūṣmāṇḍa* („weißer" Kürbis), der als Nahrungs- und Arzneimittel verwendet werden kann. Bei zähem Schleim ist Honig günstig, bei dünnflüssigem Schleim auch Reis mit Fleischbrühe.

Kapha-Typ

Bei diesem Husten sollte man Reis eher meiden und stattdessen andere Getreideprodukte bevorzugen. Zu empfehlen ist allgemein eine reduzierte Kost mit scharfen Kräutern und Gewürzen.

Andere Hustenarten

Bei „traumatischem" Husten sind Milch, Ghee und Honig besonders zu empfehlen. Im Fall eines schwächebedingten Hustens helfen nährende und aufbauende Maßnahmen im weitesten Sinne.

Behandlung

Eine Vielzahl von Zubereitungen aus Kräutern und Gewürzen sind bei Atemwegserkrankungen zu empfehlen, die mit Husten einhergehen. Sehr bekannt ist das *Sitopalādi-cūrṇa*. Weitere typische ayurvedische Arzneimittel bei Bronchitiden enthalten *Vāsā* wie etwa *Vāsāriṣṭa* und *Vāsāvaleha*.

Vāta-Typ

Hier sind Öl- und Fettanwendungen besonders wichtig. Innerlich kann z. B. Ghee (ggf. mit speziellen Kräutern versetzt) eingenommen werden oder ein Einlauf mit Öl (z. B. Sesamöl) oder die Inhalation fetthaltiger Mischungen erfolgen. Äußerliche Ölanwendungen bestehen in Ganzkörper-Ölmassagen und Schwitzanwendungen unter Zugabe fettiger Substanzen.
Bei Bedarf können auch „ausleitende" Therapieverfahren zur Anwendung kommen, etwa Darmeinläufe, falls der Husten mit Obstipation einhergeht. Auch saure Zubereitungen sind sehr nützlich, um *Vāta* auszugleichen und Schleim zu lösen; bei zähem Schleim kann einfach nur (erwärmter) Zitronensaft gegeben werden. Wenn bei *Vāta*-bedingtem Husten zusätzlich *Pitta*-Symptome vorhanden sind, wird die Einnahme von Ghee nach dem Essen empfohlen, bei zusätzlichen *Kapha*-Symptomen dagegen das Abführen mit fettigen Substanzen (z. B. Rizinusöl).

Pitta-Typ

Hier sind ausleitende Verfahren zu empfehlen. Falls der Schleim sehr zäh ist, kann therapeutisches Erbrechen angebracht sein. Ist der Schleim eher dünnflüssig, sollte Abführen bevorzugt werden. Im Anschluss daran muss unbedingt ein entsprechender Kostaufbau erfolgen. Bei *Pitta*-bedingtem Husten sind besonders Präparationen aus *Kūṣmāṇḍa* („weißer Kürbis") gut wirksam.

Kapha-Typ

Bei diesem Husten sind unbedingt „ausleitende" und „reduzierende" Therapieverfahren anzuwenden. Insbesondere therapeutisch induziertes Erbrechen kann indiziert sein, danach sollte sich ein Kostaufbau mit scharfen, trockenen und wärmenden Speisen anschließen. Die Inhalation fetthaltiger Präparationen ist hier ebenfalls zu empfehlen.

„Traumatisch" bedingter Husten

Hier gilt es, die möglichen Auslöser sofort zu meiden und möglichst schnell die Therapie der zugrunde liegenden Erkrankung einzuleiten. Generell wird mit aufbauenden und nährenden Behandlungsmethoden gearbeitet. Sobald der Kräftezustand des Patienten dies erlaubt, wird die Behandlung wie bei *Pitta*-bedingtem Husten durchgeführt.

Schwächebedingter Husten

Auch hier sind nährende und stoffwechselanregende Behandlungsmethoden von großer Bedeutung (um die intestinale Nährstoffresorption zu verbessern). Ein einfaches Mittel zu diesem Zweck ist milder Ingwertee. Wenn die *Doṣas* sehr stark aus dem Gleichgewicht geraten sind, kann mildes Abführen helfen.

6.5.3 Dyspnoe und Asthma – Śvāsa

Definition

Unter dem Begriff *Śvāsa* werden verschiedene Störungen der Atmung zusammengefasst. Das schulmedizinisch definierte Asthma bronchiale ist nur eines der Krankheitsbilder, die im Ayurveda zum *Śvāsa* gezählt werden.

Pathophysiologie

Auslöser können z. B. brennende, schwere, stopfende, trockene, schleimige oder kühle Speisen sein, aber auch der Aufenthalt an kalten Orten, Staub- und Rauchexposition, scharfer Wind, kaltes Wasser (zum Trinken oder Baden), körperliche Überanstrengung, das Tragen schwerer Lasten, zu langes Laufen, Unterdrückung natürlicher Bedürfnisse (wie Stuhl- und Urindrang) und zu intensives Fasten. Durch all diese Auslöser wird *Kapha* vermehrt und blockiert dann die Leitungsbahnen. Die Blockade der Leitungsbahnen lässt die Atemluft nicht richtig zirkulieren und führt so zur Erkrankung. Von den *Doṣas* kommen vor allem *Vāta* und *Kapha* als Auslöser in Betracht, betroffen sind davon die Atemwege.

Symptome

Als unspezifische Anzeichen können Schmerzen in der Brust und im Bauch, Seitenstiche, Blähungen und aufgetriebener Bauch, Kopfschmerzen, Mundtrockenheit und Störungen des Geschmackssinnes vorhanden sein.
Im Ayurveda werden fünf Formen des *Śvāsa* unterschieden.

Kṣudra-śvāsa („Anstrengungsasthma")

Vermehrter Genuss trockener Nahrung und anstrengende Tätigkeiten führen dazu, dass *Vāta* im Magen verstärkt und nach oben getrieben wird. Diese Form des Asthmas scheint insbesondere durch (gestörtes) *Vāta* verursacht zu werden, es bestehen jedoch keine Schmerzen.

Tamaka-śvāsa („Asthma bronchiale")

Als Ursachen kommen aus ayurvedischer Sicht gegenläufige Bewegungen im Verdauungstrakt, Staub, eine unvollständige Verdauung und die Unterdrückung natürlicher Bedürfnisse infrage. Wenn dann *Vāta* in den oberen Körperkanälen „hängen bleibt" und *Kapha* gesteigert wird, entsteht *Tamaka-śvāsa*. Diese Form des Asthmas ist vor allem von *Kapha* dominiert.
Die Nase läuft, Anzahl und Intensität der Atemzüge nehmen zu. Zuerst treten Hals- und Kopfschmerzen auf. Dann kommen Durst, Erschöpfung und Husten hinzu. Manchmal entsteht im Hals ein gurgelndes Geräusch, es wird dem Patienten schwarz vor den Augen und er fällt in Ohnmacht. Das Abhusten von Schleim kann eine leichte Besserung bewirken. Als weitere Symptome können Kratzen im Hals, Sprechschwierigkeiten wegen der Verschleimung im Hals, Schlaflosigkeit, Atembeschwerden im Liegen, Seitenstechen,

Augen- und Lidschwellungen, Schweiß auf der Stirn, starkes Unwohlsein, Mundtrockenheit und erschwertes Atmen auftreten. Der Patient hat oft das Bedürfnis, berührt zu werden bzw. ein Verlangen nach heißen Substanzen, er ist unruhig und kann nicht längere Zeit in derselben Stellung verharren. Meist fühlt er sich im Sitzen wohler als im Liegen.
Die Symptome verstärken sich an bewölkten Tagen, bei kaltem Wind, durch den Gebrauch von kaltem Wasser und andere *Kapha*-steigernde Aktivitäten. Wenn Fieber und Ohnmacht auftreten, spricht man von *Pratamaka-śvāsa* wenn der Patient stuporös wird und Kühlung als Linderung erfährt, von *Saṃtamaka-śvāsa*.

Chinna-śvāsa (pneumonieähnliche Symptomatik)

Bei diesem Krankheitsbild wird das Atmen für den Patienten zu einer sehr starken körperlichen Anstrengung. Das Atmen ist schmerzhaft, und er kann daher nur langsam und stoßweise einatmen. Dabei hat der Patient das Gefühl, als würde in der Herzgegend etwas zerreißen. Der Patient schwitzt ständig stark, und es kann zu Nasenbluten kommen. Weitere Symptome sind Ohnmachtsanfälle, ein brennendes Gefühl im Enddarm, unruhige Augen, Tränenfluss, Auszehrung, bleiche Hautfarbe, einseitige Augenrötung, Mundtrockenheit und gelegentlich auch Bewusstseinsstörungen. Diese Form der Atemstörung ist durch *Kapha* und *Vāta* bedingt.

Ūrdhva-śvāsa (einem akuten Asthmaanfall ähnliche Symptomatik)

Bei dieser Atemstörung fällt das Einatmen leicht, stattdessen ist hier das Ausatmen erschwert. Der Patient atmet langsam und mit häufigen Unterbrechungen aus. Diese Form ist vor allem durch *Vāta* bedingt. Da *Vāta* die Blockade der Leitungsbahnen mit *Kapha* noch verstärkt, kommt es zu beträchtlichen Schmerzen. Der Patient hat den Blick oft nach oben gerichtet, mit verdrehten Augen, und erleidet häufiger Ohnmachtsanfälle. Typische Symptome sind Schmerzen im ganzen Körper, bleiche Gesichtsfarbe und geistige Unruhe.

Mahāśvāsa (einem Lungenödem ähnliche Symptomatik)

Bei dieser Atemstörung, die vor allem durch *Vāta* bedingt ist, ähnelt die Atmung dem „dumpfen unterdrückten Grollen eines Bullen, der an einen Pfosten gebunden ist" und das man aus einiger Entfernung hört. Der Patient ist völlig ausgezehrt und verliert wiederholt das Bewusstsein. Seine Augen sind unruhig und geschwollen, Stuhl- und Urindrang unterdrückt und er kann nichts mehr schmecken. Die Stimme klingt dünn und auch der Geist wirkt sehr geschwächt.

Die letzten drei Atemstörungen haben aus ayurvedischer Sicht eine schlechte Prognose, hier muss unbedingt eine schulmedizinische Therapie in Anspruch genommen werden. Wenn das Asthma bronchiale gleich zu Beginn behandelt wird, kann es ausheilen.

Allgemeine und ernährungstherapeutische Empfehlungen

Am wichtigsten ist es, wieder eine normale *Vāta*-Funktion herbeizuführen. Zur Regulierung von *Vāta* sind Ruhe und eine entsprechend regelmäßige Lebensführung ebenso zu empfehlen wie warme Bäder. Bei vorherrschendem *Kapha* sollte häufigeres Baden vermieden werden. Allgemein gilt, dass möglichst leicht Verdauliches gegessen wird und das Abendessen vor Sonnenuntergang stattfindet.

Meiden sollte man schwer verdauliche, trockene und sehr scharfe Speisen, Joghurt, Fisch und Chilis. Nächtliches Wachsein, übermäßige Kraftanstrengung, extreme Hitze, Sorgen, Trauer, Wut und alles, was den Seelenfrieden stört, sind ebenfalls sorgfältig zu meiden.

Patienten, die sehr geschwächt sind, sollten nahrhafte, leicht verdauliche Speisen zu sich nehmen, die sie gern essen. Zubereitungen aus Puffreis mit Ghee und Honig sind zu empfehlen, ebenso ein Dekokt aus *Kharjūra* (Dattelfrüchte) und *Madhuka* (Süßholz), nachdem es abgekühlt ist.

Behandlung

Um *Vāta* zu besänftigen und die Atembeschwerden zu lösen, kann man eine Messerspitze Steinsalz in etwa 2 Esslöffeln Sesamöl auflösen und erwärmen und mit dem erwärmten Öl den Brustkorb einreiben, bevorzugt abends. Anschließend sollte der Patient schwitzen und nach dem Schwitzen Reis mit Fleischbrühe zu sich nehmen.

Wenn *Vāta* sehr gestört ist, kann frisch gepresster Zitronensaft, mit Wasser verdünnt und mit Rohrzucker gesüßt, oder in Wasser gelöstes Mus alter Tamarinden *(Tintiḍīka)* hilfreich sein. *Ārdraka* (frischer Ingwersaft, aus der geschälten Wurzel gepresst) mit Honig verrührt ist bei Atemwegserkrankungen und Schnupfen zu empfehlen. Ein sehr beliebtes Mittel ist im Ayurveda *Yavānī (Hind/engl.: Ajowan)*, das bei asthmatischen Beschwerden gegeben wird (etwa 3–4 g gemahlenes *Ajowan* in einem Glas warmem Wasser).

Bei starkem *Kapha* ist therapeutisches Erbrechen indiziert; als Brechmittel eignet sich besonders *Arka*, die gemahlene Wurzel mit Wasser vermischt.

Keine Emetika, wenn der Patient sehr schwach und ausgezehrt ist.

Das Rauchen von getrockneten Blättern des *Dhattūra* (weichhaariger Stechapfel) kann Asthma lindern. Das entspricht der so genannten „Stramoniumzigarre" in der europäischen Naturheilkunde. Vorsicht, alle Stechapfelarten sind sehr giftig, dürfen also nur mit großem Sachverstand und nach sorgfältiger Zubereitung angewendet werden!
Empfohlen wird auch *Triphalā* oder *Śuṇṭhī* (Ingwerpulver), in heißem Wasser aufgelöst. Geeignet sind auch trockene Kürbiskerne (z. B. von *Kūṣmāṇḍa*), zu Pulver gemahlen und in einem Glas heißem Wasser aufgelöst, sowie *Ārdraka* (Ingwersaft) mit einer Messerspitze *Pippalī*-Pulver (Langkornpfeffer) und der gleichen Menge Steinsalz in Ghee eingerührt.

6.6 Hauterkrankungen

6.6.1 Akne vulgaris – Mukhadūṣikā

Definition

Entzündliche Erkrankung der Talgdrüsen und Haarfollikel, charakterisiert durch Komedonen, die sekundär infiziert sein können, Papeln, Pusteln, Zysten, Knötchen und Narbenbildung.

Ätiologie und Pathogenese

Störung aller *Doṣas*, wobei *Pitta* der dominierende Faktor ist, sowie hormonelle Störungen. Eine Rolle spielen möglicherweise auch Störungen des Menstruationszyklus und des Verdauungstrakts.
Pitta kann Blut und Haut beeinträchtigen und es bilden sich diverse Akne-Formen aus: Akne vulgaris, Akne pustulosa, Akne indurata, Akne cystica (*Kapha*-Störung), Akne atrophica (*Vāta*-Störung), Akne keloidalis (*Kapha*-Störung).

Behandlung

Die ursächlichen Faktoren beseitigen. Zyklus- oder Verdauungsstörungen korrigieren.

Hinweise
Mitesser und Pickel nicht quetschen oder ausdrücken. An betroffenen Hautstellen auch nicht kratzen.

Äußerlich

Bei fettiger Haut mit Entzündungen: Dampfbäder (mit Basilikumblättern oder etwas Eukalyptusöl), zweimal täglich. Zusätzlich mit Neem Gesichtspflege reinigen und pflegen.
Bei fettiger Haut ohne Entzündungen: Mit gekochten Zitronenschalen (oder mit Neem-Reinigungslotion) abreiben, um überschüssiges Fett zu entfernen. Aus *Āmalakī*, *Mustā*, *Masūra* (Masoor Dāl, rote Linsen), *Haridrā* (Gelbwurz) – alle in Pulverform – und etwas Wasser eine Paste anrühren und diese Mischung auf die Haut auftragen.
Bei trockener Haut: *Candana* (Sandelholzpulver), *Karcūra* und *Raktacandana* zu gleichen Teilen mit Milch mischen, zweimal täglich auftragen.

Innerlich

Pitta-Typ

Die wirksamsten Kräuter sind *Dūrvā*, *Śatāvarī*, *Āmalakī* und *Candana* (Sandelholz).
Bei Infektionen 15 Tage lang dreimal täglich 250 mg *Guḍūcī* (in Tablettenform) mit 1 Teelöffel *Pañcatikta-ghṛta* einnehmen.
Blutreinigung mit „umstimmenden" Kräutern wie *Sārivā, Mañjiṣṭhā* und *Haridrā* (Gelbwurz). Reinigende Wirkung auf das *Rakta-dhātu* zeigt auch Surakta strong (1-1-1).
Von den westlichen Kräutern sind Sonnenhut, Kanadische Gelbwurzel, Krauser Ampfer oder Enzianwurzel geeignet.
Mit milden Laxativa die Obstipation beseitigen, z.B. mit Rhabarberwurzel oder *Triphalā*.

Vāta-Kapha-Typ

Je 250 mg Eibisch-Wurzel, Myrrhe und wilde Yamswurzel mischen und einen Monat lang zweimal täglich anwenden.

6.6.2 Psoriasis

Definition

Chronische, immer wieder aufflammende entzündliche Erkrankung der Haut mit scharf begrenzten, erythematösen, trockenen Effloreszenzen unterschiedlicher Größe, die mit silbergrauen Schuppen bedeckt sind (Schuppenflechte).

Ätiologie und Pathogenese

Eine *Pitta* verstärkende Ernährung und Lebensweise sind fördernde Faktoren. In manchen Fällen gibt es eine erbliche Veranlagung in der Familie. Die Erkrankung tritt sowohl in heißen und gemäßigten als auch in kalten und trockenen Klimaten auf.

Symptome

Symptome können überall am Körper auftreten, charakteristische Lokalisationen sind jedoch Knie, Ellbogen, Hinterkopf und Sakrum. Zuerst bilden sich kleine Papeln, die mit silbrigen Schuppen bedeckt und peripher vergrößert sind. Bei Entfernung der Schuppen kommt es zu punktförmigen Blutungen.
Je nach Lokalisation, z. B. am Haaransatz, an den Gelenken, Handflächen oder Fußsohlen, werden verschiedene Formen unterschieden. Bei allen tritt Juckreiz als gemeinsames Symptom auf.

Vāta-Typ

Starke Schuppenbildung, trockene Haut, Juckreiz.

Pitta-Typ

Fieber, gerötete und brennende Haut.

Kapha-Typ

Exsudative Form mit wässrigem oder leicht klebrigem Sekret und starkem Juckreiz.

Behandlung

Die ursächlichen Faktoren so weit wie möglich beseitigen. *Pitta*-fördernde Ernährungsweise mit zu salzigen, sauren und scharfen, gebratenen und fettigen Speisen vermeiden.

Hinweise
Ausschließlich Neutralseife verwenden. Keine (synthetische) Kleidung tragen, die den Schweiß nicht absorbiert. Nicht in der Nähe von Hitze, nicht mit Farben (Farbstoffen) oder Benzin arbeiten.

Entgiftung

Reinigung durch *Pañcakarma* ist die wichtigste Behandlungsmaßnahme, denn die gestörten *Doṣas* müssen erst aus dem Körper entfernt werden, bevor die Krankheit auf Medikamente anspricht. Reinigungsmaßnahmen wie das Purgieren und der Aderlass sollten mit angemessener Fettung durchgeführt werden. Am besten geeignet ist medizinisches Ghee mit bitteren Kräutern wie *Guḍūcī, Nimba, Kaṭukā* oder *Vāsā*, z.B. *Pañcatikta-ghṛta* oder *Pañcatikta-guggulu-ghṛta.* Von den westlichen Kräutern sind besonders Löwenzahn, Klettenwurzel, Berberitze und Enzian zur Blutreinigung zu empfehlen.

Lindernde Behandlung

Die eigentliche Behandlung nach der Reinigung wird dann mit medizinischem Ghee, dem wie bereits erwähnt, bittere Kräuter (*Guḍūcī, Nimba, Vāsā)* zugesetzt werden, durchgeführt.
Einen Monat lang werden zweimal täglich 1 Teelöffel *Mahātikta-ghṛta, Pañcatikta-ghṛta* oder *Pañcatikta-guggulu-ghṛta* eingenommen.
Die wirksamsten Kräuter sind *Tuvaraka, Āmalakī, Śatāvarī, Yaṣṭīmadhu* (Süßholzwurzel), *Sārivā,* Clerodendrum inerne Gaertn. und Lepidagathis cristata Willd.

Äußerliche Behandlung

Beim *Vāta*-Typ sollte bevorzugt *Mahā-māṣa-taila,* beim *Pitta*-Typ *Piṇḍa-taila* oder *Candana-balā-lākṣādi-taila* und beim *Kapha*-Typ *Kasīsādi-taila* angewandt werden. Oder es werden gleiche Teile von *Karcūra, Candana* (Sandelholz), *Āmalakī* und *Mustaka*-Pulver mit Milch gemischt und auf die betroffenen Stellen aufgetragen.

6.6.3 Neurodermitis

Definition

Auch als Lichen simplex chronicus oder Neurodermitis circumscripta bezeichnete Hauterkrankung mit Juckreiz, die vor allem durch geistige Anspannungen ausgelöst werden kann. Die Erkrankung beginnt meist in den ersten Lebensjahren. Je nach Alter verläuft die Erkrankung unterschiedlich. Erkranken Kleinkinder und Säuglinge, heilt die Krankheit oft nach einigen Jahren. Tritt die Erkrankung später auf, ist der Verlauf langwieriger. Es handelt sich um eine Reaktion des Körpers auf bestimmte Substanzen, ähnlich wie beim allergischen Asthma.

Ätiologie und Pathogenese

Die Erkrankung ist auf nervöse Spannungen zurückzuführen, daher handelt es sich aus ayurvedischer Sicht um eine *Vāta*-Störung. Denn *Vāta* kontrolliert sowohl den Verstand als auch die Haut. Bei mentaler Instabilität eröffnet sich eine wichtige Einflusssphäre, über die *Vāta* zu Hauterkrankungen führen kann. Die Veranlagungen werden wahrscheinlich vererbt.

Symptome

Meist treten Flecken am Hals, an den Beugeseiten der Extremitäten, den Backen und auf dem behaarten Kopf auf. Sie können jedoch auch hinter und über den Ohren lokalisiert und unter Umständen symmetrisch verteilt sein. Der Juckreiz ist oft sehr heftig. Starkes Reiben und Kratzen kann zu Hautveränderungen führen, die als umschriebene verdickte Bereiche mit verstärkter Hautzeichnung sichtbar werden, wenn sie sich außerhalb der Haarzone befinden. Unter Umständen kommt es zu starker psoriasiformer Schuppung und deutlichen Anzeichen einer sekundären Infektion. Die Haare wachsen möglicherweise spärlicher und brechen leicht.

Behandlung

In Bezug auf die Lebensweise sollten die für eine *Vāta*-Konstitution geltenden Hinweise beachtet werden.

- Mentale Spannungen vermeiden.
- Keine trockenen, kalorienarmen Nahrungsmittel essen.
- Der Patient sollte darüber aufgeklärt werden, dass Kratzen nur zu weiteren Hautveränderungen führt und dass es in erster Linie darum geht, nervöse Spannungen abzubauen.
- Um diese inneren Spannungen zu lösen kann es hilfreich sein, sich einem Hobby zu widmen, sanfte Musik zu hören oder Methoden wie Autosuggestion, Selbsthypnose und Meditation anzuwenden.

Zur Linderung des Juckreizes kann *Śatadhauta-ghṛta* äußerlich appliziert werden. Innerlich sollte man dreimal täglich 250 mg *Guduchi*-Tabletten mit *Mañjiṣṭhā*-Dekokt und abends 250 mg *Triphalā* mit lauwarmem Wasser einnehmen.

6.6.4 Ekzem

Definition

Chronische Hauterkrankung, die im Ayurveda als *Vicarcikā* bezeichnet wird.

Ätiologie und Pathogenese

Doṣa-Störung, bei der besonders *Pitta* und *Rakta* (Blut) eine Rolle spielen und Haut und *Māṃsa-dhātu* (Muskelgewebe) beeinträchtigen können. Da auch *Vāta* und *Kapha* an der Pathogenese beteiligt sein können, treten unterschiedliche Symptome auf.

Symptome

Vāta-Typ: Die betroffenen Hautpartien sind trocken, schmerzen und jucken sehr stark.
Pitta-Typ: Nässende Hautpartien, verbunden mit Brennen und Fieber.
Kapha-Typ: Die Haut ist verdickt und weiß, das Ekzem ist exsudativ und juckt.

Behandlung

So weit wie möglich die Faktoren, die *Pitta* und *Rakta* verstärken, meiden, z.B. keine scharfen, stark gewürzten Speisen, Fisch oder fermentierte Produkte wie Joghurt essen. Keine synthetischen Kleidungsstücke tragen, weder Kosmetika noch Parfüms benutzen.

Entgiftung

Da *Pitta* und *Rakta* bei allen Formen eine wichtige Rolle spielen, ist Purgieren und möglichst auch ein Aderlass mit Blutegeln angebracht.

Vāta- und Pitta-Typ

Kühlende „umstimmende“ (alterative) Kräuter wie *Nimba, Kumārī* (Aloe), *Candana* (Sandelholz), *Guḍūcī*, Sumpfiris, Klettenwurzel, Chaparral und Löwenzahn werden zur Blutreinigung eingesetzt. Einen Monat lang sollte man zweimal täglich 1 Teelöffel *Pañcatikta-ghṛta* einnehmen.

Kapha-Typ

Wärmende Kräuter wie Myrrhe, Gelbholz und Berberitze sollten in einer Dosis von 1 g zweimal täglich einen Monat lang angewendet werden. Zusätzlich können einen Monat lang und dreimal täglich 15 ml *Khadirāriṣṭa* eingenommen werden. Zu empfehlen ist auch *Mahātikta-ghṛta*, das dreimal täglich eingenommen werden kann.

Äußerlich

Mahāmaricādi-taila, *Mahāmāṣa-taila* oder *Guḍūcyādi-taila* verwenden. Das Badewasser sollte möglichst wenige Mineralien enthalten. Auf Seife sollte man verzichten und stattdessen *Candana* (Sandelholzpulver) mit Sahne verwenden.

6.7 Erkrankungen von Hals, Nase und Ohren

6.7.1 Sinusitis – Pīnasa

Definition

Entzündung der Nasennebenhöhlen. Eine akute Sinusitis tritt häufig bei Erkältungen oder Grippe auf. Sie kann in eine chronische Sinusitis übergehen, wenn sie nicht entsprechend behandelt wird.

Ätiologie und Pathogenese

Wie bei Erkältungen oder Grippe.

Symptome

Fieber, Druckempfindlichkeit der Nasennebenhöhlen, Frösteln, Kopfschmerzen.

Behandlung

Nasya (Nasentropfen) ist die Behandlungsmethode der Wahl.

- Um den Husten herauszuziehen, werden zweimal täglich 4 Tropfen *Ṣaḍbindu-taila* oder *Aṇu-taila* in die Nase eingebracht.
- Bei akutem Anfall hilft es, Nelkenöl auf Stirn und Nase zu geben oder mit Basilikumblättern zu inhalieren.
- Das Gewürz der Wahl ist *Trikaṭu*, um die Auflösung des entstandenen Schleims zu fördern.
- Äußerlich: Inhalationen sind in jedem Fall sinnvoll.

Hinweise
- Die Patienten sollten sich vor Wind und Zugluft schützen, in zugfreien Räumen aufhalten und Kopf, Nase und Hals mit einer Mütze bzw. einem Schal bedecken.
- Ernährung: Empfehlenswert sind leichte, warme, frische Nahrungsmittel vorwiegend trockener Natur. Gut geeignet sind auch Popcorn oder Toast und warme Suppen, z. B. mit *Kulattha* oder Mung-Bohnen.

6.7.2 Pharyngitis/Bronchitis – Svāsanalikā-dāha

Definition

Es handelt sich um eine Reizung und Entzündung der oberen Atemwege (Pharynx, Bronchien etc.).

Ätiologie und Pathogenese

Aufgrund falscher Ernährungs- und Lebensgewohnheiten sind die *Doṣas* gestört. Dies führt zu einer Reizung der oberen Atemwege. Husten kann auch reflektorisch ausgelöst werden, beispielsweise durch eine Perikarditis oder bei Reizung des Gastrointestinaltrakts (z. B. bei Wurmbefall) oder des Zwerchfells. Sogar ein Zeruminalpfropf oder ein subdiaphragmaler Abszess können zu Husten führen.

Symptome

Leitsymptom der Bronchitis ist der Husten *(Kāsa)*. Die Unterteilung in fünf Typen ist in Kap. 6.5.2 beschrieben.

Behandlung

In Abhängigkeit vom Typ des Hustens.

■ Vāta-Typ

Äußerlich: Hals, Brust und Rücken mit Sesamöl einreiben, feuchtwarme Umschläge machen.
Innerlich: Mittel der Wahl sind *Pippalī* (Langkornpfeffer) und *Marica* (schwarzer Pfeffer), *Tālīśa, Puṣkara, Jaṭāmāṃsī, Śuṇṭhī* (Ingwer) und *Kaṇṭakārī*. Zur Linderung des Auswurfs können Demulgenzien wie *Yaṣṭīmadhu* (Süßholzwurzel), sowie bei Bedarf 5 Tage lang dreimal täglich 500 mg *Tālīsādya-cūrṇa* oder *Kasamrita Ayurveda* eingenommen werden.
Zur Vermeidung eines Rückfalls: einen Monat lang dreimal täglich 1 Teelöffel *Kaṇṭakāryavaleha* einnehmen.

■ Pitta-Typ

Innerlich: Kräuter der Wahl sind *Vāsā, Yaṣṭīmadhu* (Süßholzwurzel), *Āmalakī* und *Candana* (Sandelholz). Außerdem sollte man 15 Tage lang dreimal täglich 500 mg *Sitopalādi-cūrṇa* mit 15 ml *Candanāsava* oder *Vāsāriṣṭa* einnehmen.
Zur Vermeidung eines Rückfalls: einen Monat lang dreimal täglich 1 Teelöffel *Vāsāvaleha* oder *Mātuluṅgādy-avaleha* einnehmen.

■ Kapha-Typ

Innerlich: Kräuter der Wahl sind *Karpūra* (Kampfer), *Trikaṭu, Triphalā, Guggulu* und *Śilājatu*. Zusätzlich können dreimal täglich 15 ml *Kumāryāsava, Khadirāriṣṭa* oder *Kanakāsava* eingenommen werden.
Bei Bedarf können auch Lutschtabletten zur Anwendung kommen, gut geeignet sind z. B. *Lavaṅgādi-vaṭī* und *Khadirādi-guṭikā*.

6.7.3 Otitis media – Madhya-karṇa-dāha

Definition

Mittelohrentzündung. *Suśruta* und *Vāgbhaṭa* beschreiben drei Stadien der Erkrankung, nämlich *Karṇapāka* (Entzündung), *Karṇa-śrāva* (Otorrhö) und *Pūtikarṇa* (wörtl.: „Stinkohr").[17]

Ätiologie und Pathogenese

Mögliche Ursachen sind:

- Entzündung der Ohrtrompete aufgrund eines Entzündungsherdes in der Nachbarschaft, z. B. bei Pharyngitis, Rhinitis, Sinusitis, Adenitis etc. Die Entzündung kann auch von einem entfernteren Entzündungsherd im Körper ausgehen und auf dem Blutweg übertragen werden.
- Ausbreitung im Rahmen von Infektionskrankheiten wie Meningitis, über eine Otitis interna.
- Wasser, das ins Ohr eingedrungen ist, Baden in stark gechlortem Wasser.

Solche Auslöser führen nach ayurvedischer Auffassung zu einer *Pitta*-Störung. *Pitta* ist für alle Arten entzündlicher Prozesse und Eiterbildung im Körper verantwortlich. Wenn die *Pitta*-Störung lokal (im Ohr) auf *Kapha* übergreift, bilden sich zähe, faulig riechende Ohrsekrete, mit oder ohne Schmerzen.

Symptome

Eine Untersuchung des Trommelfells zeigt, dass diese Membran ihren normalen Glanz verloren hat, gerötet und schuppig ist. Es kommt zu einer zentralen Einziehung des Trommelfells, gelegentlich kann es auch perforiert sein. Eitriger Schleim wird abgesondert.
Allgemeinsymptome: Fieber, schneller Puls, gestörte Verdauung, Erkältung.
Spezifische Symptome: Ohrenschmerzen (Otalgie), Taubheit, Tinnitus, Schwindel.

[17] Suśruta-Saṃhitā, Uttaratantra 20.15 und Aṣṭāṅga-Hṛdaya-Saṃhitā, Uttaratantra 17.12

Behandlung

In der *Suśruta-Saṃhitā* werden die folgenden fünf Behandlungsarten genannt.[18]

Äußerlich

- **Schnupfen von Kräuterpulver** *(Śirovirecana-nasya)*: mit *Vacā*, *Apāmārga* und *Kaṭphala*, um die Entzündung der Ohrtrompete zu lindern und die Blockade zu beseitigen.
- **Räuchern** *(Dhūpana)*: Das Abbrennen von *Guggulu* und Ghee, *Agaru* und *Jīraka* (Kreuzkümmel) stellt eine wirksame antiseptische Maßnahme dar, um Sekretion und Schmerzen zu lindern.
- **Reinigen** *(Pramārjana)*: Die Sekrete werden mit einem sterilen Wattebausch abgewischt.
- **Spülung** *(Karṇa-prakṣālana)*: Der Gehörgang wird mit antiseptischen und adstringierenden Kräutern gespült, um die Sekrete einzutrocknen. Geeignet sind Dekokte von *Triphalā*, *Nimba*, *Saurāṣṭrī* (Alaun), Rinderurin sowie Honig mit Wasser.
- **Ohrentropfen** *(Karṇa-pūraṇa)*: Aus antiseptischen Kräutern mit bitteren, adstringierenden, scharfen Qualitäten lassen sich medizinische Öle oder Ghee zubereiten und als Analgetikum anwenden.

> Bei starker Sekretion dürfen Ohrentropfen nur mit großer Vorsicht und unter medizinischer Aufsicht eingesetzt werden.

Innerlich

Als Antiseptikum werden viermal täglich *Guḍūcī-* und *Haridrā*-Tabletten (je 500 mg) eingenommen. *Guggulu* (Tabletten) kann als Analgetikum viermal täglich in einer Dosis von 500 mg verabreicht werden.

6.7.4 Tinnitus – Karṇa-nāda

Definition

Aufgrund einer lokalen Nervenreizung können sich unterschiedliche Ohrgeräusche entwickeln, die als Tinnitus, im Ayurveda als *Karṇa-nāda* oder

[18] Suśruta-Saṃhitā, Uttaratantra 20.40

Karṇa-praṇāda, bezeichnet werden. Die Geräusche werden z. B. mit dem Summen einer Biene verglichen.[19]

Ätiologie und Pathogenese

Ohrgeräusche können bei vielen Erkrankungen und Störungen als Symptom auftreten, z. B. bei Zeruminalpfropf, Otosklerose, Vestibularisneuritis, Hypertonie, Anämie und als toxische Nebenwirkung von Arzneimitteln (z. B. Chinin).

Risikofaktoren

- Übermäßiger physischer oder mentaler Stress
- Unterernährung, Mangelsyndrome
- Verzehr ausschließlich trockener Nahrung über einen längeren Zeitraum
- Kälteeinwirkung nach Nasenbehandlung (*Nasya*).

Aus verschiedenen Gründen kommt es zu einer *Vāta*-Vermehrung. Daraufhin führt *Vāta* allein oder in Verbindung mit *Kapha* zu einer Reizung lokaler Nerven im Ohr und damit zu Tinnitus.

Symptome

Die Symptome hängen von der zugrunde liegenden Störung ab.

- Otosklerose: Diese erblich bedingte Erkrankung tritt überwiegend bei Frauen auf. Als Ursachen kommen endokrine Störungen, Anämie und Verdauungsstörungen in Betracht. Es kommt allmählich zu Taubheit, daneben bestehen Tinnitus und Schwindel.
- Labyrinthitis: Schwindel, Erbrechen, Nystagmus, Tinnitus.
- Vestibularisneuritis: Entzündung des N. vestibularis aufgrund einer Vergiftung mit Chinin, Quecksilber, Aspirin, Tabak, Alkohol, Blei oder Streptomycin. Sie ist von Schwindel, Taubheit und Tinnitus begleitet.

Behandlung

Die zugrunde liegende Störung muss behandelt werden. Prinzipiell ist eine Anti-*Vāta*-Diät angezeigt.

[19] Suśruta-Saṃhitā, Uttaratantra 20.17

Äußerlich

Nasentropfen: Dekokt von *Śuṇṭhī* (getrockneter Ingwer) mit Palmzucker, zweimal täglich 2 Tropfen in jedes Nasenloch geben.
Ohrentropfen: zweimal täglich 4 Tropfen *Bilva-taila.*

Innerlich

Als Nerventonikum geeignet sind Tabletten aus *Ashvagandhā* oder *Balā* mit *Guggulu.* Sie werden in einer Dosierung von zweimal täglich 500 mg verabreicht.

6.7.5 Hörstörungen – Karṇa-bādhirya

Definition

Wenn der Patient aufgrund eines Defekts der schallführenden Kanäle nichts hören kann, kommt es zu Taubheit. Im Ayurveda wird sie als *Bādhirya* bezeichnet, und es sind verschiedene Auslöser bekannt.[20]

Ätiologie und Pathogenese

Aus ayurvedischer Sicht wird durch ein Übermaß an *Vāta* zusammen mit *Kapha* eine Blockade der schallführenden Kanäle hervorgerufen, die zu Schwerhörigkeit oder Taubheit führt.

Typen

Je nach Ursache werden unterschiedliche Arten von Schwerhörigkeit und Taubheit beschrieben.

Angeboren

Defekte des Gehörs, unvollständige Entwicklung der Hörorgane, z.B. bei Frühgeburt, genetische Defekte, Infektionen der Mutter (z.B. mit Syphilis).

[20] Suśruta-Saṃhitā, Uttaratantra 20.8

Erworben

- Altersschwerhörigkeit: tritt im Alter von 60–70 Jahren aufgrund arteriosklerotischer Veränderungen auf, meist Untergang der Sinneszellen im Innenohr oder Otosklerose
- Infektionen: bei einigen Erkrankungen z. B. Parotitis, Windpocken, Typhoid kann der Hörnerv in Mitleidenschaft gezogen sein, daraus resultiert Schwerhörigkeit oder Taubheit.
- Berufskrankheit: Lärmbelastung am Arbeitsplatz kann Cochlea und Hörnerv beeinträchtigen und Schwerhörigkeit verursachen.
- Nebenwirkung von Medikamenten: z. B. Salicylat, Chinin und Streptomycin.
- Störungen im Außen-, Mittel- und Innenohr: z. B. Zerumen, Tumor, Perforation des Trommelfells, Mastoiditis, Neuritis.

Symptome

Gemeinsames Symptom ist in allen Fällen eine Beeinträchtigung des Hörvermögens. Der Grad kann unterschiedlich sein, von leicht bis schwer. Zusätzlich sind die Symptome der jeweils zugrunde liegenden Störung zu beobachten.

Behandlung

Möglichst die Ursache beseitigen oder die ursächliche Störung behandeln, also Zerumen entfernen, Medikament absetzen, falls die Störung z. B. auf Streptomycin zurückzuführen ist.
Prinzipiell sollte eine Anti-*Vāta*-Diät eingehalten werden.

Äußerlich

Lokale Ölmassage mit *Bilva-taila*. Außerdem Ohrentropfen *(Karnapūraṇa)* mit *Bilva-taila* und Nasentropfen *(Aṇu-taila)*.

Innerlich

- *Bilva*-Tabletten: einen Monat lang dreimal täglich 500 mg,
- *Guggulu*-Tabletten: zweimal täglich 500 mg, auch als *Triphalā-guggulu*.
- Als Nerventonikum: dreimal täglich 250 mg *Saptāmṛta-lavha* oder *Aśvagandhā*.

6.8 Infektionskrankheiten

6.8.1 Grippaler Infekt

Definition

Katarrhalischer Infekt der oberen Atemwege, kann viral oder durch Mischinfektion bedingt sein. Aus ayurvedischer Sicht handelt es sich um ein Fieber vom *Kapha-Vāta*-Typ.

Ätiologie und Pathogenese

Störung von *Kapha*, manchmal auch von *Vāta* und *Pitta*. Die Erkrankung entsteht bei geschwächter Immunabwehr, was durch folgende Faktoren gefördert wird: Unterdrückung natürlicher Bedürfnisse (Stuhlgang, Harndrang), Verdauungsstörungen; Staub, kalter Wind, Nebel, saisonal bedingte Wetterumstellung; Verzehr schwerer, süßer, kalter oder vergorener Nahrungsmittel, übermäßiges Trinken, kalte Getränke; spätes Aufbleiben, Schlaf während des Tages, exzessives Schwimmen, zu viel Reden und zu viel Ärger.

■ Pathogenese

Sobald der Körper einem der möglichen Auslöser ausgesetzt ist, kommt es zu:

- Störung der *Doṣas* (Übermaß an *Vāta*)
- Ansammlung des gestörten *Doṣas* im Bereich von Kopf und Nase
- Verfestigung des gestörten *Doṣas*
- Erkältung (*Pratiśyāya*).

Symptome

Ein Katarrh mit Niesen steht bei den Beschwerden im Vordergrund. Begleitsymptome sind Fieber, Kopfschmerzen, Lethargie.
Je nach vorwiegendem *Doṣa*-Typ zeigen sich hauptsächlich folgende Beschwerden:

■ Vāta-Typ

- Katarrh mit wässrigem Sekret
- trockener Husten mit wenig Schleim
- Heiserkeit
- starke Kopfschmerzen.

Pitta-Typ

- leicht gelbliches Nasensekret
- Verstopfung („Blockierung") der Nase (aufgrund der Entzündung)
- Halsschmerzen
- Fieber.

Kapha-Typ

- schleimiges, zähes Nasensekret
- dumpfer Kopfschmerz, Schweregefühl.

Behandlung

Die möglichen Ursachen ebenso meiden wie eine Ernährungs- und Lebensweise, die *Kapha* vermehrt.

Hinweise
- Anti-*Āma*-Diät einhalten.
- Bei akuter Grippe die ersten ein bis zwei Tage fasten. Anschließend leichte Gemüsesuppen oder gedämpftes Gemüse essen.
- Viel warmes Wasser mit Honig oder Zitronensaft trinken.
- Milchprodukte wie Käse, Joghurt und Milch sowie schwere, fettige Speisen und Süßigkeiten meiden.

Heilmittel und unterstützende Nahrungsmittel

- Heiße, diaphoretisch und antitussiv wirkende Kräuter anwenden, z. B. *Śuṇṭhī* (Ingwer), *Tvak* (Zimt), *Pippalī* (Langkornpfeffer), *Marica* (schwarzer Pfeffer), Basilikum, *Lavaṅga* (Nelken), Eukalyptus, *Karpūra* (Kampfer) oder Minze.
- Frischen Ingwertee oder Kräutertee mit Gewürzen wie *Trikaṭu* oder *Karpūra* (Kampfer) nach Bedarf trinken.
- Chinesische Kräuter: 15 Tage lang dreimal täglich 15 ml *Mahuang*-Dekokt.

6.8.2 Herpes zoster – Kakṣā

Definition

Gürtelrose. Wird im Ayurveda als *Kakṣā* bezeichnet. Ausgelöst durch den Varicella-Zoster-Virus (VZV), ist der Herpes zoster die Zweitmanifestation nach Windpocken.

Ätiologie und Pathogenese

Für *Suśruta* handelt es sich bei dieser Erkrankung um die Auswirkung einer *Pitta*-Störung. *Caraka* nimmt dagegen an, dass es eher eine *Vāta-Pitta*-Störung ist.

Symptome

Papulo-pustulöse Hautausschläge im Bereich von Brust, Achseln, Rücken, Hals, die sich auf spezifische Weise ausbreiten. Sie brennen und sind sehr schmerzhaft.

Behandlung

Prinzipiell Anti-*Pitta*-Behandlung sowie Meiden von Alkohol und Gewürzen.

Äußerlich

- Applikation von Sandelholzpaste oder medizinischem Ghee (*Śatadhauta-ghṛta*), um das Brennen zu lindern.
- Kalte Duschen mit Rosen-, Lotus- oder Sandelholzöl.

Innerlich

Dreimal täglich 500 mg Koralle *(Pravāla-bhasma)* in Tablettenform einnehmen. Eine Behandlung mit *Kumārī* (Aloe vera), *Dāruharidrā, Sārivā, Punarnavā* und *Gokṣura,* dreimal täglich (1 g), ist ebenfalls zu empfehlen. Auch *Candraprabhā-vaṭī* dient dazu, *Pitta* zu reduzieren.

Wenn das Brennen sehr stark ist, können sanfte Beruhigungsmittel (manchmal sogar Opium) eingesetzt werden. In der Regel lassen die Symptome gegen Ende der ersten Woche allmählich etwas nach.

6.8.3 Herpes simplex

Definition

Virusbedingte Hauterkrankung mit Bläschenbildung. Ausgelöst wird die Infektion durch Herpes-simplex-Viren (HSV).

Ätiologie und Pathogenese

Die Primärinfektion erfolgt in der Regel bereits während der Kindheit, manchmal auch im Erwachsenenalter. In der Mehrzahl der Fälle ist die Erkrankung klinisch nicht auffällig und kann nur durch die Anwesenheit von Antikörpern nachgewiesen werden.
Nach der Primärinfektion hält sich das Virus jahrelang weiter latent im Gewebe. Durch verschiedene Faktoren können dann wiederholt leichte und lokale Rückfälle ausgelöst werden, z. B. durch Schnupfen, Lobärpneumonie, Meningokokken-Infektionen oder Malaria, aber auch durch Sonne, bestimmte Nahrungsmittel oder Medikamente.

Symptome

Die Primärinfektion kann zu Fieber (37,7 bis 39,5 °C) und weißen Flecken oder kleinen, oberflächlichen Geschwüren der gesamten Mundschleimhaut führen (Stomatitis herpetica). Herpes simplex entwickelt sich üblicherweise nach Prodromalerscheinungen wie Brennen oder Jucken in Form einer Gruppe kleiner Bläschen auf Grundlage einer Entzündung. Am häufigsten ist das Gesicht betroffen, besonders die Haut um Mund und Nase, und über Jahre wiederkehrende Rückfälle sind die Regel. Die Läsionen können aber auch an jeder anderen Körperstelle auftreten.

Behandlung

Hinweise
Der Patient sollte sich in Bezug auf seine Lebensgewohnheiten und Ernährungsweise nach den Empfehlungen für eine *Vāta-Pitta*-Konstitution richten.

Akutbehandlung

- Bei Läsionen im Mund mit kalter Milch gurgeln.
- Bei Läsionen rund um Mund und Nase äußerlich *Śatadhauta-ghṛta* anwenden.
- Dreimal täglich (in Tablettenform) 250 mg *Candrakāla-rasa* oder 250 mg *Guḍūcī* mit *Gulkand* (Rosengelee) einnehmen.
- 1 g *Candana* (Sandelholz) und *Mañjiṣṭhā,* zu gleichen Teilen gemischt, kann ebenfalls dreimal täglich eingenommen werden.

Vorbeugung

- Verjüngungstonikum einnehmen, z. B. *Cyavanaprāśa.*
- Einmal täglich 250 mg *Guḍūcī*-Tabletten mit *Śatāvarī-ghṛta* einnehmen.
- Entgiftungsmaßnahmen *(Pañcakarma)* unter Aufsicht.

6.9 Infektionskrankheiten im Kindesalter

6.9.1 Windpocken (Varizellen) – Masūrikā

Definition

Akute ansteckende Infektionskrankheit, im Ayurveda als *Masūrikā* bezeichnet. Ausgelöst durch den Varicella-Zoster-Virus (VZV).

Ätiologie und Pathogenese

Aufgrund der schwächeren Abwehrkräfte sind vor allem Kinder betroffen. Durch die Verschmutzung von Luft und Wasser können auch die drei *Doṣas* beeinträchtigt werden. Die Krankheit bricht nach einer viralen Infektion aus.

Symptome

Prodromalerscheinungen sind Fieber, Gliederschmerzen, Juckreiz, Schwindel, gerötete Augen (Konjunktivitis), Ödeme und Hautverfärbungen.

Ausschläge entwickeln sich anfangs im Gesicht und an den Extremitäten, später am ganzen Körper. Sie sind zunächst rötlich gefärbt, dann schwärzlich, und werden schließlich zu Bläschen (pustulös), bevor sie nach 1–2 Tagen platzen oder eintrocknen.
In der Regel dauert die infektiöse Phase 7 Tage. Je nach *Doṣa*-Dominanz und Lokalisierung lassen sich spezifische Symptome beobachten.
Typische Ausschläge sind:

- *Bṛhatī:* große Eruptionen
- *Kodrava:* sehr kleine, hirsekorngroße Eruptionen
- *Panasikā:* wie rote Senfkörner
- *Sarṣapikā:* wie weiße Senfkörner
- *Rājikā:* klein und vorwiegend im Gesicht
- *Hai:* leicht erhaben
- *Carmaja:* viele Eruptionen gleichzeitig.

Behandlung

Wegen der Ansteckungsgefahr ist die Isolation der betroffenen Patienten wichtig.

Hinweise
- Sobald die Abwehrkräfte nachlassen, erhöht sich die Wahrscheinlichkeit sekundärer Infektionen. Um diese zu vermeiden, sollte kein Besuch zugelassen werden. Das Krankenzimmer muss z.B. vor Fliegen und Moskitos geschützt sein. Zu viel Sonne sollte besonders bei ulzerösen Veränderungen gemieden werden.
- Ernährung: Reis (ein Jahr gelagert), verschiedene Suppen (z.B. *Kulattha*), lauwarmes Wasser und Fruchtsäfte. Schwere, saure und stark gewürzte Speisen meiden.
- Nicht in kaltem Wasser baden und kalte Zugluft vermeiden. Lauwarm baden ist erlaubt.

Entgiftung

Öleinläufe (100–200 ml) an jedem zweiten Tag.

Lindernde Behandlung

Dreimal täglich 125 mg *Guḍūcī* (Tabletten), 125 mg *Pravāla-bhasma* mit Ghee mit 2 Teelöffeln *Sārivādyāsava.* Zu empfehlen ist auch eine Zubereitung aus *Paṭola* und *Kirātatikta,* die dreimal täglich in warmem Wasser eingenommen wird.

6.9.2 Röteln (Rubella)

Definition

Akute virale Infektionskrankheit mit charakteristischen Ausschlägen unterschiedlichen Aussehens (polymorphe Eruptionen), ausgelöst durch den Rubella- oder Röteln-Virus. Häufig sind die Lymphknoten geschwollen, ansonsten keine oder nur geringe Allgemeinerscheinungen und meist milder Verlauf.

Ätiologie und Pathogenese

In der Regel tritt die Erkrankung in der späten Kindheit und im frühen Erwachsenenalter auf. Sie ist nicht so infektiös wie Masern oder Scharlach.
Aus ayurvedischer Sicht prädisponiert eine Störung von *Kapha* und *Pitta* zu dieser Infektion. Wenn es zu Epidemien kommt, sind daher meist Kinder mit falschen Essgewohnheiten betroffen (besonders fett- und kalorienreiche Ernährung), die außerdem verstärkt einer Luftverschmutzung ausgesetzt sind.

Symptome

Nach einer Inkubationszeit von 14–19 Tagen tritt zunächst Fieber auf, dabei steigt die Körpertemperatur auf 37–38,5 °C. Begleitet wird es von Kopfschmerzen, Gliederschmerzen und schließlich leichter Konjunktivitis sowie Erkältungssymptomen. Meist sind auch Lymphknoten geschwollen, vor allem im Nacken und hinter den Ohren. Manchmal klagen die Patienten bereits einige Tage vor dem Erscheinen des Ausschlags über einen „steifen Hals", weil die geschwollenen hinteren zervikalen Lymphknoten druckempfindlich sind.
Der Ausschlag zeigt sich gewöhnlich innerhalb von 24 Stunden nach den ersten Symptomen, in seltenen Fällen kann er sich bis zum dritten oder vierten Tag hinauszögern. Es sind kleine, runde oder ovale, rosarote Flecken, deren Größe von Stecknadelkopf- bis Erbsengröße variieren kann. Sie sind

nur wenig erhaben und nie papulös. Zuerst bildet sich der Ausschlag hinter den Ohren und breitet sich dann auf der Stirn und im Gesicht aus. Nach ein bis zwei Tagen kann er auf dem Rumpf fast konfluieren, während er auf den Extremitäten schwächer und abgegrenzt bleibt. Er hält in der Regel zwei bis drei Tage an und kann vor allem bei Erwachsenen mit starkem Juckreiz verbunden sein.

Röteln sind weitaus harmloser als Masern, Komplikationen kommen selten vor. Gelegentlich werden jedoch Polyarthritis und schwere rheumatische Erscheinungen, Purpura, Hämorrhagie und Enzephalitis beobachtet.

Behandlung

Die Behandlung erfolgt rein symptomatisch.

Hinweise
- Wegen der Infektionsgefahr ist eine Isolation für fünf bis sechs Tage notwendig.
- Alle Speisen meiden, die *Kapha* und *Pitta* fördern (z. B. schwer verdaulich, gebraten, stark gewürzt).

Heilmittel

Bei starkem Juckreiz *Candana* (Sandelholzpulver) auf den Hautausschlag auftragen.

Zur Kontrolle der viralen Infektion dreimal täglich 250 mg *Guḍūcī* und 250 mg *Guggulu* (beides in Tablettenform) oder als Kombinationspräparat *Kaiśora-guggulu* einnehmen. Hilfreich ist auch eine Zubereitung aus *Padma*-Samen, *Mañjiṣṭhā* und *Candana* (Sandelholz), die dreimal täglich eingenommen wird.

6.9.3 Masern (Morbilli)

Definition

Akute, ansteckende Virusinfektion (Masernvirus) mit charakteristischen Vorzeichen wie Fieber, Atemwegskatarrh und Enanthem (Koplik-Flecken), bevor sich das typische Masernexanthem entwickelt.

Ätiologie und Pathogenese

Betroffen sind vor allem jüngere Kinder. Masernepidemien treten in der Regel im Winter auf. Aus ayurvedischer Sicht sind Masern auf eine Störung von *Kapha* und *Pitta* zurückzuführen.

Symptome

Prodromalerscheinungen sind Fieber, Husten und Appetitmangel. Zusätzlich entwickelt sich eine Konjunktivitis mit Lichtempfindlichkeit der Augen (Photophobie). Der Ausschlag tritt am vierten Tag auf und ist makulopapulös. Anfangs sind es schwach rosafarbene Flecken, die bei Druck verblassen und später konfluieren. Als Begleitsymptome können Obstipation, Appetitmangel und Verdauungsstörungen vorhanden sein.
Typische Komplikationen sind Otitis media, Pneumonie, Masern-Krupp und Enzephalitis.

Behandlung

Alle Ess- und Lebensgewohnheiten meiden, die *Kapha* und *Pitta* fördern. Als ausleitende Therapie sind folgende Maßnahmen zu empfehlen:

- Öleinläufe: Als Gleitmittel und Laxativum am Abend ½ Teelöffel Zucker und 1 Teelöffel Butter oder ½ Teelöffel mit *Candana* (Sandelholz) zubereitetes Ghee und 1 Teelöffel Honig einnehmen.
- Das Mittel der Wahl ist *Parpaṭaka-kaṣāya* in einer Dosierung von dreimal täglich 10 ml. Wirksame Heilmittel sind auch Kräuter wie *Vāsā* und *Kumārī* (Aloe).

Zur Stärkung: *Cyavanaprāśa*, medizinisches Ghee, Rosengelee (Gulkand) oder *Pravāla-bhasma.*

6.9.4 Mumps (Parotitis epidemica)

Definition

Entzündung der Ohrspeicheldrüse aufgrund einer Virusinfektion (Mumpsvirus). Sie wird im Ayurveda als *Pāṣāṇagardabha* bezeichnet. Der Entzündungsprozess weist auf einen *Pitta*-Überschuss hin.

Ätiologie und Pathogenese

In der Regel sind jüngere Kinder betroffen. Ihre erhöhte Anfälligkeit erklärt sich aus ayurvedischer Sicht durch eine Ernährung mit *Pitta*-Überschuss.

Symptome

Leichtes Fieber zeigt den Beginn der Infektion an.
Im weiteren Verlauf kommt es zu Halsschmerzen, Schluckbeschwerden und einem Schwellungsgefühl am Kiefergelenk. Häufig tritt die Infektion nur einseitig auf, sie kann aber auch beidseitig sein. Das hohe Fieber kann Bewegungsstarre (Rigor) oder Fieberkrämpfe auslösen.
Mögliche Komplikationen sind Orchitis, Epididymitis, Hydrozele, Oophoritis, Meningitis, akute Pankreatitis.

Behandlung

Hinweise
- Anti-*Pitta*-Diät und Ruhe einhalten.
- Die Patienten dürfen weder kalter Luft noch Zugluft ausgesetzt sein.

Heilmittel

- **Hausmittel:** Ingwerbonbons oder Ingwersaft mit Honig
- Zweimal täglich 500 mg *Guḍūcī*-Tabletten sowie 15 Tage lang zweimal täglich 2 Teelöffel Aloe-vera-Gel.
- Eine Mischung (1g) aus *Mustā* und *Kirātatikta*
- Bei **hohem Fieber:** dreimal täglich eine Mischung (1 g) aus *Mustā* und *Kirātatikta.*
- Westliche Kräuter: Berberitze, Löwenzahn und Enzian.

Äußerlich

Eine Paste, die auf die betroffenen Regionen aufgetragen wird, reduziert die Schwellung. Lokal kann eine Paste aus *Dāruharidrā* auf die geschwollene(n) Drüse(n) aufgetragen werden.

6.10 Immunstörungen und Tumorerkrankungen

Wenn pathogene Faktoren mit dem Körper in Kontakt kommen, besteht die Möglichkeit, dass sie ein Krankheitsgeschehen auslösen. Doch gleichzeitig wird der Körper ihnen Widerstand entgegensetzen. Die Fähigkeit des Körpers, mit seiner Widerstandskraft Krankheiten zu verhindern oder bereits vorhandene Krankheiten zu bekämpfen, wird als Immunität bezeichnet. Häufig lässt sich beobachten, dass manche Menschen gar nicht krank werden, obwohl sie mit denselben pathogenen Faktoren in Kontakt gekommen sind wie andere, bei denen die Krankheit ausbricht. Das liegt daran, dass die körperlichen Abwehrkräfte unterschiedlich stark entwickelt sind.
Aus ayurvedischer Sicht beruht die Widerstandskraft des Körpers bzw. seine Immunität auf dem Gleichgewicht der *Doṣas* und der Gesundheit der Gewebe und Kanäle. Günstig auf die Gesundheit der Gewebe können sich die folgenden Einflüsse auswirken:

- genetische Veranlagung
- günstige Geburtszeit (Jahreszeit, die den Kräfteaufbau fördert)
- angenehmes, gemäßigtes Klima
- Qualität der Samen- und Eizellen
- Qualität der aufgenommenen Nahrung
- Qualität des Körperbaus
- Qualität des Geistes
- regelmäßige Aktivität und Bewegung
- positive Einstellung zur Sexualität.

Die Widerstandskraft des Körpers speist sich demnach aus drei Quellen, sie ist konstitutionell und von temporären Einflüssen geprägt und erworben. Außerdem ist sie direkt mit *Ojas* verbunden, der Essenz der Gewebe. Daher hängt die Immunität auch von *Ojas* ab. Es lässt sich beobachten, dass bei Erkrankungen mit starkem Gewebeverlust gleichzeitig auch die Widerstandskraft bzw. Immunität und *Ojas* abnehmen, wie z. B. bei Tuberkulose, Diabetes, Anämie.

6.10.1 Immunschwäche

Aus ayurvedischer Sicht gibt es acht Typen von Menschen, die wenig Widerstandskraft gegen Krankheiten besitzen:

- sehr dicke Menschen
- stark ausgezehrte Menschen

- Menschen mit Muskelstörungen
- Menschen mit Störungen des Knochengewebes
- Menschen mit Störungen des Blutsystems
- sehr geschwächte Menschen
- Menschen, die sich ungesund ernähren
- Menschen mit schwachem Geist.

Außerdem gelten im Ayurveda acht gegensätzliche Konstitutionstypen als ungünstig: zu groß/zu klein, zu stark behaart/haarlos, zu helle/zu dunkle Hautfarbe, zu korpulent/zu ausgezehrt. Diese Konstitutionstypen werden als ungünstig betrachtet, weil ihre Widerstandskraft gegen Krankheiten herabgesetzt sein kann. Denn die Gewebe stehen in einem qualitativ und quantitativ nicht ausgewogenen Verhältnis zueinander. Auch die Körpermaße (gemessen in Fingerbreiten oder *Aṅguli-Parimāṇa*) und die Gewebefestigkeit weichen von der Norm ab.
Bei der erhöhten Krankheitsanfälligkeit dieser Typen scheinen hormonelle Störungen eine wichtige Rolle zu spielen. Fettleibigkeit kann z. B. mit einer Dysfunktion der Schilddrüse, der Gonaden, der Nebennierenrinde und der Hypophyse verknüpft sein. Eine Schilddrüsenüberfunktion führt zu Auszehrung und Muskelabbau. Übermäßiges Größenwachstum hängt mit einer Störung des Hypophysenvorderlappens zusammen, die zu Riesenwuchs, Impotenz und geringer Krankheitsresistenz führt. Auch Zwergwüchsigkeit ist mit Hypophysenstörungen verbunden, z. B. beim Fröhlich- und Cushing-Syndrom. Haarwuchsprobleme sind meist mit Störungen der Hypophysen-Nebennierenrinden-Gonaden-Achse assoziiert.

Ojas-Störung

Dass ein pathologischer Zustand von *Ojas* die Abwehrkräfte verringert, kann man sich wie folgt vorstellen. Wenn *Ojas* durch eine Störung der *Doṣas* von seinem Sitz im Gewebe vertrieben wird, ruft das folgende Symptome hervor: Schlaffheit der Gelenke, Trägheit des Körpers, Müdigkeit, Verlagerung der gestörten *Doṣas*, Schwächung der körperlichen und der intellektuellen Funktionen.

Stärkung der Immunabwehr

Sowohl im Yoga als auch im Ayurveda wird betont, dass der Geist bei der Immunabwehr eine wichtige Rolle spielt. Viele ayurvedische Texte sprechen das z.B. im Rahmen der immunstärkenden Verjüngungsbehandlung an. Auch in Yoga-Texten werden entsprechende Methoden zur Stärkung des Geistes vorgestellt. Dabei geht es darum, durch Ernährung und Lebensweise die *Sattva*-Qualitäten des Geistes zu fördern. Denn die Stärkung von *Sattva* ist mit einer hohen Schmerztoleranz, einer gesundheitsbewussten Einstellung und einer guten Immunabwehr korreliert.

6.10.2 Nebenwirkungen einer Chemotherapie

Chemotherapeutika

Bei den Zytostatika lassen sich aufgrund der chemischen Struktur Alkylanzien, zytostatisch wirkende Antibiotika, Antimetaboliten sowie andere Substanzen unterscheiden. Die meisten Zytostatika wirken teratogen. Häufig zu beobachtende Nebenwirkungen sind Übelkeit und Erbrechen, Haarausfall und Knochenmarkschädigung. Wegen dieser Myelosuppression ist es erforderlich, vor jeder Behandlungsphase Blutuntersuchungen durchzuführen, damit eine entsprechende Dosisanpassung vorgenommen werden kann. Eventuell muss die Behandlung sogar verschoben werden. Zytostatika dürfen nur von Ärzten mit Erfahrung auf diesem Gebiet oder in enger Zusammenarbeit mit solchen Ärzten angewandt werden.

Pathophysiologie der Nebenwirkungen

Die meisten Chemotherapeutika sind aus ayurvedischer Sicht hitziger und trockener Natur. Sie führen zu einer Verstärkung von *Vāta* und/oder *Pitta* und schädigen die meisten Gewebe, vor allem *Rasa-*, *Rakta-*, *Māṃsa-*, *Majja-* und dann *Śukra-dhātu.*

Vorbeugende Maßnahmen bei Chemotherapie

Um den Nebenwirkungen einer Chemotherapie vorzubeugen, sollte sich der Patient bei der Lebensweise generell nach Empfehlungen richten, die für eine *Vāta-* und *Pitta*-Konstitution gelten.

Allgemeine Empfehlungen

Regelmäßige Ganzkörper-Ölmassage mit *Kṣīrabalā-taila,* Kokosöl oder *Candanādi-taila* (Sandelholzöl) sind zu empfehlen. Auch tägliche Einläufe mit Öl (50 ml Sesamöl), jeweils für eine Woche im Monat, können geeignet

sein. Die Speisen sollten frisch, weich und leicht verdaulich sein. Sinnvoll ist es, regelmäßige Meditationen, Atemübungen *(Prāṇāyāma)*, Mantras *(Oṃ)* durchzuführen und gute Meditationsmusik zu hören.
Als Tonikum für alle sieben Gewebearten kann man morgens auf nüchternen Magen 2 Teelöffel *Cyavanaprāśa* einnehmen und eine Stunde danach eine Tasse Milch trinken. 2 Teelöffel *Śatāvarī-guḍa* können in die Milch eingerührt werden.
Unbedingt zu meiden sind Alkohol, Rauchen, Drogen, scharf gewürzte Speisen, übermäßige körperliche und geistige Belastung, Ärger, Ängste, zu viel Kinofilme oder Videos, zu viel Hitze (Sonne, Strahlung) ebenso wie zu viel Schnee und Wind.

Behandlungsmaßnahmen

Sie richten sich nach den spezifischen Nebenwirkungen der angewandten Chemotherapeutika (☞ Tab. 6-1).

Stoffgruppe	Substanz	Nebenwirkung	Maßnahmen
Anthrazykline	Doxorubicin	Kardiotoxizität	zweimal täglich 1 Tasse Milch, gekocht mit *Arjuna* oder dem Bai 40-Getränk (2 Tl)
		Dehydrierung	*Ṣaḍaṅgajala* häufig schluckweise trinken
		Gesichtsrötung (Flush)	äußerliche Applikation von Sandelholzpaste
		Blasenreizung, Hämaturie	dreimal täglich 250 mg *Gokṣurādi-guggulu* (Tab.) mit Wasser oder 250 mg *Candana* (Sandelholz) (Tab.) mit *Dhānya* (Koriander)
Alkylanzien	Melphalan	hämolytische Anämie, Myelosuppression	dreimal täglich 125 mg *Maṇḍūra-bhasma* mit 15 ml Aloe-vera-Gel
		Alopezie	Ganzkörper-Ölmassage
Antibiotika	Bleomycin	Nierentoxizität	dreimal täglich 1 g *Rasāyana-cūrṇa* mit einer Abkochung von *Gokṣura* und 250 mg *Candana* (Sandelholz) (Tab.)
		Lebertoxizität	dreimal täglich 250 mg *Kaṭukī*(-Tab.) mit 25 ml Aloe-vera-Gel

Tab. 6-1 Nebenwirkungen der angewandten Chemotherapeutika: Neben den hier genannten Chemotherapeutika gibt es noch eine Reihe weiterer Stoffgruppen. Auch die Nebenwirkungen sind nur exemplarisch im Hinblick auf ayurvedische Therapieoptionen aufgeführt

Stoffgruppe	Substanz	Nebenwirkung	Maßnahmen
Antibiotika	Bleomycin	Kopfschmerzen	zweimal täglich *Aṇu-taila*-Nasentropfen (2 Tropfen je Nasenloch), Muskatnusspaste auf die Stirn auftragen
Platinverbindungen	Cisplatin	Übelkeit und Erbrechen	30 mg *Mayūrapiccha-bhasma* (Pfauenfederasche) mit Ghee stündlich. Zweimal täglich 2 Teelöffel *Śatāvarī-guḍa* mit kalter Milch
Pflanzenverbindungen	Vinblastin	Neurotoxizität, ZNS-Störungen	Massage bzw. *Śirovasti* mit *Kṣīra-balā-taila*, dreimal täglich 250 mg *Balā* und 250 mg *Śatāvarī* beides in Tablettenform oder alternativ *Brāhmī-ghṛta*
		Obstipation	Äußerlich: Massage mit Rizinusöl rund um den Bauchnabel, innerlich: jede Nacht 2 Teelöffel Hüttenkäse mit 1 Tasse lauwarmer Milch

Tab. 6-1 Nebenwirkungen der angewandten Chemotherapeutika (Fortsetzung)

6.10.3 Allgemeine Krebserkrankung

Definition

Krebs bzw. bösartige Tumoren wachsen schnell, zerstörend und invasiv. Es handelt sich um ein abnormes Wachstum von Zellen oder Geweben, das zu Störungen in verschiedenen Körpersystemen und Organen führt. Je nach vorherrschendem Gewebe unterscheidet man bei den bösartigen Tumoren Karzinome und Sarkome.

Ätiologie und Pathogenese

Zwar findet sich in ayurvedischen Schriften kein exaktes Synonym für Krebs, doch in alten ayurvedischen Büchern sind entsprechende Syndrome unter *Arbuda* (Tumor) beschrieben und werden als *Saṃnipātika* bezeichnet. Eine solch bezeichnete Erkrankung weist darauf hin, dass alle drei *Doṣas* gestört sind und folgende Symptome auftreten:

- schwaches Verdauungs- und Gewebefeuer
- immunologische Störungen
- irreguläre Gewebsneubildung; Ansammlung von Abfallstoffen und Toxinen; Blockaden im Körper.

Manchmal können auch langfristig unterdrückte Emotionen zu Krebs führen; denkbar wäre z. B. der Weg über eine Ansammlung toxischer Stoffe mit Störung des geistigen Gleichgewichts und Beeinträchtigung der *Doṣas.*

Risikofaktoren

- Umweltverschmutzung
- falsche Ernährungsgewohnheiten, denaturierte Nahrungsmittel, zu fette oder scharfe Speisen, Fertiggerichte mit geringem Ballaststoffanteil, synthetische Konservierungsmittel, zu lang gelagerte oder verdorbene Speisen, Junk-Food
- übermäßiger Alkohol- und Nikotingenuss
- synthetische Kleidung
- negative Lebensenergie
- psychische Traumatisierung.

Symptome

Es treten unterschiedliche Symptome auf, je nachdem, welches Körpersystem betroffen und welches *Doṣa* gestört ist.

Einteilung nach Körpersystemen

Atmungssystem (Prāṇavaha-srotāṃsi)

Anzeichen: Pleuraerguss
Symptome: Heiserkeit, raue Stimme, Kehlkopfreizung mit Dauerhusten, Husten mit blutig tingiertem Sputum.

Gastrointestinaltrakt (Annavaha-srotāṃsi)

Anzeichen: unverschieblicher Knoten im Abdomen, Magengeschwür
Symptome: schwaches Verdauungsfeuer, Schluckbeschwerden beim Essen und Trinken, ständige Übelkeit und Erbrechen, Dauerschmerz im Abdomen.

Kreislaufsystem (Raktavaha-srotāṃsi))

Anzeichen: Leber- und Milzvergrößerung, Pfortaderhochdruck, Hämorrhoiden, chronische Gelbsucht
Symptome: Hämoptyse, Blutungen.

Muskeln und Haut (Māṃsavaha-srotāṃsi)

z. B. Muskeltumor
Hautkrebs, malignes Melanom.

Knochen und Gelenke (Asthivaha-srotāṃsi)

Anzeichen: Krümmung langer Knochen bei Knochentumoren
Symptome: Schmerzen bei Gelenkbewegungen.

Nervensystem (Majjavaha-srotāṃsi)

z. B. Gehirn- oder Rückenmarkstumor:
Symptome: Schwindel; Erbrechen, Gedächtnisverlust, gestörte Bewegungskoordination, Funktionsverlust der Sinnesorgane, Dyspnoe.

Urogenitalsystem (Mūtravaha-srotāṃsi)

z. B. Nierentumor:
Symptome: schmerzlose Hämaturie.

Weibliches Reproduktionssystem (Ārtavavaha-srotāṃsi)

Anzeichen: Brustknoten (schmerzlos), Uterusfibrinoid
Symptome: Metrorrhagie, Sterilität.

Doṣa-Klassifikation

Unabhängig vom betroffenen Körpersystem können die Krebssymptome auch danach unterschieden werden, welches *Doṣa* vorherrscht.

Vāta-Typ

Anzeichen: sehr harter Tumor, die darüber liegende Haut ist trocken und schwärzlich
Symptome: Angst, Schlaflosigkeit, Sorgen, Obstipation.

Pitta-Typ

Anzeichen: Entzündungen und Hautausschläge, Blutstörungen.
Symptome: Blutungsneigung, Fieber, Durst, Reizbarkeit.

Kapha-Typ

Anzeichen: sehr langsames Tumorwachstum, Ödeme
Symptome: Appetitverlust (aufgrund des schwachen Verdauungsfeuers), übermäßige Schleimbildung, Husten mit Auswurf, Ansammlung von Körperflüssigkeiten.

Behandlung

Risikofaktoren wie z. B. fette und scharfe Speisen, Alkohol und Rauchen sind unbedingt zu meiden.

Hinweise
Bei jeder Art von Tumorbildung wird zu einer Anti-*Kapha*-Diät geraten. Auch die Lebensweise sollte entsprechend umgestellt werden.
Wenn vorab eine entsprechende Entgiftung und Reinigung durchgeführt wird, sind die Kräuter- und Verjüngungsbehandlungen besser wirksam. Je nach Dominanz von *Vāta*, *Pitta* oder *Kapha* sind für das jeweilige *Doṣa* geeignete Einläufe, Purgativa oder Emetika zur Blutreinigung zu empfehlen. Auch „umstimmende" Kräuter (Alterativa) wie *Haridrā* (Kurkuma), *Nimba*, *Sārivā* und *Mañjiṣṭhā* sind ausgezeichnet wirksam.

Heilmittel

Generell sind tonisierende Rezepturen wie z. B. *Cyavanaprāśa* zu empfehlen. Einen Monat lang zweimal täglich 1 mg *Vaikrānta-bhasma* einnehmen. Bei Tumoren (vom *Kapha*-Typ), Uterusfibrinoiden oder Brustzysten:

- *Guggulu, Marica* (schwarzer Pfeffer), *Shilājatu* (schwarzes Bitumen), *Citraka* oder *Punarnavā*, jeweils 1–2 g täglich einen Monat lang einnehmen.
- Mischpräparate in Tablettenform: einen Monat lang dreimal täglich 250 mg *Triphalā-guggulu* mit 30 ml *Mahārāsnādi-kaṣāya* und 250 mg *Candraprabhā-vaṭī* einnehmen.

Unterstützende Behandlung

Lokale Massagen mit *Saindhavādi-taila* oder *Punarnavādi-taila* sind eine gute Unterstützung der Behandlung durch äußerliche Anwendung. Zur Stärkung der Abwehrkräfte sind Kräuter wie *Aśvagandhā*, *Śatāvarī*, *Guḍūcī*, *Bhallātaka* und *Ātmaguptā* gut geeignet.

Chirurgische Intervention

Bei bestimmten Tumoren (z. B. Brustkrebs, Darmkrebs) kann die operative Entfernung angezeigt sein.

Zusatzhinweis
Das Central Drug Research Institute in Lucknow (Indien) hat mehr als 800 Pflanzen auf ihre Anti-Krebs-Wirkung untersucht. Einige der wichtigsten Kräuter sind nachfolgend aufgeführt:

- Berberis aristata DC. *(Dāruharidrā)*
- Desmodium gangeticum Linn. DC. *(Śālaparṇī/Pṛśniparṇī)*
- Gymnema sylvestre Retz. R. Br *(Meṣaśṛṅgī)*
- Plumbago ceylanica *(Citraka)*
- Crataeva magna Lour. DC. *(Varuṇa)*
- Convolvulus pluricaulis Choisy *(Śaṅkhapuṣpī)*
- Abies spectabilis (D. Don) Mirb. *(Tālīśa)*
- Phyllantus amarus Schum. et Thonn. *(Tāmalakī)*

6.11 Allergien

Definition

Ererbte oder erworbene Überempfindlichkeit gegen körperfremde Stoffe, meist Eiweiße. Verschiedene Arten von Hautallergien sind im Ayurveda als *Śītapitta* (Urtikaria) oder *Udarda* bekannt.

Ätiologie und Pathogenese

In der Regel sind Allergien aus ayurvedischer Sicht auf eine Beeinträchtigung von *Pitta* und Blut zurückzuführen. Außerdem spielen schwache Abwehrkräfte bei fast allen Arten von Allergien eine Rolle. Die Hauptursache sind vermutlich Endotoxine *(Āma)* aufgrund eines schwachen Verdauungsfeuers. *Āma* kann dabei auf allen Ebenen der Verdauung oder in den unterschiedlichen Geweben vorkommen und mit entsprechend unterschiedlichen Symptomen verbunden sein. Durch die Bildung von *Āma* werden aber vor allem Blut und *Pitta* oder *Kapha* (mit unterschiedlichen Symptomen) beeinträchtigt.

Śītapitta (Urtikaria) und Udarda als Beispiele

Śītapitta (Urtikaria)

Eine *Pitta*-fördernde Ernährung und Lebensweise führt über die Störung von *Pitta* zu einem Ungleichgewicht der *Doṣas* (*Doṣa-saṃsarga*). Das ermöglicht die Ausbreitung des gestörten *Doṣas* und äußert sich pathologisch in einem makulopapulösen Hautausschlag (vorwiegend schmerzhaft).

Udarda

Kälte oder die Unterdrückung natürlicher Bedürfnisse wie z. B. Stuhlgang, Harndrang kann dazu führen, dass *Kapha* und *Vāta* gestört werden und es schließlich zu einem Ungleichgewicht der *Doṣas (Doṣa-saṃsarga)* kommt. Das ermöglicht die Ausbreitung des gestörten *Doṣas* und äußert sich pathologisch in einem makulopapulösen Hautausschlag (vorwiegend mit Juckreiz).

Mögliche Allergene

- Alle Arten von Proteinen (tierische oder pflanzliche).
- Bestimmte Nahrungsmittel (tierischen oder pflanzlichen Ursprungs).
- Chemische (Zusatz-)Stoffe in Nahrungsmitteln/Medikamenten können sowohl chemische Reaktionen auf der Haut (Kontaktallergie) als auch Schleimhautreizungen im Verdauungstrakt auslösen.
- Pollen bzw. Parasiten (z. B. Milben) im Staub oder Tierhaare können, wenn sie eingeatmet werden, zu Atemproblemen führen.

Symptome

Allergien können unterschiedliche Symptome hervorrufen, die den Verdauungstrakt, das Atmungssystem oder die Haut betreffen.

- Heuschnupfen: starker Husten, Juckreiz, gerötete Augen, „laufende Nase", Atemprobleme, Hautausschläge (Urtikaria).
- Nahrungsmittelallergie: Übelkeit, Erbrechen, Diarrhö.

Behandlung

Allergene – so weit sie bekannt sind und es möglich ist – meiden.

Hinweise

Alle Speisen meiden, die *Kapha* fördern und das Verdauungsfeuer schwächen (z. B. Milchprodukte wie Käse und Joghurt, kalte Getränke).

Entgiftung durch Ölmassage mit medizierten Ölen und anschließendes Schwitzen.

Heuschnupfen ist in der Regel auf einen *Kapha*-Überschuss zurückzuführen. Daher ist induziertes Erbrechen die Behandlungsmethode der Wahl. Zum Auslösen des Erbrechens können *Nimba* oder *Yaṣṭīmadhu* (Süßholzwurzel), eingesetzt werden.

> Wenn Erbrechen kontraindiziert ist, sollte ein mildes Laxativum wie *Triphalā*, *Āragvadha* oder Rizinusöl gegeben werden.

Heilmittel

Während eines Allergieanfalls drei- bis viermal täglich *Kapha*-Tee aus *Tulasī* oder Basilikum, *Lavaṅga* (Gewürznelken) und *Karpūra* (Kampfer) trinken. Außerdem in Tablettenform dreimal 500 mg *Guḍūcī* mit warmem Wasser einnehmen.
Bei Hautallergien (Urtikaria) sind auch *Haridrā* (Kurkuma) und *Marica* (schwarzer Pfeffer) empfehlenswert.

Äußerlich

Um den Juckreiz bei Allergien zu lindern, sollte die Haut mit Natriumbikarbonatwasser abgewaschen werden.
Nasya: Vor dem Schlafengehen sollte man in jedes Nasenloch 1 Tropfen *Aṇu-taila* geben.

6.11.1 Nahrungsmittelallergien

Definition

Überempfindlichkeit des Nervensystems im Darm und Abwehrschwäche gegenüber Nahrungsallergenen.

Ätiologie und Pathogenese

Konservierungsmittel, Zusatzstoffe in Fertiggerichten, verdorbene, falsch zubereitete oder falsch gelagerte Nahrung können eine Nahrungsmittelallergie auslösen.

Risikofaktoren

Missbrauch oder übermäßiger Gebrauch von Antibiotika sowie Luftverschmutzung oder Kontakt mit toxischen Gasen können das Immunsystem schwächen und eine allergische Reaktion auslösen.
Je nach Konstitutionstyp besteht eine unterschiedliche Anfälligkeit für bestimmte Allergene:

- *Vāta:* Bohnen und Getreide
- *Pitta:* Tomaten und andere Nachtschattengewächse wie Kartoffeln, Auberginen, Paprika und Tabak
- *Kapha:* Milchprodukte.

Symptome

Verdauungsstörungen (Gasbildung, Blähungen), Kopfschmerzen, Hautausschläge.

Behandlung

Alle bekannten Allergene möglichst meiden.
Zur Entgiftung – wenn möglich – Purgativa oder Aderlass einsetzen. Nach dieser inneren Reinigung lassen Juckreiz und Brennen nach.

Heilmittel

Bei Obstipation helfen sanfte Laxativa wie Cascararinde, Sennablätter, Rhabarberwurzel, Kreuzdornrinde, Walnussrinde, *Triphalā* oder Aloe vera.
Mahātikta-ghṛta oder *Pañcatikta-ghṛta* (medizinisches Ghee) wird in einer Dosis von 1 Teelöffel dreimal täglich eingenommen.

6.11.2 Heuschnupfen

Definition

Bei allergischer Rhinitis oder Heuschnupfen handelt es sich um eine Reaktion der Nasenschleimhaut auf ein spezifisches Antigen. Diese Überempfindlichkeitsreaktion wird auch als Pollinosis bezeichnet und ist durch ihr jahreszeitliches Auftreten während der Pollenflugphase bestimmter Pflanzen charakterisiert.

Ätiologie und Pathogenese

Wie bei Allergien allgemein handelt es sich auch hier um eine *Kapha-Pitta*-Störung. Jedoch leiden Menschen mit einer *Vāta*-Konstitution oft stärker unter diesem Syndrom, da es auch durch eine gestörte Immunregulation sowie eine Überempfindlichkeit des Nervensystems bedingt sein kann.

Symptome

Bei einem akuten Anfall leidet der Patient unter plötzlich auftretender Rhinitis mit geröteten und brennenden Augen sowie „laufender Nase". Das Beschwerdebild kann unterschiedlich aussehen, je nachdem, welches *Doṣa* vorherrschend ist.

Doṣa-Klassifikation

- **Vāta:** Kopfschmerzen, Schlaflosigkeit, Angstzustände
- **Pitta:** Durst, gelber Nasenschleim, hohes Fieber, brennende Augen, Hautausschläge
- **Kapha:** weißlicher Auswurf, zugeschwollene Nebenhöhlen, dumpfer Kopfschmerz, Schwere- und Taubheitsgefühl im ganzen Körper.

Behandlung

Die auslösenden Faktoren – so weit bekannt und möglich – meiden.

> **Hinweise**
> Die Ernährungsweise sollte entsprechend den Symptomen und dem betroffenen *Doṣa* umgestellt werden. Beim *Kapha*-Typ ist beispielsweise eine Anti-*Kapha*-Diät empfehlenswert.

Entgiftung

Um das erneute Auftreten zu verhindern, sollten je nach *Doṣa*-Typ geeignete Maßnahmen wie induziertes Erbrechen oder Abführen angewandt werden.

Doṣa-gerechte Behandlung

Für eine allgemeine Behandlung sind – unabhängig vom *Doṣa*-Typ – *Trikaṭu*, *Tulasī*, Basilikum, *Lavaṅga* (Nelken), *Karpūra* (Kampfer) und *Dhānyaka* (Koriander) die Kräuter der Wahl.

Vāta-Typ

- Am ersten Tag 1 Samenkorn *Pippalī* (Langkornpfeffer) mit 1 Tasse Milch und 1 Tasse Wasser kochen, bis das Wasser verdampft ist; die Milch dann filtern und trinken.
- Vom zweiten Tag an die Anzahl der Samenkörner jeden Tag um eines bis auf 8 erhöhen und anschließend ebenso wieder auf 1 reduzieren. Die

Menge von Milch und Wasser bleibt die ganze Zeit über unverändert bei einer Tasse. Dies entspricht einer Verjüngungskur mit der Methode der zunehmenden und abnehmenden Dosis *(Pippalī-vardhana).*

Pitta-Typ

- In Tablettenform: 500 mg *Guḍūcī* zweimal täglich oder 250 mg *Sārivā* zweimal täglich.
- Für die Dauer eines Monats einen Anti-*Pitta*-Tee, bestehend aus *Yaṣṭīmadhu* (Süßholzwurzel), *Elā* (Kardamom) und *Candana* (Sandelholz), trinken.

Kapha-Typ

- Jeden Morgen *Kapha*-Tee aus *Tulasī* oder Basilikum, *Lavaṅga* (Gewürznelken) und *Karpūra* (Kampfer) trinken.

■ Äußerlich

Inhalation mit Wasserdampf (Wasser mit Basilikumblättern und Eukalyptusöl).
Nasya: zweimal täglich 2 Tropfen *Aṇu-taila* in jedes Nasenloch eintropfen.

6.12 Psychiatrische und neurologische Krankheiten

Im Ayurveda werden psychiatrische und neurologische Krankheitsbilder als *Unmāda* (schizophrene Störungen und manische Zustände) bzw. *Apasmāra* (Epilepsie) beschrieben. Der Beschreibung liegt die Klassifikation der *Tridoṣas* und *Triguṇas* zugrunde.

6.12.1 Endogene Psychose/Schizophrenie – Unmāda

Definition

Unmāda ist gekennzeichnet durch Störungen des Geistes, des Intellektes, des Bewusstseins und des Gedächtnisses. Verhaltensstörungen sowie Störungen im Bereich des Charakters und der sozialen Anpassungsfähigkeit sind die Folge. Der unter *Unmāda* leidende Mensch ist vor allem wegen der formalen Denk- und Affektstörungen in sämtlichen Bereichen des Alltagslebens beeinträchtigt.

Ätiologie

Bei allen psychotischen Krankheitsformen spielt dem Ayurveda zufolge die pathologische Zunahme von Rajas und Tamas eine wesentliche Rolle. Zusätzlich begünstigen z. B. eine falsche Ernährung und falsche Lebensführung die Entwicklung von psychotischen Zuständen sowie schwere körperliche Krankheiten, die von Erschöpfungszuständen begleitet werden. Auch bestimmte, lang andauende Gefühlszustände wie z.B. Hass, Gier, Neid und Angst können eine Rolle in der Psychopathologie von *Unmāda* spielen.

Symptome

Es werden in Ayurveda fünf Formen von *Unmāda* oder endogenen Psychosen beschrieben: der *Vāta*-Typ, *Pitta*-Typ, *Kapha*-Typ, *Saṃnipāta*-Typ und exogene Typ.

Vāta-Typ

Wegen der Provokation von *Vāta* befindet sich der Patient in dauernder Bewegung, reagiert mit Spasmen und Zuckungen im Gesicht, an den Schultern, Armen und Beinen. Er redet häufig unverständliche Dinge, neigt auch zu Speichelfluss. Außerdem können unberechenbare Unruhezustände mit Singen, Tanzen und Grimassen, begleitet von häufigem Wechsel von Lachen und Weinen auftreten. Während der psychotischen Schübe verweigern die Patienten die Aufnahme von Nahrung und Getränken, sodass sie häufig abgemagert sind und einen elenden Eindruck machen. Es wird zum Teil ein ängstlicher Blick mit geröteten Augen beobachtet.

Pitta-Typ

Patienten des *Pitta*-Typs von *Unmāda* sind extrem reizbar und befinden sich in einer dauernden grundlosen Aufregung. Aufgrund dieser Unruhe neigen sie zur Gewalttätigkeit. Die Zunahme von *Pitta* lässt sie dauernd nach kalten Getränken, kalten Nahrungsmitteln und einer kühlen Umgebung suchen. Sie meiden Sonne und Hitze und sind häufig im Schatten anzutreffen. Auf Grund der *Pitta*-Provokation bleiben die Patienten ungeduldig, sie ärgern sich über banale Dinge und zeigen oft einen Angst einflößenden Blick.

Kapha-Typ

Patienten, die an *Unmāda* auf Grund einer Störung von *Kapha* leiden, bleiben unbeweglich in einer Art katatoner Haltung. Sie sind gewöhnlich wortkarg. Während der klinisch-psychotischen Phasen zeigen sie einige seltene unkoordinierte Bewegungen bei meist vorherrschender Katatonie. Sie sind oft ungepflegt, neigen zu Speichelfluss mit ängstlichem Blick und Mimik. Auch während den subklinischen Phasen sind sie kontaktarm und einzelgängerisch. Sie zeigen mangelndes Interesse an Essen und Trinken. An klinischen Zeichen fällt ein geschwollenes Gesicht, auch mit geschwollenen Augen auf.

Saṃnipāta-Typ

Die Patienten des *Saṃnipāta*-Typs zeigen Störungen im Bereich aller drei *Doṣas*. Dadurch verläuft die Erkrankung unberechenbar, die Symptome aller drei Typen können im Wechsel auftreten – der psychotische Zustand ist also durch seine wechselnde Ausprägung auffallend. Die Diagnosestellung des *Saṃnipāta*-Typs erfordert eine genaue Beobachtung des klinischen Zustandes. Die Behandlung dieser Form ist schwierig.

Exogener Typ

Diese Form der Psychose ist noch schwieriger zu diagnostizieren, weil bei der Feststellung der Symptome die *Tridoṣas* eine unwesentliche Rolle spielen. Es treten bizarre Symptome auf, die gemäß der *Tridoṣa*-Psychopathologie nicht beurteilt werden können. Die Patienten neigen zu vulgären Äußerungen blasphemischen Inhaltes. Gemäß Ayurveda ist die Ätiologie der exogenen Psychose unklar, sie wird häufig auf Schicksalsschläge zurückgeführt. Aufgrund der Unklarheiten in ätiologischer Hinsicht ist diese Form der Psychose sehr schwer behandeln.

Behandlung

Die Behandlung der psychotischen Zustände braucht große klinische Erfahrung, sie wird häufig im Rahmen eines Klinikaufenthaltes durchgeführt. Eine anschließende ambulante Begleitung des Patienten mit philosophisch orientierten gesprächstherapeutischen Maßnahmen ist sehr zu empfehlen.

Die Behandlung erfordert in erster Linie eine Korrektur der gestörten *Doṣas* durch die Verordnung von Medikamenten, die Durchführung physikalischer Maßnahmen sowie eine gesprächstherapeutische Führung. Gezielte ernährungstherapeutische Maßnahmen spielen dabei eine nicht unbedeutende Rolle.
Die Medikamente der Wahl sind verschiedene Gheepräparate *(Ghṛtas)* mit Rasayanas. Solche Präparate wie *Brāhmī*, *Vacā*, *Śatāvarī* und *Aśvagandhā* spielen bei der Behandlung eine wichtige Rolle.
Physikalische Methoden mit *Śirodhara*, *Śirovasti* und *Pañcakarma* werden je nach Psychopathologie angewendet.

6.12.2 Epilepsie-Apasmāra

Definition

Plötzliche Störung des Bewusstseins mit Krämpfen und Zuckungen der Extremitäten. Dabei kommt es zu abnormen, posturalen Bewegungen mit Speichelfluss und Schaum vor dem Mund. Es können auch Dämmerzustände auftreten.

Ätiologie

Nach dem Ayurveda kann vor allem eine Zunahme der *Guṇas, Rajas* und *Tamas,* die ein Ungleichgewicht im Bereich der *Tridoṣas* verursachen, Epilepsie *(Apasmāra)* verursachen. Zusätzlich werden eine extrem falsche Ernährungsweise, Erschöpfungszustände und falsche Lebensführung in Betracht gezogen. Schwere Formen der Anfälle werden auf Schicksalsschläge zurückgeführt.

Symptome

In der *Caraka-Saṃhitā* wird der klinische Verlauf von Epilepsie entsprechend der heutigen Symptomatologie wie folgt beschreiben: Augenblinzeln mit Verdrehen der Augen, Speichelfluss, Automatismen der Extremitäten und der Gesichtsmuskulatur. Die Erlebnisse des Patienten beim Beginn eines Anfalles (Aura) zeigen sich als abnorme akustische Phänomene in Form von ungewöhnlichen Ohrengeräuschen, als Schmerzen im Herzbereich, Flatulenz, Muskel- und Gelenkkrämpfe bzw. Schmerzen.

Vāta-Typ

Bei *Vāta*-Typen tritt häufig eine Aura in Form von optischen Störungen, gefolgt von plötzlicher, aber kurzer Bewusstseinsstörung auf. Dabei kommt es zum Verdrehen der Augen oder zu Zuckungen der Augenlider mit unverständlichem Sprechen, zum Teil mit Schaum vor dem Mund. Im weiteren Verlauf zeigen die Patienten bizarre Nacken- und Körperbewegungen mit gerötetem Gesicht. Der heutigen Klassifikation zufolge können die Anfälle als Absencen und psychomotorische (komplex-partielle) Anfälle gewertet werden.

Pitta-Typ

Die Patienten des *Pitta*-Typs entwickeln häufige, kurze Bewusstseinsstörungen mit oder ohne Sturz. Während des Anfalls zeigen sie einen bösen Blick mit geröteten Augen, teilweise neigen sie auch zu Gewaltanwendung. Hier wird eine bizarre Symptomatik beschrieben, die vorwiegend für psychomotorische (komplex-partielle) Anfälle sprechen kann.

Kapha-Typ

Patienten vom *Kapha*-Typ zeigen seltenere, aber länger dauernde Bewusstlosigkeiten mit plötzlichen Stürzen begleitet von leichtem Speichelfluss und symmetrischen Muskelzuckungen. Aufgrund der länger dauernden Anfälle tritt beim *Kapha*-Typ im Vergleich zum *Vāta*- und *Pitta*-Typ vorwiegend eine generalisierte Epilepsie mit länger dauernden Absencen und Grand-mal-Anfällen auf.

Saṃnipāta-Typ

Patienten mit dem *Saṃnipāta*-Typ der Epilepsie entwickeln eine schwer wiegende Symptomatik mit häufigen Anfällen und gemischten Anfallsformen. Es könnten hier sowohl kurz dauernde als auch länger dauernde Bewusstseinstörungen mit bizarrer Anfallssymptomatik vorkommen. Alle drei Formen der Anfälle mit entsprechenden *Vāta*-, *Pitta*- und *Kapha*-Störungen sind möglich. Die Klassifikation würde für schwere Formen der Epilepsie sprechen, die auch unter der heutigen medizinischen Entwicklung nicht sicher behandelbar sind. Diese Patienten des *Saṃnipāta*-Typs zeigen sowohl Absencen, als auch Sturzanfälle mit tonischer Symptomatik, wie psychomotorische und Grand-mal-Anfälle.

Behandlung

Die Behandlung muss über längere Zeit durchgeführt werden. Die Behandlung erfolgt medikamentös und mit Hilfe physikalischer Maßnahmen. An ayurvedischen Medikamenten kommen *Rasāyana*-Medikamente wie *Vacā, Brāhmī, Śatāvarī, Aśvagandhā* und *Ātmaguptā* zur Anwendung. Indiziert sind auch physikalischen Maßnahmen mit *Śirodhara, Śirovasti* und *Pañcakarma.* Sowohl die Medikamente als auch die physikalischen Maßnahmen müssen der Konstitution bezogen auf *Tridoṣas* angepasst werden. Diätetisch kommen sattvische Ernährung und eine *Sattva* fördernde Lebensführung in Betracht.

6.13 Fallbeispiele zu ausgewählten Krankheitsbildern

Die folgenden Fallbeispiele illustrieren nicht nur die ayurvedische Behandlung verschiedener Krankheitsbilder, sondern geben zudem auch Einblick in den Praxisalltag eines Ayurevda-Arztes in Indien und in die Behandlungsstrategien eines in einer Ayurveda-Klinik in Deutschland tätigen Arztes.

6.13.1 Gastrointestinale Erkrankungen und Stoffwechselerkrankungen

Darmstenose bei Morbus Crohn

Die 46-jährige Patientin leidet seit ihrem 18. Lebensjahr an Morbus Crohn (Diagnosestellung). Zum Zeitpunkt der Behandlung bestanden Dauerschmerzen (Ruhe- und Druckschmerzen) im rechten Unterbauch, die durch die Stenosierung im Anastomosenbereich bedingt waren, 1984 war eine Thyreoideateilresektion (rechter Lappen) vorgenommen worden.

■ Anamnese und Untersuchung

Bis zum Zeitpunkt der Darmresektion vor etwa 16 Jahren kam es schubweise (ein- bis zweimal jährlich, vorwiegend im Winterhalbjahr) zu akuten Exazerbationen der entzündlichen Darmerkrankung. In dieser Zeit traten auch Analfisteln auf. Vier weitere Resektionen wurden aufgrund der ent-

standenen Adhäsionen in der Folgezeit durchgeführt. Da die Patientin eine Unverträglichkeit auf Salicylate entwickelt und auch andere Medikamente zur Behandlung des Morbus Crohn nicht vertragen hat, wurden sechs Monate vor der stationären Aufnahme in die Ayurveda-Klink keine entsprechenden Arzneien eingenommen, die Medikation bestand lediglich aus Thyroxin und einem Östrogen-Gestagen-Präparat.
Bei Aufnahme in die Ayurveda-Klinik liegen zusätzlich zu den Unterbauchschmerzen folgende Symptome und Befunde vor: unauffällige Operationsnarben, gegen Abend zunehmende Flatulenz, kein Meteorismus. Stuhlfrequenz: sechsmal täglich dünnflüssiger Stuhl, kein Schleim- oder Blutabgang. Zudem leidet die Patientin an einer Lumbalgie und seit zwei Jahren an Einschlafstörungen.

Therapie

Aus ayurvedischer Sicht liegt bei der Patientin eine *Pitta-Vāta*-Konstitution *(Prakṛti)* mit *Vāta*-Aggravation vor. Das Vorherrschen der *Vāta*-Konstitution manifestiert sich sowohl in den abdominellen Schmerzen *(Śūla)* als auch in der Lumbalgie und den Einschlafstörungen. Das auf Grundlage des *Pañcakarma*-Konzepts durchgeführte Heilverfahren zur spezifischen *Vāta*-Beruhigung besteht aus folgenden Elementen:

- **Mobilisierende Maßnahmen (Pūrvakarma)**
  Snehana (Therapie mit Ölen und Fetten): äußerliche Anwendungen mit speziellen Ölen und Fetten sowie *Snehapāna,* die Einnahme eines speziell aufbereiteten Butterfetts
  Svedana (Schwitztherapie): in diesem Falle handelt es sich um eine Dampfsauna mit spezifischen Kräutern.
- **Hauptmaßnahmen (Pradhānakarma)**
  Anulomana: milde Abführtherapie

Die verwendeten Öle und Fette wurden auf die individuellen Gegebenheiten der Patientin abgestimmt. Zusätzlich wurden spezielle äußerliche Anwendungen (☞ Tab. 6-2) durchgeführt, eine spezielle Wärmebehandlung für den Bereich der Wirbelsäule: *(Upanāhasveda)* sowie Auflagen zur Beruhigung der abdominellen *Vāta*-Störung *(Udarabasti).*
Eine nach ayurvedischen Gesichtspunkten zusammengestellte Ernährung ist ebenfalls Bestandteil des Therapiekonzepts.

Tag:	1	2	3	4	5	6	7	8	9	10	11	12	13	14	15	16	17
Snehana: • Snehapāna (Innerliche Fettbehandlung)	●	●	●														
• *Bāhya-snehana* (Äußerl. Fettbehandlung)	●	●	●	●	●		●			●					●		●
• speziell: *Udarabasti. (spezielle Auflage zur Beruhigung der abdominellen Vàta-Störung)*							●	●	●	●	●	●	●	●			
Svedana (Wärme- und Schwitzbehandlung) • speziell: *Upanāhasveda* (spezielle Rückenbehandlung)								●	●	●	●	●			●		
Virecana (Abführen)						●											

Tab. 6-2 Therapieschema zur individuellen Behandlung bei Darmstenose

Verlauf

Die abdominelle Schmerzsymptomatik zeigt zunächst einen undulierenden Verlauf. Gegen Ende der Therapie haben die Schmerzen an Intensität und Häufigkeit jedoch deutlich abgenommen, es tritt vor allem kein Dauerschmerz mehr auf. Die Patientin selbst beschreibt, die „Narbenzüge seien weniger schmerzhaft". Die Frequenz des Stuhlgangs ist unverändert, in der Konsistenz sei der Stuhl jedoch „fester". Ab dem 6. Behandlungstag (an diesem Tag wird das milde Abführen durchgeführt) besteht keine Schlafstörung mehr. Die Lumbalgie lässt sich durch die entsprechende Behandlung ebenfalls positiv beeinflussen. Aus ayurvedischer Sicht hat eine *Vāta*-Beruhigung begonnen, die durch entsprechende Diätetik auch in der Folge positive Auswirkungen zeigen wird.

Metabolisches Syndrom mit Diabetes mellitus 2b (NIDDM), Psoriasis

Anamnese und Untersuchung

Seit etwa 5 Jahren leidet der 56-jährige Patient an Diabetes mellitus 2b und wird mit einem Sulfonylharnstoff per os behandelt (4 mg Glisoxepid®/Tag). Bei schlechter Compliance kommt es immer wieder zu Stoffwechselentgleisungen. Etwa 14 Tage vor Beginn des stationären Aufenthalts stellt der Hausarzt die Diagnose „Praecoma diabeticum" bei Blutglukosewerten von 449 mg/dl. Drei Wochen vor Aufnahme entwickelten sich plötzlich umschriebene psoriatische Herde an den Streckseiten beider Ellenbogen.

Der Patient ist selbstständig und hat über viele Lebensjahre ein Unternehmen aufgebaut. Jeder Therapie, die in seine Lebensgewohnheiten eingegriffen hätte, hat er sich bisher entzogen, indem er sich nur bei starker Verschlechterung des Allgemeinzustands (z. B. Müdigkeit, Seh- und Sprechstörungen) und dann für kurze Zeit in ärztliche Behandlung begeben hat, um wieder zu „funktionieren".
Der Patient wird vom Hausarzt eingewiesen mit dem Ziel einer „Stoffwechselregulierung". Bei Aufnahme klagt der Patient über allgemeine Schwäche, Polydipsie und Polyurie. In verschiedenen Körperbereichen treten Muskelkrämpfe auf und „die ganze Haut juckt". Body Mass Index: 34,7 kg/m^2 (113,9 kg bei 181 cm). Bei der körperlichen Untersuchung fallen unter anderem eine Hepatomegalie, ein Blutdruck von 180/100 mmHg sowie Knöchelödeme beidseits auf. An den Streckseiten beider Ellenbogen sind runde psoriatische Herde (etwa 5 cm im Durchmesser) zu sehen.

Therapie

Beim Patienten liegt eine *Pitta-Kapha*-Konstitution *(Prakṛti)* mit *Kapha*-Aggravation vor. Letztere bedingt die Stoffwechselentgleisung. Auf der Grundlage des *Pañcakarma*-Konzepts werden folgende Therapieverfahren (☞ Tab. 6-3) durchgeführt:

- **Mobilisierende Maßnahmen (Pūrvakarma)**
  Snehana (Therapie mit Ölen und Fetten): äußerliche Anwendungen mit speziellen Ölen und Fetten sowie *Snehapāna,* die Einnahme eines speziell aufbereiteten Butterfetts
  Svedana (Schwitztherapie): Dampfsauna mit spezifischen Kräutern
- **Hauptmaßnahmen (Pradhānakarma)**
  Vamana: emetische Ausleitungstherapie
  Virecana: Abführtherapie
  Bastikarma: speziell zusammengestellte Enemata zur Therapie über die Darmschleimhaut

Die verwendeten Öle und Fette zur innerlichen und äußerlichen Therapie sind entsprechend den ayurvedischen Therapieprinzipien auf den einzelnen Patienten abgestimmt, ebenso Art, Dauer und Intensität der Fett- und Schwitzbehandlung.

Tag:	**1**	**2**	**3**	**4**	**5**	**6**	**7**	**8**	**9**	**10**	**11**	**12**	**13**	**14**
Snehana:														
• *Snehapāna* (Innerliche Fettbehandlung)		●	●	●										
• *Bāhya-snehana* (Äußerl. Fettbehandlung)	●	●	●	●		●	●	●		●				
Svedana (Schwitzen)		●	●	●				●		*				
Vamana (Erbrechen)					●									
Virecana (Abführen)									●					
Basti (Enemata)											●	●	●	●

Tab. 6-3 Therapieschema zur individuellen Behandlung bei Diabtes mellitus

Die Kost wurde speziell nach ayurvedischen Gesichtspunkten zusammengestellt. Zur Nahrungsergänzung, vor allem zur positiven Beeinflussung des Diabetes mellitus, wurde Bockshornkleesamen verabreicht.

Verlauf

Bereits am vierten Tag bessert sich der Allgemeinzustand des Patienten deutlich. Er berichtete, Müdigkeit und Schlappheit verloren und „seine alte Kraft wiedergefunden" zu haben. Das allgemeine Hautjucken nahm zu, ein aus ayurvedischer Sicht typisches Zeichen für die Mobilisierung von Stoffwechselschlacken. Der Patient lässt seine Frau am ayurvedischen Kochkurs für Patienten teilnehmen.

Der Verlauf einiger ausgewählter Stoffwechselparameter (☞ Abb. 6.4) zeigt, dass im Rahmen der ayurvedischen Therapie die Werte deutlich gesenkt werden konnten. Die Erhöhung der Triglyzeride im Serum ist wohl auf den erhöhten Abbau körpereigener Depotfette während des Ayurveda-Heilverfahrens zurückzuführen und stellt einen vorübergehenden Zustand dar.

Während des stationären Aufenthalts reduzierte der Patient sein Körpergewicht um 4 kg. Diese Gewichtsabnahme erfolgte bei vollständigem Wohlbefinden und ohne Auftreten eines verstärkten Hungergefühls. Diese Faktoren erhöhen die Bereitschaft, auch zuhause eine entsprechende Lebensführung fortzusetzen. Neben der deutlichen Besserung des Krankheitsbildes in nur 14 Tagen sehen wir den Erfolg für den Patienten auch darin, dass die erlernte Diätetik auch langfristig umsetzbar ist. Auf diesem Wege kommt es zu einer dauerhaften Linderung.

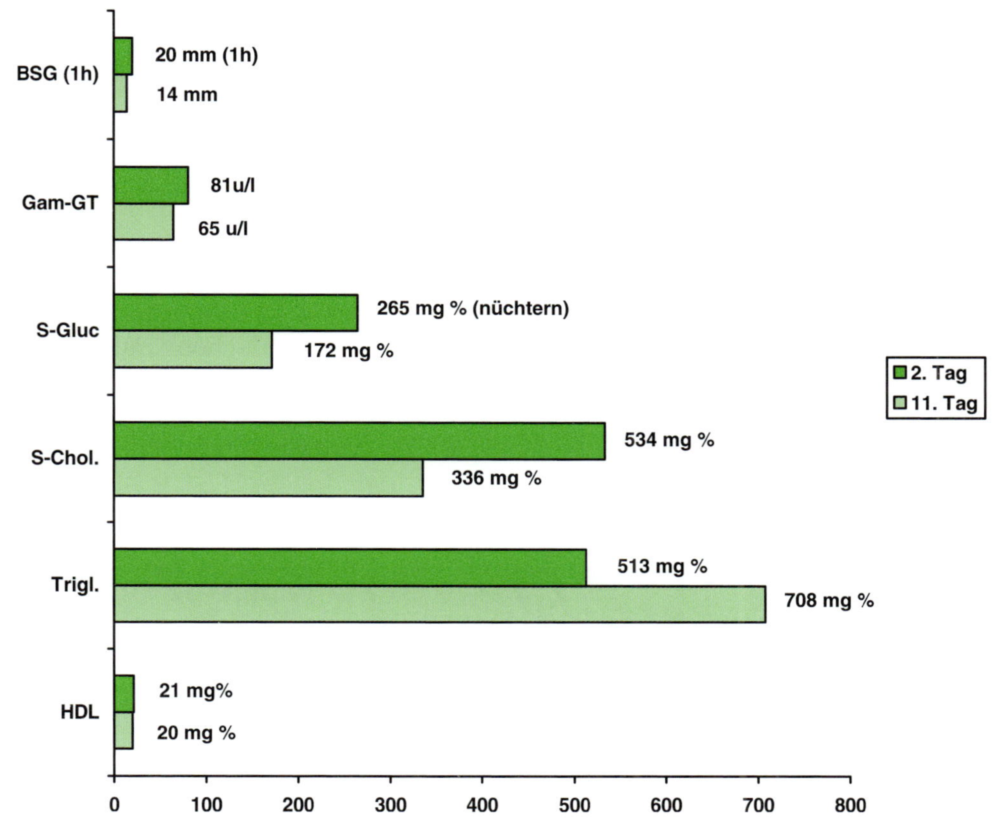

Abb. 6-4 Stoffwechselparameter

Metabolisches Syndrom, Adipositas, arterielle Hypertonie

Anamnese und Untersuchung

Seit mehreren Jahren leidet der 47-jährige Patient an arterieller Hypertonie, die lange Zeit mit einem ACE-Hemmer (Xanef 10) behandelt war, zwei Wochen vor Aufnahme in die Ayurveda-Klinik wurde die Medikation auf Karvea 75 (2 × 1 Tablette) umgestellt. Zudem liegen ein metabolisches Syndrom (mit pathologischer Glukosetoleranz) sowie eine Adipositas (Körpergröße: 185 cm, Gewicht: 111 kg, BMI: 32 kg/m^2) vor. Drei Jahre vor der Aufnahme erlitt der Patient eine transitorische ischämische Attacke, deren Symptome sich jedoch komplett zurückgebildet haben.
Der Patient ist Betriebswirt und in leitender Funktion tätig. In den letzten Jahren sei er beruflich wie privat starker Stressbelastung ausgesetzt gewesen.

Therapie

Beim Patienten bestehen eine *Pitta-Kapha*-Konstitution *(Prakṛti)* mit *Vāta*-Aggravation und der ayurvedischen Krankheitsbezeichnung *Medoroga* (Adipositas). Das kurzzeitige Heilverfahren (16 Tage) aufgrund des *Pañcakarma*-Konzepts sieht folgende Maßnahmen vor (☞ Tab. 6-5):

- **Mobilisierende Maßnahmen (Pūrvakarma)**
  Snehana (Therapie mit Ölen und Fetten): äußerliche Anwendungen mit speziellen Ölen und Fetten sowie die Einnahme eines speziell aufbereiteten Butterfetts *(Snehapāna)*
  Svedana (Schwitztherapie): Dampfsauna mit spezifischen Kräutern.
- **Hauptmaßnahmen (Pradhānakarma)**
  Virecana: Abführtherapie
  Bastikarma: speziell zusammengestellte Darmeinläufe zur Therapie über die Darmschleimhaut
  Nasya: nasale Instillation spezifischer Kräuteröle.

Tag:	1	2	3	4	5	6	7	8	9	10	11	12	13	14	15	16
Snehana: • *Snehapāna* (Innerliche Fettbehandlung)		•	•	•												
• *Bāhya-snehana* (Äußerl. Fettbehandlung)	•	•	•	•		•	•	•	•	•	•				•	
Svedana (Schwitzen)				•			•									•
Virecana (Abführen)					•											
Basti (Enemata)							•	•	•	•	•					
Nasya (nasale Instillation)												•	•	•		

Tab. 6-5 Therapieschema zur individeuellen Behandlung bei metabolischem Syndrom

Eine ayurvedische Ernährungstherapie ist ebenfalls Bestandteil des Therapiekonzepts.

Verlauf und Ergebnisse

Am zweiten Tag des stationären Aufenthalts beendet der Patient entgegen dem Rat der behandelnden Ärzte die Einnahme der antihypertensiven Medikamente. Anschließend tritt zwar ein Rebound-Phänomen auf, allerdings bleibt der Blutdruck grenzwertig hoch. In den letzten drei Tagen des Aufenthalts sind die Blutdruckwerte auch ohne Medikation normal.
Während des Aufenthalts nimmt der Patient insgesamt 9 kg ab, selbst bei Berücksichtigung der äußerst intensiven *Pañcakarma*-Therapie ist diese Ge-

wichtsreduktion als sehr stark zu bezeichnen. Eindrucksvoll ist auch die Entwicklung einiger Stoffwechselparameter (☞ Abb. 6-6).
Aus ayurvedischer Sicht entsteht diese Stoffwechselstörung durch ein verstärktes *Vāta-Doṣa,* welches sich nicht nur vegetativ (so könnte man die Hypertonie auffassen), sondern auch körperlich in der Bildung von Fettgewebe, als „affiziertem Gewebe" *(Dūṣya),* manifestiert. Durch das *Pañcakarma*-Therapieverfahren wird zunächst die pathologische Verbindung zwischen dem *Vāta-Doṣa* und dem affizierten Gewebe gelöst sowie das verstärkte *Vāta* ausgeglichen. Auch bei diesem Patienten wird eine ausführliche diätetische Beratung für die Zeit nach der Ayurveda-Kur durchgeführt.

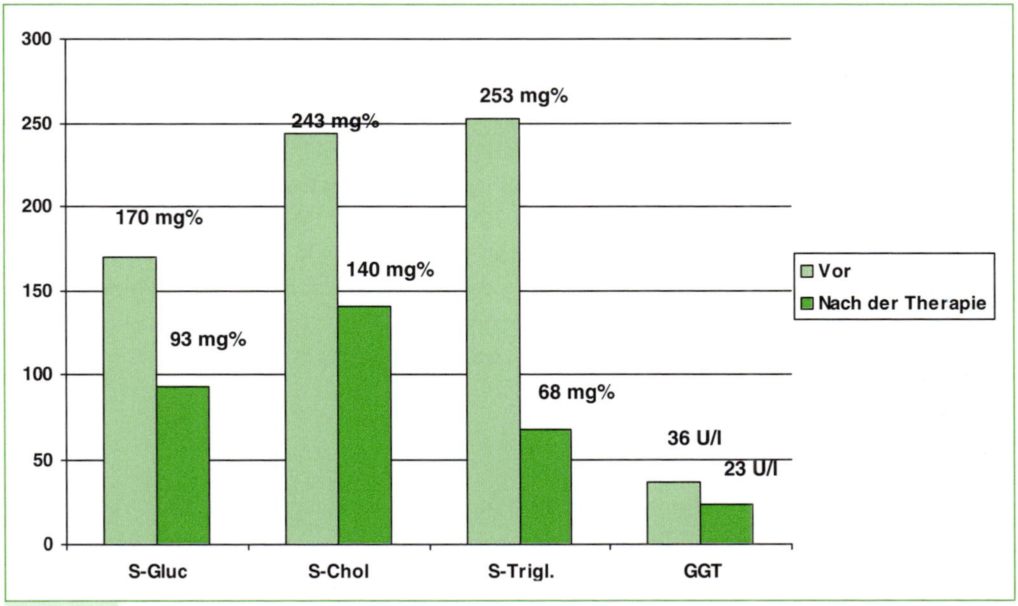

Abb. 6-6 Stoffwechselparameter vor und nach der ayurvedischen Behandlung. Die Paramter wurden 4 Wochen vor Beginn der ayurvedischen Behandlung und am 14. Tag des stationären Aufenthalts erhoben.

6.13.2 Herz-Kreislauferkrankungen

Hypertonie

Anamnese und Untersuchung

Seit Jahren leidet die 57-jährige Patientin an arterieller Hypertonie. Einige Zeit hatte sie in den Vereinigten Staaten gelebt und war dort konsequent medikamentös behandelt worden. Die verordneten Medikamente habe sie aufgrund starker Nebenwirkungen (starke Müdigkeit und Inappetenz) abgesetzt. In der Vorgeschichte ist außerdem eine Migräne bekannt, die seit 15 Jahren nicht mehr aufgetreten ist, einige Tage vor stationärer Aufnahme in der Ayurveda-Klinik trat ein linksparietaler Kopfschmerz auf. Allgemein ist die Patientin schnell erschöpft. 1973 wurde eine Hysterektomie bei Portio-Carcinom durchgeführt.
Die nun in der Schweiz lebende Patientin hat einen vierzehntägigen Aufenthalt in der Ayurveda-Klinik gebucht. Die Untersuchung der normalgewichtigen Patientin (Körpergröße: 168 cm, Körpergewicht: 58,7 kg, BMI: 20,8 kg/m^2) ergibt folgende Befunde: Blutdruck von 190/100 mmHg, verbreiterter und hebender Herzspitzenstoß (als Ausdruck eines verstärkten linksventrikulären Impulses), im EKG zeigen sich in den Brustwandableitungen V_5 und V_6 über dem linken Herzen und in Ableitung I, II, III und aVF Erregungsrückbildungsstörungen mit präterminal negativen T-Wellen.

Therapie

Bei der Patientin liegt eine *Pitta-Vāta*-Konstitution *(Prakṛti)* mit *Vāta*-Aggravation vor. Die *Vāta*-Aggravation äußert sich sowohl in Kopfschmerzen (ayurvedisch: *Śiroroga)* als auch in einer stark sympathikotonen Dysregulation der kardialen Funktion *(Hṛdroga)*. Auf der Grundlage des *Pañcakarma*-Konzepts werden folgende Therapieverfahren (☞ Tab. 6-7) durchgeführt.

- **Mobilisierende Maßnahmen (Pūrvakarma)**
  Snehana (Therapie mit Ölen und Fetten): äußerliche Anwendungen mit speziellen Ölen und Fetten sowie die Einnahme eines speziell aufbereiteten Butterfetts *(Snehapāna)*
- **Hauptmaßnahmen (Pradhānakarma)**
  Virecana: Abführtherapie
  Bastikarma: speziell zusammengestellte Enemata zur Therapie über die Darmschleimhaut.

Zusätzlich werden noch spezielle äußerliche Ölbehandlungen über mehrere Tage im Wechsel gegeben: der vegetativ ausgleichende Stirnölguss *(Śiro-*

dhāra) und die ayurvedische Fußmassage *(Pādābhyaṅga)*. Dabei wurden auch die hier verwendeten Öle und Fette auf die individuellen Gegebenheiten der Patientin abgestimmt.

Während der Therapie besteht die Ernährung aus einer je nach Phase des Heilverfahrens speziell zusammengestellten ayurvedischen Kost.

Der Blutdruck zeigt den ersten Tagen anhaltend hohe Werte (z. B. am zweiten Tag 190/100, dann 180/95), eine vom mitbetreuenden Internisten empfohlene schulmedizinische pharmakologische Therapie wird von der Patientin abgelehnt.

Tag:	**1**	**2**	**3**	**4**	**5**	**6**	**7**	**8**	**9**	**10**	**11**	**12**	**13**	**14**	**15**
Snehana:															
• *Snehapāna* (Innerliche Fettbehandlung)		•	•	•											
• *Bāhya-snehana* (Äußerl. Fettbehandlung)	•	•	•	•	•		•	•		•					
Śiṛodhāra (Stirnölguss)					•					•		•		•	
Pādābhyaṅga (ayurv. Fußmassage)									•		•		•		•
Virecana (Abführen)						•									
Bastikarma (Enemata)									•	•	•	•			

Tab. 6-7 Therapieschema zur individuellen Behandlung bei Hypertonie

Verlauf

Die Kopfschmerzen treten nach dem *Virecana* (Abführtag) nicht mehr auf. Der Blutdruck sinkt nur langsam auf 150/90 mmHg am Abreisetag. Subjektiv fühlt sich die Patientin wesentlich belastbarer als in den letzten Jahren. Der Herzspitzenstoß hat sich normalisiert, was als Zeichen einer Normalisierung der stark sympathikotonen Dysregulation des Herzens gewertet werden kann. Das am Abreisetag durchgeführte EKG zeigt eine unerwartet deutliche Rückbildung der präterminal negativen T-Wellen mit inzwischen wieder konkordanten T-Wellen.

Die starke *Vāta*-Aggravation konnte aus ayurvedischer Sicht in kurzer Zeit normalisiert werden.

Arterielle Hypertonie, Hypercholsterinämie chronische Periarthropathia humeroscapularis rechts

Anamnese und Untersuchung

Der 63-jährige Patient wurde seit 37 Jahren wegen arterieller Hypertonie medikamentös behandelt. Beide Elternteile litten an Erkrankungen des Herzkreislaufsystems. Der Patient ist zudem seit 27 Jahren wegen Hypercholesterinämie in ärztlicher Behandlung. Eine Nephrolithiasis wurde bereits viermal chirurgisch behandelt. Seit zwei Jahren bestehen Beschwerden im rechten Schultergelenk (Periarthropathia humeroscapularis). In letzter Zeit sei eine Belastungsdyspnoe aufgetreten.
Wegen Neigung zu depressiver Verstimmung wurden dem Patienten zeitweise (1965–1987) Psychopharmaka verordnet. Seit sieben Jahren ist der Patient Rentner. Zum Zeitpunkt der Aufnahme in die Ayurveda-Klinik nimmt der Patient ein Kombinationspräparat (Calciumantagonist und Beta-Rezeptorenblocker) ein, das die Blutdruckwerte zwischen 150/85 und 170/100 mmHg einpendelt. Zudem leidet der Patient an Obstipation und benigner Prostatahyperplasie.
Bei Aufnahme sehen wir einen adipösen (Körpergröße: 168 cm, Körpergewicht: 95 kg, BMI: 33,7 kg/m^2) Patienten mit Druckschmerz im Bereich des rechten Schultergelenks. Der Blutdruck liegt bei 160/90 mmHg.

Therapie

Aus ayurvedischer Sicht besteht bei dem Patienten eine *Pitta*-Aggravation auf der Basis einer *Kapha-Pitta*-Konstitution *(Prakṛti)*. Dabei verstärkt eine altersentsprechende *Vāta*-Erhöhung das *Doṣa*-Ungleichgewicht. Auf der Grundlage des *Pañcakarma*-Konzepts werden folgende Therapieverfahren (☞ Tab. 6-8) durchgeführt:

- **Mobilisierende Maßnahmen (Pūrvakarma)**
  Snehana (Therapie mit Ölen und Fetten)
  Ābhyantara-snehana (Innerliches Fetten): hierzu gehört das *Snehapāna,* das ist die Einnahme eines speziell aufbereiteten Butterfetts
  Bāhya-snehana: spezifische äußerliche Anwendungen mit Ölen und Fetten. Öle und Fette werden dabei speziell auf den einzelnen Patienten abgestimmt. Ebenso Art, Dauer und Intensität der Anwendung.
  Svedana (Schwitztherapie): spezielle Wärmeanwendungen für einzelne Körperteile (hier: rechtes Schultergelenk) sowie wie für den ganzen Körper
- **Hauptmaßnahmen (Pradhānakarma)**:
  Virecana: Abführtherapie
  Bastikarma: speziell zusammengestellte Enemata zur Therapie über die Darmschleimhaut

Nasya: spezielle Behandlung für den Kopf-Hals-Bereich
Raktamokṣa: ayurvedischer Aderlass.

Verlauf

Während des 45-tägigen Aufenthalts erhielt der Patient einen ayurvedischen Diätplan und folgende Anwendungen (☞ Tab. 6-7):

Tag:	1	2–4	6	7–9	10–17	18–19	20	21–23	24–41	42	43	44–45
Snehana:												
• *Snehapāna* (Innerliche Fettbehandlung)		•										
• *Bāhya-snehana* (Äußerl. Fettbehandlung)	•	•		•		•	•		•	•		•
Svedana (Schwitzen)							•		•			•
Virecana (Abführen)			•									
Basti (Enemata)					•							
Nasya (Ausleitende Inhalationsbehandlung)								•				
Raktamokṣaṇa (ayurvedischer Aderlass)											•	

Tab. 6-8 Therapieschema zur individuellen Behandlung bei arterieller Hypertonie

Verlauf

Die antihypertensive Medikation konnte zunächst zweimal halbiert (9. und 30. Behandlungstag) und schließlich am 38. Behandlungstag vollständig abgesetzt werden. Bei der Entlassung wies der Patient Blutdruckwerte von 135/85 mmHg auf. Eine 24-stündige Blutdruckmessung nach Beendigung der antihypertensiven Therapie ergab einen altersentsprechenden Normalbefund mit erhaltener zirkadianer Rhythmik.
Im Verlauf der 45-tägigen Behandlung nahm der Patient 15 kg Körpergewicht ab. Zudem trat eine deutliche Senkung der Serumwerte für Blutfette (☞ Abb. 6-9) auf.
Außerdem haben sich die bei der Aufnahme im EKG beobachteten Erregungsrückbildungsstörungen gut zurückgebildet. Die Schmerzsymptomatik im Schulterbereich tritt nur noch selten auf. Der Patient zeigt eine positive Grundstimmung, ganz im Gegensatz zur depressiven Verstimmung vor Beginn der Behandlung. Nach zweieinhalb Jahren hat der Patient etwa 5 kg wieder zugenommen, hat aber immer noch einen normalen Blutdruck ohne jede medikamentöse Therapie.

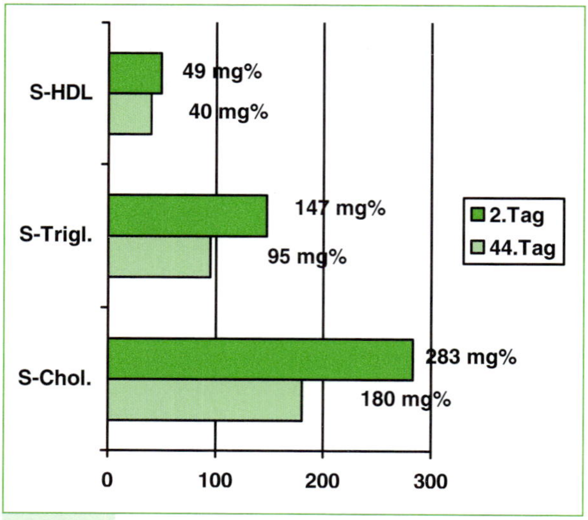

Abb. 6-9 Rückgang spezieller Laborparameter

6.13.3 Hauterkrankungen

Akne

Seit einem Jahr leidet die 20-jährige Patientin unter einem papulopustulösen Ausschlag auf Wangen, Stirn, Schultern und Rücken. Auf den Wangen hatten einige Pusteln bereits Narben hinterlassen. Außerdem hatte sie eine fettige Haut und schwitzte stark.

Anamnese und Untersuchung

Die Untersuchung der Patientin ergab, dass bei ihr eine *Pitta*-Konstitution überwog. Sie hatte eine Vorliebe für fettige, scharfe, gebratene Speisen und verwendete synthetische Kosmetika. Bei der Blutuntersuchung zeigte sich anhand der Hämoglobinwerte, dass eine Anämie vorlag.
Konstitution, Ernährung und Lebensweise der Patientin sorgten für ein Übermaß an *Pitta*. Aufgrund der *Pitta*-Störung kam es zu einer Beeinträchtigung des Blutes mit vermehrter Schweißproduktion und daraus resultierte schließlich die Akne vulgaris *(Mukhadūṣikā)*.

Therapie

Zu Beginn der Behandlung wurde die Patientin angewiesen, in Übereinstimmung mit ihrer *Pitta*-Konstitution ihre Ernährungsgewohnheiten zu ver-

ändern und keine gebratenen, scharf gewürzten und fettigen Speisen mehr zu essen, auf Gebäck, Pasteten, Schokolade, Creme, Nüsse und Eier zu verzichten und keine synthetischen Kosmetika mehr zu verwenden. Stattdessen wurde ihr geraten, viel frische Nahrung zu verzehren, z. B. grünes Blattgemüse, Feigen, Granatäpfel, Koriander.
Ihr Gesicht sollte sie häufiger mit Wasser waschen, das mit *Nimba* aufgekocht worden war. Nach der Reinigung sollte sie täglich am Abend Sandelholzpaste auf die betroffenen Stellen auftragen.
Entgiftung: Nach einer vorbereitenden Ghee-Gabe *(Tiktaka-ghṛta)* erhielt die Patientin *Triphalā* zum Abführen *(Virecana)*.
Zur inneren Reinigung nahm sie dreimal täglich 250 mg *Guḍūcī* und 250 mg *Guggulu* (beides in Tablettenform) mit 4 Teelöffeln *Kumāryāsava* und Wasser ein.

Verlauf

Die Behandlung dauerte drei Monate. Seitdem nimmt die Patientin nur noch 250 mg *Śatāvarī* (Tabletten) morgens mit Milch zu sich – als Verjüngungstonikum und zur Vorbeugung. Durch die Umstellung ihrer Lebensweise in Übereinstimmung mit ihrer Konstitution blieb sie symptomfrei.

Psoriasis

Ein 44-jähriger Patient, der in einer Chemiefabrik arbeitete, klagte über eine Schuppenflechte, die seit drei Jahren immer wieder auf der Kopfhaut und am Körper auftrat. Der chronische Charakter der Erkrankung machte ihm sehr zu schaffen, und er litt unter der Schuppenbildung, die ihm peinlich war, sowie dem manchmal heftigen Brennen.

Anamnese und Untersuchung

Die Anamnese ergab eine familiäre Veranlagung zu Psoriasis. Der Patient hatte eine *Kapha-Pitta*-Konstitution, neigte zu einer schwachen Verdauung *(Mandāgni)* und war Raucher. Das erste Symptom war eine Papel mit silbrigen Ablösungen gewesen. In der weiteren Entwicklung ließen sich folgende Formen beobachten:

- Psoriasis mit kranzförmigen Erythemen rund um den Haaransatz
- Psoriasis inversa in Bereichen wie Achseln, Leisten, Ellbogen, Kniekehle
- Psoriasis an Handtellern und Fußsohlen mit hyperkeratotischen, schuppenden Flecken.

Der Patient war familiär vorbelastet. Außerdem litt er unter finanziellen Problemen. Durch den langfristigen Kontakt mit Chemikalien waren bei ihm *Pitta* und *Vāta* im Übermaß vorhanden. Aufgrund des *Mandāgni* hatte sich *Āma* (Toxin) angesammelt. Alle diese Faktoren begünstigten den Ausbruch der Psoriasis (die im Ayurveda als eine *Kuṣṭha*-Erkrankung betrachtet wird).

Therapie

Aus ayurvedischer Sicht ist bei chronischen Hauterkrankungen *(Kuṣṭha)* eine regelmäßig wiederholte Entgiftung *(Pañcakarma)* ein wichtiges Therapieprinzip. Dementsprechend wurden in regelmäßigen Abständen Verfahren wie induziertes Erbrechen *(Vamana)* und Purgieren *(Virecana)* bei dem Patienten angewandt. Sämtliche Maßnahmen der Vor- und Nachbehandlung wurden strengstens von ihm befolgt. Von Anfang an wurde in der Beratung besonderer Wert auf die Umstellung seiner Lebensweise gelegt. Er wurde aufgefordert, das Rauchen aufzugeben und sich andere Möglichkeiten zur körperlichen und geistigen Entspannung zu suchen, z. B. regelmäßige Morgen- und Abendspaziergänge an der frischen Luft. Ideal wären morgendliche Spaziergänge auf Hügel und abendliche durch Gärten. Auch das Singen von Mantras wurde ihm empfohlen, um darüber sein Selbstvertrauen zu stärken. Günstig ist für ihn neben der Anti-*Pitta*-Diät eine streng vegetarische, salzarme Ernährung ohne scharf gewürzte und fermentierte Speisen (z. B. Joghurt, Brot).

Zur innerlichen Anwendung wurden ihm folgende Tabletten verordnet: dreimal täglich 250 mg *Candana* (Sandelholz) mit *Mahātikta-ghṛta*, 250 mg *Pravāla-bhasma* und 250 mg *Guḍūcī* sowie abends 250 mg *Triphalā* in lauwarmem Wasser.

Äußerlich sollte er *Śatadhauta-ghṛta* auftragen.

Ekzem

Ein 32-jähriger Patient stellt sich mit folgenden Beschwerden in der Praxis vor: Rötung, Schwellung und bläschenförmiger Ausschlag am rechten Bein, der seit 15 Tagen intensiven Juckreiz auslöste.

Anamnese und Untersuchung

Der Patient hatte eine *Kapha-Pitta*-Konstitution und war außerdem übergewichtig. Als Südinder besaß er eine Vorliebe für *Idli* (südindische Speise aus fermentiertem Reismehl). In seiner Familie bestand eine verstärkte Anfälligkeit für Ekzeme. Bei der Routine-Blutuntersuchung konnten hohe Blutglukosewerte (Diabetes mellitus) festgestellt werden.

Alle Faktoren wiesen auf ein Übermaß an *Kapha* sowie eine Störung des Blutes hin.

Therapie

Zunächst wurde dem Patienten geraten, fermentierte sowie sehr saure und salzige Speisen zu meiden. Da es sich um ein nässendes (exsudatives) Ekzem mit *Kapha*-Überschuss als Hauptursache handelte, wurde bei dem Patienten das Verfahren des induzierten Erbrechens *(Vamana)* angewandt, und zwar nach der traditionellen ayurvedischen Methode mit einem Dekokt von *Madanaphala* und *Yaṣṭīmadhu* (Süßholzwurzel). Im Anschluss an diese Entgiftung erhielt er folgende Heilmittel (in Tablettenform) zum Einnehmen:

- dreimal täglich 250 mg *Triphalā-guggulu* sowie 250 mg *Ārogyavardhinī* mit 25 ml frischem *Guḍūcī*-Dekokt
- abends 250 mg *Triphalā* in warmem Wasser.

Zur äußerlichen Anwendung wurde ihm *Neem*-Öl verordnet. Für die Reinigung der Haut sollte er keine Seife verwenden, sondern das Ekzem erst gründlich mit *Triphalā*-Dekokt waschen und danach das Öl auftragen.

Verlauf

Die Behandlung wurde drei Wochen lang durchgeführt und erzielte ein zufrieden stellendes Ergebnis. Um einen Rückfall zu vermeiden, wurde dem Patienten geraten, auf sein Gewicht und seinen Blutzuckerspiegel zu achten.

Urtikaria

Eine junge Frau von 24 Jahren stellte sich mit folgender Symptomatik vor: brennende, juckende Hautausschläge, die während der letzten 4–5 Jahre wiederholt aufgetreten waren. Eine Verschlimmerung hing nach ihrer Beobachtung mit dem Verzehr von Fisch oder Eiern sowie mit Windexposition zusammen.

Anamnese und Untersuchung

Die körperliche Untersuchung ergab eine *Pitta-Kapha*-Konstitution Die Hautausschläge bestanden aus kleinen, scharf begrenzten rosa Bereichen mit zentraler Blässe, die geschwollen (ödematös) und asymmetrisch am ganzen Körper verteilt waren.
Routinemäßig wurden Blut, Stuhl und Urin untersucht sowie ein Test auf Diabetes und RAS-Faktor durchgeführt, um Infektionen, Parasitenbefall, Kollagenosen oder ein Karzinom auszuschließen.

Bei Patienten dieser Altersgruppe herrscht von Natur aus *Pitta* vor. Die Patientin hatte eine *Pitta-Kapha*-Konstitution, ernährte sich aber nicht sehr bewusst. Ihre Vorliebe für scharf gewürzte Speisen führte zu einem *Pitta*-Überschuss. Als Programmiererin war sie außerdem im Büro ständiger Zugluft durch eine Klimaanlage ausgesetzt. Diese Faktoren trugen zu einer *Pitta-Kapha*-Störung mit negativen Auswirkungen auf *Rasa* (Plasma) und *Rakta* (Blut) bei.

Therapie und Verlauf

Als erster Schritt wurde der Patientin eine Ernährung ohne scharfe Gewürze empfohlen. Aufgrund der *Pitta*-Dominanz wurde eine Entgiftung mit *Triphalā-cūrṇa* als Abführmittel durchgeführt. Zur Vorbehandlung bekam sie ein bitteres medizinisches Ghee *(Mahātiktaka-ghṛta)* verabreicht, das für die „Schmierung" sorgt und blutreinigend wirkt, dazu sollte sie zweimal täglich je 500 mg *Guḍūcī* und *Gokṣura* in Tablettenform einnehmen. Nach der inneren Reinigung ließen Juckreiz und Brennen nach. Diese Medikation wurde einen Monat lang fortgeführt.
Anschließend sollte die Patientin noch für ein Jahr *Mahātiktaka-ghṛta* weiter einnehmen – in einer Dosis von 1 Teelöffel täglich auf nüchternen Magen. Seither hat die Patientin keinen Urtikaria-Anfall mehr gehabt.

6.13.4 Erkrankungen von Hals, Nase und Ohren

Sinusitis

Eine 25-jährige Frau klagte über eine Erkältung mit Husten, Schnupfen und Kopfschmerzen. Sie erzählte, dass sie seit etwa 4–5 Jahren immer wieder unter Erkältungen litt, deren Häufigkeit noch zugenommen habe, seit sie in einem Büro mit Klimaanlage am Computer arbeite.

Anamnese und Untersuchung

Die Patientin hatte eine *Kapha*-Konstitution. Sie litt unter Blockaden im Nasen-Rachen-Raum mit druckempfindlichen Kieferhöhlen und leichtem Fieber. Die Anamnese ergab problematische Lebensgewohnheiten: Sie bevorzugte Süßigkeiten, kalte Getränke, Milchmixgetränke mit Obst (unverträglich aus ayurvedischer Sicht) und Eiscreme. Ihre Lebensweise war durch Bewegungsmangel und die Gewohnheit gekennzeichnet, bis weit in den Tag hinein zu schlafen.

Alle Faktoren deuteten auf einen *Kapha*-Überschuss hin. Chronische Verdauungsstörungen hatten dazu geführt, dass sich *Āma* (Toxine) in den Kanälen bildete und die Zirkulation behinderte. Infolgedessen entwickelte sich an der zu erwartenden Stelle eine Störung in Form der Sinusitis.

Therapie

Der Patientin wurde eine komplette Umstellung ihrer Lebensweise empfohlen. Sie sollte für mindestens ein Jahr keine süßen, sauren, salzigen und kalten Nahrungsmittel mehr essen, regelmäßig spazieren gehen und Atemübungen *(Prāṇāyāma)* machen. Über den Tag verteilt könnte sie lauwarmes Wasser trinken, bei akuten Beschwerden sowie im Winter und bei Regen Ingwertee am Morgen.

- **Äußerliche Anwendung:**
  - zwei Tage lang morgens Kalmus-Öl in jedes Nasenloch geben
  - abends eine warme Paste aus *Śuṇṭhi* (trockener Ingwer) und *Jātīphala* (Muskatnuss) auf die Nasennebenhöhlen auftragen.
- **Innerliche Anwendung:**
  - dreimal täglich 1 g *Trikaṭu*-Pulver mit Honig und Basilikumblättern vermischt sowie 250 mg *Guggulu* mit warmem Wasser einnehmen.

Um Rückfälle zu vermeiden, wurde in den folgenden zwei Jahren jeweils im Frühling therapeutisches Erbrechen *(Vamana)* induziert.
Als verjüngendes Tonikum sollte sie regelmäßig Milch, zubereitet mit *Pippalī* nach der traditionellen Methode der zunehmenden und abnehmenden Dosis *(Pippalī-vardhana)*, trinken.

Verlauf

Aufgrund der ganzheitlichen Behandlung ist die Patientin bislang dauerhaft von ihrer chronischen Sinusitis verschont geblieben.

Otitis media

Ein achtjähriges Kind stellte sich mit Sekretion aus dem linken Ohr und Fieber vor.

Anamnese und Untersuchung

Das Kind hatte eine *Kapha-Pitta*-Konstitution. Es litt seit 4–5 Jahren wiederholt an Erkältungen oder Bronchitis. Trotzdem trank es kaltes Wasser und war außerdem kalter Zugluft durch einen Ventilator ausgesetzt. Bei der Oh-

renuntersuchung waren eine Trommelfellperforation und faulig riechende Sekrete zu erkennen.
Da nicht auf die Ansammlung von *Kapha* geachtet worden war, kam es zu einer *Pitta*-Störung mit Entzündung und Perforation des Trommelfells bei Otitis media.

Therapie

Als Erstes wurden die Eltern darüber informiert, dass es wegen der Erkältungs- und Hustenbeschwerden des Kindes nötig wäre, seine Ernährung umzustellen. Es bekam jedoch keine Ohrentropfen verschrieben, sondern nur die Empfehlung, das Ohr sauber und trocken zu halten sowie Ohren und Hals vor Wind zu schützen.
Zur Behandlung der Mittelohrinfektion wurden Tabletten verschrieben: Das Kind sollte dreimal täglich 250 mg *Lākṣā-guggulu* und 250 mg *Punarnavā-maṇḍūra* mit Honig und Ingwer einnehmen.

Tinnitus

Anamnese und Untersuchung

Die 41-jährige Patientin leidet seit vielen Jahren an einem pulssynchronen Rauschen im rechten Ohr. Dieses Geräusch tritt verstärkt in Ruhe auf, beispielsweise wenn die Patientin Zeitung lesen möchte. Die Symptomatik ist wiederholt medizinisch abgeklärt worden und man hat der Patientin gesagt, es bestünde eine Gefäßanomalie, welche dieses Ohrgeräusch hervorrufe und sie müsse damit leben. Zudem bestehen ein psychovegetativer Erschöpfungszustand und ein prämenstruelles Syndrom.
Die Patientin hat als Bereichsleiterin eines größeren Unternehmens eine verantwortungsvolle, mit viel Stress verbundene Position. Sonst sei die Patientin zeitlebens gesund gewesen. Bei Aufnahme sehen wir eine Patientin in gutem Allgemeinzustand, die klinische Untersuchung ergibt Normalbefunde, auch an den Ohren.

Therapie und Verlauf

Aus ayurvedischer Sicht besteht bei der Patientin eine *Vāta*-Aggravation mit *Karṇanāda* („Ohrgeräusch", nach Mādhava-nidāna Kap. 57) auf dem Boden einer *Pitta-Vāta*-Konstitution. Auf der Grundlage des *Pañcakarma*-Konzepts wird für nur neun Tage ein kurzzeitiges Therapieverfahren (☞ Tab. 6-10) durchgeführt:

- **Mobilisierende Maßnahmen (Pūrvakarma)**
  Snehana (Therapie mit Ölen und Fetten)
  Ābhyantara-snehana (Innerliches Fetten): hierzu gehört das *Snehapāna,* das ist die Einnahme eines speziell aufbereiteten Butterfetts.
  Bāhya-snehana: Spezifische äußerliche Anwendungen mit Ölen und Fetten. Öle und Fette werden dabei speziell auf den einzelnen Patienten abgestimmt. Ebenso Art, Dauer und Intensität der Anwendung.
  Svedana (Schwitztherapie): spezielle Wärmeanwendungen
- **Hauptmaßnahmen (Pradhānakarma)**
  Virecana: Abführtherapie
  Bastikarma: speziell zusammengestellte Enemata zur Therapie über die Darmschleimhaut.

Tag:	1	2	3	4	5	6	7	8	9
Snehana									
• *Snehapāna* (Innerliche Fettbehandlung)		•	•						
• *Bāhya-snehana* (Äußerl. Fettbehandlung)	•	•	•	•		•			
Svedana (Schwitzen)				•		•	•	•	
Virecana (Abführen)					•				
Basti (Enemata)							•	•	•

Tab. 6-10 Therapieschema bei Tinnitus Pitta-Vāta-Konstitution mit Vāta-Aggravation

Bereits am sechsten Behandlungstag war das Ohrgeräusch – nach Aussagen der Patientin – „zu 90 % gebessert“. Bis zum Abreisetag verschwand es vollständig und trat auch nicht wieder auf.
Aus ayurvedischer Sicht hat hier die systemische *Vāta*-Affektion auch das Ohrgeräusch verursacht; in diesem speziellen Falle ist durch die systemische Behandlung der *Vāta*-Störung auch das Ohrgeräusch verschwunden.

6.13.5 Infektionskrankheiten

Herpes zoster

Eine 37-jährige Patientin litt unter mehreren roten Flecken mit leichter Bläschenbildung im Bereich der Brust. Ihr Hauptproblem waren jedoch starke Schmerzen und Fieber seit zwei Tagen.

Anamnese und Untersuchung

Es wurde eine *Vāta-Pitta*-Konstitution bei der Patientin festgestellt. 15 Tage zuvor hatte sie durch ein Unglück in der Familie ein starkes seelisches Trauma erlitten. Die Körpertemperatur betrug 38,3 °C. Die Untersuchung der Hautläsionen ergab mehrere ödematöse Stellen im Ausbreitungsgebiet eines Nervs mit gesunden Bereichen dazwischen. Die Stellen waren sehr berührungsempfindlich, ebenso wie die Lymphknoten in diesem Bereich.
Aufgrund des mentalen Schocks entstand ein Übermaß an *Vāta* und *Pitta* und belastete das Nervengewebe. Auch die Konstitution der Patientin und die Jahreszeit förderten den Ausbruch der Krankheit.

Therapie

Äußerlich sollte sie mehrmals täglich Sandelholzpaste aufgetragen.
Innerlich kamen folgende Heilmittel in Tablettenform zur Anwendung:

- dreimal täglich 200 mg *Pravāla-bhasma* und 100 mg *Candana* (Sandelholzpulver) mit 1 TL Rosengelee *(Gulkand)*
- dreimal täglich 250 mg *Guḍūcī* und abends 250 mg *Triphalā*
- nach Bedarf 125 mg *Jaṭāmāṃsī* als Beruhigungsmittel.

Windpocken

Ein fünfjähriges Kind wurde vorgestellt, das einen papulopustulösen Ausschlag am Rücken, auf den Oberarmen, Oberschenkeln und in der oberen Gesichtshälfte aufwies. Der Ausschlag war vor drei Tagen aufgetreten, und das Kind war seitdem unruhig und versuchte sich ständig zu kratzen.

Anamnese und Untersuchung

Die Befragung ergab, dass die Hautveränderungen zuerst am Rücken, dann auf der Brust, am Bauch, im Gesicht und schließlich an den Extremitäten aufgetreten waren. Anfangs waren es rote Flecken, dann Papeln und schließlich Bläschen. Differenzialdiagnostisch konnten Urtikaria, Krätze, Herpes zoster und Insektenstiche ausgeschlossen werden.
Das Kind hatte eine *Vāta*-Konstitution und eine Vorliebe für Süßigkeiten. Die Anamnese ergab, dass es bei Freunden mit einem infizierten Kind in Kontakt gekommen war.

Therapie und Verlauf

Es wurde empfohlen, das Kind zu isolieren und Ruhe einhalten zu lassen. Die Stellen mit Ausschlag sollten mit *Triphalā*-Dekokt abgewaschen werden. Zur Linderung des Juckreizes wurde *Candana* (Sandelholzpulver) empfohlen. Außerdem sollte das Kind fünf Tage lang dreimal täglich 100 mg *Gokṣura*-Pulver mit Ghee und Honig einnehmen. Es erholte sich ohne irgendwelche Komplikationen.

Masern

Ein dreijähriges Kind mit rotem makulopapulösem Hautausschlag am ganzen Körper wurde in die Klinik gebracht. Der Ausschlag war einen Tag zuvor aufgetreten. Das Kind weinte die ganze Zeit über und litt unter wässrigem Ausfluss aus Nase und Augen sowie Husten.

Anamnese und Untersuchung

Das Kind hatte hohes Fieber (38,3 °C), Konjunktivitis, Rhinitis und Bronchitis. Die Flecken bildeten Gruppen, die sich an den Rändern weiter ausbreiteten.
Differenzialdiagnostisch konnten Röteln, Scharlach, ein Erythema multiforme oder ein Arzneimittelexanthem ausgeschlossen werden.
Das Kind hatte eine typische *Pitta*-Konstitution. Außerdem war die Jahreszeit (Mai) günstig für die Entwicklung eines *Pitta*-Überschusses. Wie die Anamnese ergab, war es mit einem anderen infizierten Kind in Kontakt gekommen.

Therapie und Verlauf

Alle Zeichen und Symptome wiesen auf einen *Pitta*-Überschuss hin (entzündliche Veränderungen am ganzen Körper). Ziel der Behandlung war es daher, *Pitta* zu beruhigen. Gegen das Fieber wurden Abreibungen mit kaltem Wasser empfohlen. Sandelholzpaste wurde sowohl äußerlich auf den Ausschlag aufgetragen, als auch in kleinen Mengen innerlich verabreicht, d. h. mit Rosenwasser in häufigen kleinen Schlucken getrunken. Außerdem sollte das Kind dreimal täglich 50 mg *Guḍūcī* (Tabletten) mit Rosengelee einnehmen. Es erholte sich innerhalb von vier Tagen ohne irgendwelche Komplikationen.

Mumps

Ein zehnjähriger Junge wurde wegen Schmerzen und einer Schwellung am rechten Unterkieferrand in die Praxis gebracht. Die Beschwerden bestanden seit zwei Tagen. Der Junge klagte zusätzlich über Halsschmerzen und hatte Schwierigkeiten, den Mund zu öffnen.

Anamnese und Untersuchung

Die Befragung ergab, dass ein Freund des Jungen vor 10 Tagen erkrankt war. Bei der körperlichen Untersuchung zeigte sich, dass die Parotis stark geschwollen und sehr druckempfindlich war, die darüber liegende Haut glänzte und war leicht gerötet und im Zentrum der Schwellung befand sich das Ohrläppchen. Mit dem hohen Fieber gingen Tachykardie und ein typischer *Pitta*-Puls (jagend) einher, die Zunge war belegt.
Differenzialdiagnostisch konnten eine akute eitrige Entzündung der Ohrspeicheldrüse, ein Speichelstein, eine allergische Reaktion auf Medikamente und ein Parotistumor ausgeschlossen werden.

Therapie und Verlauf

Dem Jungen wurde für mindestens eine Woche Bettruhe empfohlen. Er sollte am besten nahrhafte, aber flüssige Speisen (z. B. Suppen) zu sich nehmen und den Mund wiederholt mit *Triphalā*-Dekokt ausspülen.
Äußerlich wird zunächst zwei Tage lang Sandelholzpaste aufgetragen (wirkt entzündungshemmend) und anschließend für weitere vier Tage eine Paste aus Palmzucker und Limonensaft, um die Schwellung zu reduzieren.
Innerlich werden dreimal täglich 100 mg *Guggulu* (wirkt als Analgetikum) sowie dreimal täglich 200 mg *Guḍūcī* als Antipyretikum verabreicht.
Der Junge erholte sich ohne irgendwelche Komplikationen innerhalb von 10 Tagen nach Beginn der Behandlung.

6.13.6 Psychosomatische Erkrankungen

Insomnia, Fluor genitalis

Anamnese und Untersuchung

Seit zwei Jahren leidet die Patientin an einer schweren Einschlafstörung. Sie liegt jede Nacht wach und schläft erst gegen vier oder fünf Uhr ein, um dann etwa um acht Uhr wieder aufzustehen. Die Schlafstörung begann vor zwei Jahren nach dem Tod der Mutter, die von der Patientin über längere Zeit gepflegt wurde.

Die Patientin ist in einem Heilberuf selbstständig tätig. Trotz der Schlafstörung arbeitet sie viel, nach eigener Aussage kann sie „durchhalten", möchte jedoch diesen Ablauf so nicht mehr weiter leben. Zudem besteht seit neun Monaten ein (schulmedizinisch wie auch homöopathisch) therapieresistenter weißlicher Vaginalfluor. In der Vorgeschichte ist eine langdauernde Pyelonephritis bekannt, die vor etwa 35 Jahren bestand.
Die Patientin kommt im Rahmen einer 14-Tage-Kur. Die Aufnahmeuntersuchung ergibt einen altersentsprechenden Normalbefund. Eine Hyperthyreose kann ausgeschlossen werden.

Therapie

Bei der Patientin liegt eine *Vāta-Pitta*-Konstitution (Prakṛti) vor, mit *Vāta*-Aggravation. Bei der *Vāta*-beruhigenden Therapie stehen spezielle äußerliche Ölbehandlungen im Vordergrund, vor allem der Ölstirnguss *(Śirodhāra)*. Die erste Kurphase sieht „mobilisierende Maßnahmen" *(Pūrvakarma)* vor, damit sich die anschließenden spezifisch *Vāta*-beruhigenden Therapien (☞ Tab. 6-11) besser entfalten können.

Tag:	**1**	**2**	**3**	**4**	**5**	**6**	**7**	**8**	**9**	**10**	**11**	**12**	**13**	**14**
Snehana:														
• *Snehapāna* (Innerliche Fettbehandlung)		•	•	•										
• *Bāhya-snehana* (Äußerl. Fettbehandung)	•		•	•		•		•						
Śirodhāra (Ölstirnguss)	•								•	•	•	•	•	
Svedana (Schwitzen)				•										
Virecana (Abführen)					•									

Tab. 6-11 Therapieschema zur individuellen Behandlung bei Insomnia und Fluor genitalis

Die Patientin nimmt auch an den regelmäßigen Yoga-Übungsstunden teil und ernährt sich abgestimmt auf die jeweilige Kurphase und Konstitution nach ayurevedischen Gesichtspunkten.

Verlauf

In den ersten Tagen des stationären Aufenthalts bleibt das Schlafmuster der Patientin unverändert; die Compliance ist erschwert. Die intensive persönliche Betreuung, die in der Ayurveda-Klinik möglich ist, gewährleistet allerdings eine konsequente Durchführung der Therapie. Am 11. Tag des stationären Aufenthalts hat die Patientin, seit zwei Jahren zum ersten Mal, sechs Stunden durchgeschlafen, dieses Schlafmuster beginnt sich in den letzten Tagen des Klinkaufenthalts zu stabilisieren.

Während einer Nachbeobachtungszeit von etwa zwei Monaten (ambulant telephonisch) sind keine Einschlafstörungen zu verzeichnen; außerdem ist nach Ende *Pañcakarma*-Kur auch der Fluor genitalis nicht mehr aufgetreten.

6.13.7 Umweltbedingte Erkrankungen

Schadstoffausleitung und Pañcakarma

Bei der 51-jährigen Patientin liegt eine Belastung mit PCB (polychlorierte Biphenyle) vor, die Werte von PCB Nr. 138, 153, 180 und Hexachlorbenzol im Blut sind signifikant erhöht (7.95 und 2.96). Zudem sind folgende Beschwerden zu verzeichnen: rezidivierende Candidiasis des Darms, Polyneuropathie, Hypercholesterinämie, multiple Allergien, reaktive Depression.

Vorgeschichte

Die Patientin war 1973 in ein neues Haus eingezogen und hatte bei der Renovierung intensiv mit Holzschutzmittel gearbeitet. In den folgenden Jahren traten verstärkt Müdigkeit, vermehrter Haarausfall sowie eine Abneigung gegen diverse Nahrungsmittel auf. Fast zwanzig Jahre später (1992) wird erstmals im Blut eine erhöhte Konzentration von PCBs und HCB festgestellt. Danach folgen verschiedene Kuren ohne eine durchgreifende Besserung des Allgemeinzustands. Die apparative Diagnostik (Hormonstatus, SPECT des Myokards, SPECT zur Untersuchung der zerebralen Durchblutung) bleibt ohne Befund. Rezidivierend auftretende Candidainfektionen des Darms werden antimykotisch und naturheilkundlich behandelt.
Die Patientin ist verheiratet und hat zwei erwachsene Kinder. Aufgrund ihrer Erkrankung sei sie nicht arbeitsfähig. Im April 1997 kommt die Patientin zur Ayurveda-Kur.

Therapie

Bei der Patientin bestehen eine *Vāta-Pitta*-Konstitution (Prakṛti) mit *Vāta*-Aggravation sowie eine *Āma*-Belastung. Auf der Grundlage des *Pañcakarma*-Konzepts werden folgende Therapiemaßnahmen (☞ Tab. 6-12) durchgeführt:

- **Mobilisierende Maßnahmen (Pūrvakarma)**
  Snehana (Therapie mit Ölen und Fetten): äußerliche Anwendungen mit speziellen Ölen und Fetten sowie die Einnahme eines speziell aufbereiteten Butterfetts (Snehapāna)
  Svedana (Schwitztherapie): hier kamen unterschiedliche Therapien zur Anwendung, besonders interessant ist hier das so genannte *Pizhichil*

(„königliches Ölbad"), eine Massage unter fließendem warmem Öl, in der Regel werden etwa 3–5 l Sesam- oder Sonnenblumenöl verwendet. Bei dieser Anwendung soll das Öl so warm sein, dass die Patientin zu schwitzen beginnt, deshalb wird diese Therapie zu den „Schwitztherapien" gezählt.

- **Hauptmaßnahmen (Pradhānakarma)**
  Virecana: Abführtherapie
  Bastikarma: speziell zusammengestellte Darmeinläufe zur Therapie über die Darmschleimhaut, die Patientin erhält insgesamt sieben Darmeinläufe
  Nasya: nasale Instillation spezifischer Kräuteröle an drei aufeinander folgenden Tagen.

Tag:	1	2–4	5	7–8	9–10	11	12–15	16–20	21	22	23	24	25–27	28
Snehana: • *Snehapāna* (Innerliche Fettbehandlung)		●												
• *Bāhya-snehana* (Äußerl. Fettbehandlung)	●	●		●	●		●	●		●		●		●
Svedana (Schwitzen):					●			●		●	●			
• *Pizhichil* (Königliches Ölbad)						●	●		●					
Virecana (Abführen)			●											
Basti (Enemata)					●	●	●	●						
Nasya (Nasale Instillation)													●	

Tab. 6-12 Therapieschema zur Schadstoffausleitung

Zudem wurde die Kost speziell nach ayurvedischen Gesichtspunkten zusammengestellt.

Verlauf

Aus ayurvedischer Sicht besteht bei der Patientin ein deutlich verstärktes *Vāta-Doṣa,* welches sich sowohl körperlich als auch psychisch auswirkt. Durch das *Pañcakarma*-Therapieverfahren werden zunächst Schlacken gelöst und das verstärkte *Vāta* ausgeglichen.
Nach dem *Pizhichil* („königliches Ölbad") am 11. Tag des Aufenthalts lassen wir das bei der Behandlung verwendete Öl untersuchen und erhalten folgendes Ergebnis (☞ Tab. 6-13):

Parameter	Öl vor der Anwendung	Öl nach der Anwendung	Dimension
PCB 138	< 0, 01	0,867	mg/kg TS (= mg/kg Trockensubstanz)
PCB 153	< 0,01	1,895	mg/kg TS
PCB 180	< 0,01	< 0,01	mg/kg TS
PCB 150	< 0,01	0,856	mg/kg TS
HCH	< 0,01	< 0,01	mg/kg TS

Tab. 6-13 Schadstoffgehalt des Öls vor und nach der Behandlung

Offensichtlich sind bei dem „königlichen Ölbad" über die Haut fettlösliche Schadstoffe ausgeschieden worden. Einige Monate nach Abschluss der *Pañcakarma*-Therapie lässt die Patientin auch die Blutwerte (im Heparinblut) untersuchen und es stellt sich heraus, dass sich die Konzentration der Schadstoffe im Blut (☞ Tab. 6-14) vermindert hat:

Parameter	Vor Pañcakarma-Kur (07.1995)	Nach Pañcakarma-Kur im April/Mai 1997 (11.1997)	Referenzbereich
PCB Nr. 138	1190 ng/l	705 ng/l	< 500 ng/l
PCB Nr. 153	1728 ng/l	1272 ng/l	< 600 ng/l
PCB Nr. 180	1549 ng/l	1335 ng/l	< 300 ng/l
HCB (Hexachlorbenzol)	4532 ng/l	2480 ng/l	< 1000 ng/l

Tab. 6-14 Schadstoffgehalt des Heparinbluts

Die Symptomatik der Patientin zeigt während des stationären Aufenthalts einen sehr stark wechselnden Verlauf. Obwohl sich die Patientin gegen Ende des Aufenthalts insgesamt stabiler fühlt, treten immer noch Schwächezustände auf.

Diskussion

Fettlösliche Schadstoffe, zu denen Polychlorierte Biphenyle (deren Gebrauch in Deutschland inzwischen verboten ist) aber auch Pentachlorphenol, Pflanzenschutzmittel wie das bekannte DDT und andere Substanzen zählen, haben in den letzten Jahrzehnten an Bedeutung gewonnen. Bislang gibt es weder in der schulmedizinischen Therapie noch in anderen Thera-

pieverfahren Maßnahmen, die die erfolgreiche Entfernung dieser lipophilen Gifte aus dem Körper gewährleisten. Dies wäre umso dringender da z. B. stillende Mütter diese fettlöslichen Schadstoffe über die Muttermilch, die ja biochemisch auch „Fettgewebe" darstellt, an den Säugling weitergeben.[21]
Diese Kasuistik zeigt, dass es im Rahmen einer ayurvedischen Ausleitungstherapie möglich ist, fettlösliche Schadstoffe aus dem menschlichen Organismus zu entfernen. Da sich diese Ausleitung über die Haut vollzieht, werden zudem im Gegensatz zur Ausleitung von Schwermetallen mit Hilfe von Chelatbildnern die Ausscheidungsorgane, z. B. die Nieren, nicht beeinträchtigt. Allerdings mussten wir feststellen, dass diese Ausscheidung über die Haut nur bei einem systematisch durchgeführten *Pañcakarma*-Therapieverfahren zu beobachten ist: Bei einem Patienten mit ähnlichem Befund war durch die ausschließlich durchgeführten drei „königlichen Ölbädern" ohne vorherige innerliche Fetttherapie, Abführtag und Darmeinläufe, keine Ausscheidung von lipophilen Schadstoffen festzustellen. Obwohl noch viele Einzelfragen im Detail geklärt werden müssen und für vernünftige statistische Aussagen eine größere Anzahl von Patientinnen und Patienten untersucht werden muss, kann die gesamte *Pañcakarma*-Therapie in diesem Zusammenhang als „lipophiles Ausleitungsverfahren" bezeichnet werden.

---

[21] siehe etwa: Scheele J, Teufel M, Niessen KH: „A comparison of the concentration of certain chlorinated hydrocarbons and polychlorinated biphenyls in bone marrow and fat tissue of children and their concentrations in breast milk" in: Journal of environmental pathology, toxicology and oncology…, 14; 1; 11-4: 1995).

7 Anhang

7.1 Ghee – Eigenschaften und therapeutische Anwendung

Ghee ist die indische Bezeichnung für ein Fett, das durch sein Aufbereitungsverfahren bei tropischen Temperaturen gut haltbar ist. In Ägypten wird es „Samna", im ostasiatischen Bereich „Misli" genannt. Während es in Indien Ägypten, Afrika und im Mittleren Osten vorwiegend aus Büffel- und Kuhmilch hergestellt wird, wird in anderen tropischen Ländern auch das Milchfett anderer Säugetiere verwendet. Heutzutage wird Ghee auch in modernen Molkereien hergestellt und als raffiniertes Ghee-Produkt, „Katcho" genannt, angeboten.

7.1.1 Eigenschaften

Ghee ist geklärte Butter, ein von schwer verdaulichen Substanzen befreites Butterreinfett, das seit Jahrtausenden zu Heil- und Nährzwecken verwendet wird. Ghee dringt in die Gewebe ein und bindet dadurch fettlösliche Giftstoffe, die zusammen mit dem Ghee über den Darm, z. T. auch über die Haut ausgeschieden werden. Es gleicht *Doṣas* aus, fördert das Verdauungsfeuer *(Agni)*, bewirkt dadurch eine vollständige Aufnahme der Nährstoffe und bildet *Ojas,* die Lebensessenz.

Herstellung

Indisches Ghee wird durch das Ausschmelzen von Butter (Sauer- oder Süßrahmbutter) gewonnen. Dabei wird, abhängig von dem Schmelzverfahren, die Butter von Wasser sowie weiteren Komponenten, wie Proteinen, Milchzucker und Mineralstoffen weitgehend befreit. Durch das Siedeverfahren setzen sich nach dem Verdampfen von Wasser und flüchtigen Stoffen feste Stoffe wie Milchzucker und Mineralien sowie Eiweißstoffe in Form von Schaum ab. Das fertige Produkt ähnelt im Aussehen der Butter, hat jedoch eine glatte, je nach Temperatur auch salbenartige Konsistenz, während sein Geschmack sich deutlich von dem der Butter unterscheidet.

Zubereitung von Ghee
In einem Jenaer Glastopf werden acht Stücke *Deutsche Markenbutter* (2000 g) bei mittlerer Hitze vorsichtig geschmolzen und zum Sieden gebracht. Langsam bedeckt sich die Oberfläche mit hellem Schaum. Auf kleine Hitze stellen, und die Butter vorsichtig ohne Deckel weiterköcheln lassen. Während der gesamten Zubereitung ist darauf zu achten, dass das Ghee keinesfalls anbrennt. Auch bei Überhitzung und zu langem Sieden kann es eine zu dunkle Farbe sowie einen beißend stechenden Geruch annehmen.
Um die Bildung des Ghee besser beurteilen zu können, sollte der Schaum von Zeit zu Zeit mit einem Löffel abgeschöpft werden, da sich dann die richtige goldgelbe Färbung besser erkennen lässt. Nach etwa 2,5 bis 3 Stunden ist die Gheebildung abgeschlossen, sodass nun das fertige Produkt durch ein Leinentuch gefiltert in Glasgefäße abgefüllt werden kann. Nach dem Abkühlen hat das Ghee eine hellgelbe Färbung, und bei kühler Lagerung ist es monatelang haltbar.

7.1.2 Therapeutische Anwendung

Physiologische Grundlagen – Resorption von Nahrungsbestandteilen

Mischung und Transport des Nahrungsbreies, der chemische Abbau von Eiweißen, Fett und Kohlenhydraten zu resorbierbaren Molekülen und die eigentliche Resorption der verschiedenen Stoffe sind die Hauptaufgabe der Verdauung und werden im Wesentlichen im Dünndarm erfüllt.
Da die Aufnahme der Nahrungsbestandteile die Zerlegung in entsprechend resorptionsfähige Moleküle voraussetzt, verfügt der Organismus über einen komplexen Prozess, in dem extraintestinale, intraluminale neben intestinalen Schritten zusammenwirken, um die Resorption vor allem durch Diffusion und aktiven Transport zu gewährleisten.

Diffusion und aktiver Transport

Die Stoffaufnahme in die Darmzellen erfolgt allerdings weniger durch Diffusion als vielmehr durch aktiven Transport, indem die resorbierten Nahrungsbestandteile von den Saumzellen an das feine Kapillarnetz unter dem Epithel übertragen und von dort über die Gekrösevenen und die Pfortader zur Leber transportiert werden. Beim aktiven Transport handelt es sich um

einen energieabhängigen Aufnahmemechanismus gegen ein Konzentrationsgefälle, der durch Sauerstoffmangel, Toxine und niedrige Temperaturen schnell zum Erliegen kommt. Diese Transportform besitzt Sättigungscharakter und beruht auf Transportproteinen in der Bürstensaummembran. Von der Diffusion ausgenommen sind die langkettigen Fettsäuren, die bereits in den Saumzellen zunächst wieder zu Triglyceriden aufgebaut werden, um die Zellen dann als proteinumhüllte Tröpfchen (Chylomikonen) zu verlassen. Nachfolgend gelangen Triglyceride mit langkettigen Fettsäuren über das zentrale Lymphgefäß der Zotten in das Lymphgefäßnetz des Darms und danach über den Milchbrustgang in die Blutbahn. Dabei ist die Stoffaufnahme abhängig von dem Konzentrationsgefälle zwischen Darmlumen sowie Kapillar- und Lymphsystem.
Während langkettige Fettsäuren unmittelbar in den Blutkreislauf übergeben werden und dadurch eine von der Fettzufuhr abhängige Erhöhung des Fettspiegels verursacht wird, werden die kurzkettigen Fettsäuren der Butter über die Pfortader direkt der Leber zugeführt. Diese Zweiteilung des Transportweges ist neben weiteren Faktoren auch die Ursache für die leichte Resorption und die Verdaulichkeit von Butter im Vergleich mit anderen Fetten, die praktisch kein Wasser mehr enthalten (Tab 7-1).

Bestandteile	**Gehalt in g/ 100g Butter**	**Gehalt in g/ 100g Ghee**
Fett	8–83,7	99,7
Eiweißstoffe	0,5–0,8	0,1
Kohlenhydrate	0,7	
Wasser	14–16	0,2
Mineralstoffe	0,1	

Tab. 7-1 Zusammensetzung von Butter und Ghee

Resorptionsstörungen

Aufgrund einer gestörten Darmfunktion kann sich ein Malassimilationssyndrom entwickeln – eine Maldigestion als Verdauungsstörung, die mit einer Malabsorption als Resorptionsstörung einhergeht.
Sobald Enzymaktivitäten des Pankreas oder der Darmmukosa fehlen oder erniedrigt sind, ergibt sich zwangsläufig eine Maldigestion. Eine wesentliche Ursache für die Schädigung der beteiligten Enzyme ist dabei durch die umweltbedingten Toxine und Schwermetalle gegeben, die mit der Nahrung in den Organismus eingebracht werden. Eine Minderung der intraluminalen Konzentration der Gallensäuren bzw. eine Veränderung des Musters führen in Folge ebenfalls zu einer Änderung in der Fettaufnahme.

Zu einer Malabsorption kommt es dagegen, wenn eine Transportstörung der Resorption ohne morphologische Störungen oder eine Veränderung des Resorptionsorgans mit morphologischen Änderungen vorliegt. Dabei kann sowohl die Resorptionsmembran selbst geschädigt oder in der zur Verfügung stehenden Fläche erniedrigt sein. Auch kann der Abtransport der resorbierten Stoffe durch pathologische Veränderungen der beteiligten Strukturen behindert sein.

Auswirkungen

Wird die für die Resorption im Darm zur Verfügung stehende Membranfläche verändert, kommt es zu Störungen der Darmfunktion und somit zu einer Malabsorption. Eine solche Störung muss nicht schon morphologische Änderungen aufweisen, sondern kann allein schon durch die Abdeckung der zur Verfügung stehenden inneren Membranoberfläche bedingt sein, wie das beispielsweise von den in Sennesblättern enthaltenen Glykosiden bekannt ist.
Eine Störung des beteiligten Enzymsystems durch Schwermetalle, Toxine oder Sauerstoffmangel führt hingegen zu Änderungen des aktiven Transports und verringert die Resorption in gleicher Weise wie eine Enteritis. Dauert ein solcher Vorgang länger an, kommt es schließlich zu einem lang andauernden, mit einer Schleimhautatrophie einhergehenden Prozess. Eine Resorptionsstörung äußert sich zunächst in einer vermehrten Fettausscheidung, was sich mit einer Störung der Resynthese von Triglyceriden in der Darmwand erklären lässt. Durch einen Synthesestau in den Saumzellen verursacht, kommt es in Folge zu einer erhöhten Fettausscheidung im Stuhl.

Wirkung der ayurvedischen Lipidanwendung

Im Rahmen der *Pañcakarma*-Therapie werden nicht nur das Hautorgan, sondern insbesondere die Schleimhäute des Magen-Darm-Traktes als Ausleitungsorgan genutzt. Eine Sonderstellung besitzt deshalb die innere Ölanwendung. Die leicht erwärmte flüssige Gheephase verteilt sich nach Aufnahme zunächst einmal über die innere Oberfläche des Magen-Darm-Traktes, wo lipophile Schadstoffe die freien, zur Resorption notwendigen Membranflächen zuvor verringert haben.
Durch die Anflutung von Triglyceriden im Verdauungstrakt wird jedoch nicht nur die Sekretion angeregt, sondern es werden natürliche Kanäle und Transportphänomene unterstützt sowie lipophile Absonderungen mobilisiert und über den Verdauungstrakt ausgeschieden. Das geschieht dergestalt, dass schädigende lipophile Noxen in der eingebrachten Fettphase gelöst werden und dadurch die zur Verfügung stehende freie Membranoberfläche zur Resorption wieder vergrößert wird. Auf diese Weise wird eine zuvor bestehende

Malabsorption aufgehoben oder zumindest soweit gemindert, dass natürlich Stoffwechselwege wieder in dem notwendigen Umfang zur Verfügung stehen. Nach Ausleitung der lipophilen Schadstoffe führen weitere Maßnahmen anschließend gezielt zur Wiederherstellung und Gesundung.
Die Wirksamkeit der inneren Ölbehandlungen beruht auf der Nernst Verteilung, derzufolge lipophilen Stoffe aus den Membranen austreten und von den Oberflächen in die äußere mobile Lipidphase übertreten. Die Verhältnisse werden komplizierter, wenn sich in den beteiligten Lipidphasen zusätzlich noch verschiedene Zusammenlagerungen ergeben, was jedoch die Ausleitung der Schadstoffe zusätzlich unterstützt. Während die Ausleitung von lipophilen Schadstoffen aus dem Magen-Darm-Trakt analytisch bislang nur unzureichend zu erfassen ist, kann die Ausleitung aus dem Hautorgan im Rahmen einer *Pizhichil*-Behandlung leicht ermittelt werden. Darüber berichtete bereits Radinger, der verschiedene polychlorierte Biphenyle (PCBs) aus dem Hautorgan ausleiten und in dem Öl nach einer *Pizhichil*-Behandlung nachweisen konnte.[1]

Therapeutische Anwendungsgebiete

Śodhana – Entfernung krank machender Doṣas aus dem Organismus

Pañcakarma

Für die Vorbereitung von *Pañcakarma* werden zunächst äußere Ölbehandlungen *(Snehana)* und Schwitzkuren *(Svedana)* angewandt (☞ Kap. 5.2.1). Mit Hilfe dieser Verfahren werden bereits verschiedene *Doṣas* aus der Haut eliminiert oder aus den Geweben zum Verdauungstrakt befördert.
Zur inneren Ölanwendung *(Snehapāna)* wird Ghee eingesetzt, sofern ein *Pitta*- oder *Kapha*-Zustand vorliegt, während bei *Vāta*-Zuständen eher Sesamöl verwendet wird. Diese gezielte innere Behandlung mit natürlichen, besonders aufbereiteten Triglyceriden wird während der ersten Behandlungstage durchgeführt. Eine gleichzeitige fettarme Diät dient dazu, eine Überlastung der Saumzellen zu vermeiden, die für die Triglyceridsynthese zur Resorption von langkettigen Fettsäuren zuständig sind.

Ausleitung von Umweltschadstoffen

Der therapeutische Einsatz des Ghee ist auch sinnvoll, um die Schadstoffe auszuleiten, die mit der steigenden Umweltbelastung einhergehen. Während für eine Reihe von hydrophilen Schadstoffen wirksame Ausleitungsverfahren heute schon zur Verfügung stehen, sind für die lipophilen Belastungen spezifische Therapieformen in der konventionellen Medizin immer

[1] Erfahrungsheilkunde, 1998, S. 200–202

noch nicht bekannt. Aus diesem Grunde ist die nahrungsbedingte Belastung des Organismus mit lipophilen Stoffen von besonderer Bedeutung und eine Herausforderung für die Innere Medizin.

Durchführung

Am Abend zuvor sollte nur ein leichtes Essen eingenommen werden, damit die Verdauung vollständig abgeschlossen ist.
Die beste Einnahmezeit für das Ghee ist morgens zwischen 7.00 und 8.00 Uhr, nüchtern! Das Frühstück entfällt selbstverständlich, doch kann einige Zeit nach der Aufnahme des Ghee lauwarmes Wasser oder Ingwerwasser schluckweise getrunken werden. Auch sollte möglichst noch auf das Mittagessen verzichtet werden, um die reinigende Wirkung des Ghee, d. h. die innere Ölanwendung, zu optimieren.

Dosierung. Als Einzeldosis einer *Snehapāna*-Behandlung werden zu Beginn etwa 30 g Ghee oder Sesamöl eingesetzt, an den Folgetagen wird die Menge schrittweise bis auf etwa 50 g gesteigert.

Anwendungsdauer. Die Behandlung erfolgt mindestens an drei Tagen oder möglichst so lange, bis äußerliche Zeichen einer optimalen Ölung zu sehen sind. Dies ist auch daran zu erkennen, dass ein Widerwille gegen weitere Fette und Öle auftritt, das Hautorgan ein öliges Aussehen erhält und eine körperliche Leichtigkeit empfunden wird.

7.2 Pflanzen- und Mineralienindex

7.2.1 Einzelpflanzen und Mineralien

Abhraka	**Talk**
Āḍhakī	Cajanus cajan (Linn.) Millsp. = C. indicus Spreng.
Agaru, Aguru	Aquilaria agallocha Roxb.
Agnimantha	1. Clerodendrum phlomidis Linn.f.
	2. Premna corymbosa Rottl.
Ahiphena	Papaver somniferum Linn. **(Schlafmohn)**
Ajājī	Cuminum cyminum Linn. **(Kreuzkümmel)**
Ajamodā	Trachyspermum roxburghianum (DC.) Craib = Carum roxburghianum Benth. ex Kurz

Ajowan	Trachyspermum ammi (Linn.) Sprague = Carum copticum Benth. ex Kurz
Alant	Inula helenium
Aloe	Aloe barbadensis Mill. = Aloe vera (Linn.) Burm.
Āmalakī	Phyllanthus emblica Linn. = Emblica officinalis Gaertn.
Amlavetasa	Garcinia pedunculata Roxb. (Nordindien), Solena amplexicaulis (Lam.) Gandhi = Melothria heterophylla (Lour.) Cogn. (Südindien)
Āmra	Mangifera indica Linn. **(Mango)**
Amṛtā	Tinospora cordifolia (Willd.) Miers ex Hock. f. et Thoms.
Apāmārga	Achyranthes aspera Linn.
Āragvadha	Cassia fistula Linn.
Ārdraka	Zingiber officinale Rosc. **(frischer Ingwer)**
Arjuna	Terminalia arjuna (Roxb. ex DC.) Wight et Arn.
Arka	1. Calotropis gigantea (Linn.) R. Br.
	2. Calotropis procera (Ait.) R. Br.
Asana	Pterocarpus marsupium Roxb.
Aśoka	Saraca asoca (Roxb.) de Wild
Asthisaṃhṛta	Cissus quadrangularis Linn.
Aśvagandhā	Withania somnifera (Linn.) Dunal
Atasī	Linum usitatissimum Linn. **(Leinsamen)**
Ativiṣā	Aconitum heterophyllum Wall. ex Royle
Ātmaguptā	Mucuna pruriens (Linn.) DC.
Babbūla	Acacia nilotica (Linn.) Willd. ex Del. ssp. Indica (Benth.) Brenna = A. arabica auct. non (Lam.) Willd.
Bākucī	Psoralea corylifolia Linn.
Balā	Sida cordifolia Linn.
Bālaka	Plectranthus vettiveroides (Jacob) Singh et Sharma = Coleus vettiveroides K.C. Jacob (☞ auch Kommentar zu *Hrīvera)*
Baldrian	Valeriana officinalis Linn.

Basilikum	Ocimum basilicum Linn.
Beinwell	Symphytum officinale
Berberitze	Berberis vulgaris Linn.
Bhallātaka	Semecarpus anacardium Linn. f.
Bhaṅgā	Cannabis sativa Linn. **(Hanf)**
Bhārṅgī	Clerodendrum serratum (Linn.) Moon
Bhṛṅgarāja	Eclipta prostrata (Linn.) Linn. = E. alba (Linn.) Hassk.
Bhūnimba	Andrographis paniculata (Burm. f.) Wall. ex Nees
Bibhītaka	Terminalia bellerica (Gaertn.) Roxb.
Bījasāra	Semecarpus anacardium Linn. f.
Bilva	Aegle marmelos (Linn.) Corr.
Brāhmī	Bacopa monnieri (Linn.) Pennell = Herpestis monniera (Linn.) H. B. et K.
Brennnessel	Urica dioca
Bṛhatī	Solanum indicum Linn.
Brombeere	Rubus fructicosus
Cakramarda(ka)	Cassia tora Linn.
Campaka	Michelia champaca Linn.
Candana	Santalum album Linn. **(Sandelholz)**
Cascara-Rinde	Rhamnus purshiana DC.
Cavya	1. Piper chaba Hunter 2. Piper brachystachyum Wall
Chaparral	Larrea divaricata
Chili	Capsicum annuum Linn.
Citraka	1. Plumbago zeylanica Linn. (Nordindien) 2. Plumbago indica Linn. (Südindien)
Clematis	Clematis erecta
Coraka	Angelica glauca Edgw.
Dāḍima	Punica granatum Linn. **(Granatapfel)**
Dantī	Baliospermum montanum (Willd.) Muell.-Arg.

Dāruharidrā, Dārvī	Berberis aristata DC.
Dattelpalme	Phoenix dactylifera Linn.
Devadāru	Cedrus deodara (Roxb. ex D. Don) G. Don
Dhanvayāsa(ka)	Fagonia cretica Linn. (Nordindien)
	Tragia involucrata Linn. (Südindien)
Dhānya, Dhānyaka	Coriandrum sativum Linn. **(Koriander)**
Dhātakī	Woodfordia fruticosa (Linn.) Kurz
Dhātrī	Phyllanthus emblica Linn. = Emblica officinalis Gaertn.
Dhattūra	Datura metel Linn. **(Stechapfel)**
Drākṣā	Vitis vinifera Linn. **(Weintraube)**
Durālabhā	Fagonia cretica Linn. (Nordindien)
	Tragia involucrata Linn. (Südindien)
Dūrvā	Cynodon dactylon (Linn.) Pers.
Dustūra	Datura metel Linn. **(Stechapfel)**
Eibisch	Althaea officinalis
Eiche (Rinde)	Quercus alba
Eisenkraut	Verbena officinalis
Elā	Elettaria cardamomum Maton **(Kardamom)**
Enzian	Gentiana lutea
Eraṇḍa	Ricinus communis Linn. **(Rizinus)**
Elāvāluka	Prūnūs avium Linn.
Färberwaid	Isatis tinctoria
Fenchel	Foeniculum vulgare Mill.
Flohsamen	Plantago ovata Forssk.
Frauenschuh	Cypripedium calceolus
Gairika	**roter Ocker** oder **Porzellanerde**
Gajapippalī	Scindapsus officinalis (Roxb.) Schott
Galgant	Alpinia officinarum
Gambhārī	Gmelina arborea Roxb.
Gelbholz	Xanthoxylum fraxineum
Gelbwurz	Curcuma longa Linn.

Gewürznelke	Syzygium aromaticum (Linn.) Merrill et L. M. Perry
Ginseng	Panax ginseng
Gokṣura	Tribulus terrestris Linn.
Granthikā	Leonotis nepetaefolia R. Br.
Guḍa	Saccharum officinarum Linn. **(Zuckerrohr-Melasse)**
Guḍūcī	Tinospora cordifolia (Willd.) Miers ex Hook. f. et Thoms.
Guggulu	Commiphora mukul (Hook. ex Stocks) Engl. **(Indischer Weihrauch)**
Hareṇu	Vitex agnus-castis Linn. **(Mönchspfeffer)**
Haridrā	Curcuma longa Linn. **(Gelbwurz)**
Harītakī	Terminalia chebula Retz.
Haritāla	**Arsentrisulfid** (As_2S_3)
Helmkraut	Scutellaria laterifolia
Herzgespann	Leonurus cardiaca
Himbeere	Rubus idaeus
Hiṅgu	Ferula asafoetida Linn.
Hrīvera	Plectranthus vettiveroides (Jacob) Singh et Sharma = Coleus vettiveroides K. C. Jacob. Die meisten älteren Bestimmungsbücher identifizieren Hrīvera als *Pavonia odorata Willd.*, im Gegensatz zu neueren Werken wie das von der indischen Regierung herausgegebene „The Ayurvedic Formulary of India" und Vaidyaratnam P. S. Varier („Indian Medicinal Plants").
Ikṣu	Saccharum officinarum Linn. **(Zuckerrohr)**
Indravāruṇī	1. Citrullus colocynthis (Linn.) Schrader
	2. Cucumis trigonus Roxb.
Indrayava	Samen von *Kuṭaja*
Ingwer	Zingiber officinale Rosc.
Jambīra	Citrus limon (Linn.) Burm. f. **(Limone)**
Jambū	Syzygium cumini (Linn.) Skeels = Eugenia jambolana Lam.

Jaṭāmāṃsī, Jaṭilā	Nardostachys grandiflora DC. = N. jatamansi DC.
Jātīphala	Myristica fragrans Houtt. **(Muskatnuss)**
Jīraka	Cuminum cyminum Linn. **(Kreuzkümmel)**
Jīvaka	Microstylis muscifera Ridley
Jīvantī	Leptadenia reticulata Wight et Arn. (Nordindien)
	Holostemma ada-kodien Schultes = H. annulare (Roxb.) K. Schumn. (Südindien)
Jyotiṣmatī	Celastrus paniculatus Willd.
Kadalī	Musa paradisiaca Linn. **(Pisang)**
Kākanāsikā	Pentatropsis microphylla Wight et Arn.
Kākolī	Fritillaria roylei Hook. f.
Kalmus	Acorus calamus Linn.
Kamala	Nelumbo nucifera Gaertn. **(Indischer Lotus)**
Kāñcanāra	Bauhinia variegata Linn.
Kaṅkola	Piper cubeba Linn. f.
Kaṇṭakārī	Solanum surattense Burm. f. = S. xanthocarpum Schrad. et Wendl.
Kapittha	Limonia acidissima Linn. = Ferronia limonia (Linn.) Swingle
Kāraskara	Strychnos nux vomica Linn.
Kāravella, Kāravallī	Momordica charantia Linn.
Karavīra	Nerium oleander Linn. = N. indicum Mill. **(Oleander)**
Karcūra	Curcuma zedoaria Rosc.
Karīra	Capparis decidua (Forsk.) Edgew. **(Kapernstrauch)**
Karkaṭaśṛṅgī	Pistacia chinensis Bunge ssp. Integerrima (Steward) Rich. f. = Pistacia integerrima Steward ex Brandis
Karpūra	Cinnamomum camphora (Linn.) T. Nees et Eberm. **(Kampfer)**
Kāsanī	Cichorium intybus Linn. **(Wegwarte)**
Kāsamarda	Cassia occidentalis Linn. = Senna occidentalis Roxb.

Kasīsa	**Eisensulfat**
Kāśmarī	Gmelina arborea Roxb.
Kastūrī	Hibiscus esculentus Linn. **(Okra, Lady-fingers)**
Kaṭphala	Myrica nagi Thunb.
Kaṭukā	Picrorhiza scrophulariiflora Pennell = P. kurroa Benth.
Keśara	Mesua nagassarium (Burm. f.) Kosterm. = Mesua ferea Linn.
Khadira	Acacia catechu (Linn. f.) Willd.
Kharjūra	Phoenix dactylifera Linn. **(Dattelpalme)**
Kirātatikta(ka)	Swertia chirayta (Roxb. ex Flem.) Karsten = S. chirata (Wall.) C. B. Clarke
Klette	Arctium lappa
Königskerze	Verbascum thapsus
Krauser Ampfer	Rumex crispus Linn.
Kreuzdorn	Rhamnus catharticus
Kṛṣṇā	Piper longum Linn.
Kṛṣṇabīja	Ipomoea nil (Linn.) Roth = I. hederaceae auct. non (Linn.) Jacq.
Kṛsṇajīraka	Carum carvi Linn. **(Kümmel)**
Kṣīrakākolī	Lilium polyphyllum D. Don
Kulattha	Dolichos biflorus Linn.
Kumārī	Aloe barbadensis Mill. = A. vera (Linn.) Burm. **(Aloe)**
Kunduruṣka	Boswellia serrata Roxb. ex Colebr.
Kuṅkuma	Crocus sativus Linn. **(Safran)**
Kurkuma	Curcuma longa Linn.
Kuṭaja	Holarrhena pubescens (Buch.-Ham.) Wallich ex Don = H. antidysenterica (Roxb. ex Fleming) Wall. ex DC.
Kuṣmāṇḍa	Benincasa hispida (Thunb.) Cogn. = Benincasa cerifera Savi
Kuṣṭha	Saussurea lappa C.B. Clarke

Lajjālu	Mimosa pudica Linn.
Lākṣā	**Lack** (Das rötlich-braune, harzige Exsudat bestimmter Bäume bei Befall mit dem Insekt Tachardia Lacca)
Lāmajjaka	Cymbopogon jwarancusa Schult.
Lāṅgalī	Gloriosa superba Linn.
Laśuna	Allium sativum Linn. **(Knoblauch)**
Lavaṅga	Syzygium aromaticum (Linn.) Merrill et L.M. Perry **(Gewürznelke)**
Leinsamen	Linum usitatissimum Linn.
Limone	Citrus limon (Linn.) Burm. f.
Lodhra	Symplocos racemosa Roxb.
Löwenzahn	Taraxacum officinale Weber
Madanaphala, Madana	Catunaregum spinosa (Thunb.) Tirvengadum = Randia dumetorum (retz.) Lam. = Xeromphis spinosa (Thunb.) Keay
Madhuka	Glycyrrhiza glabra Linn. **(Süßholz)**
Madhūka	Madhuca longifolia (Koenig) MacBride = Bassia longifolia J. Koenig
Madhusnuhī	Smilax china Linn.
Mahāmedā	Polygonatum verticillatum (Linn.) All.
Mahuang	Ephedra vulgaris
Mālatī	Jasminum grandiflorum Linn.
Manaḥśilā	**Arsendisulfid**
Maṇḍūkaparṇī, Maṇḍūkī	Centella asiatica (Linn.) Urban. = Hydrocotyle asiatica Linn.
Maṇḍūra	**Eisenoxid, Rost.** Für Maṇḍūra genannte Präparate wird das Eisenoxid durch Kochen in Kuhurin gereinigt.
Mangostane	Garcinia mangostana Linn.
Mañjiṣṭhā	Rubia cordifolia Linn.
Marica	Piper nigrum Linn. **(Schwarzer Pfeffer)**
Māṣa	Vigna mungo (Linn.) Hepper = Phaseolus mungo Linn. **(Urid Dal)**

Māṣaparṇī	Teramnus labialis (Linn. f.) Sprengel (Nordindien)
	Vigna radiata (Linn.) Wilczek var. sublobata (roxb.) Verdc. = Phaseolus sublobatus Roxb. (Südindien)
Masūra	Lens culinaris Medikus **(rote Linsen)**
Mātuluṅga	Citrus medica Linn. **(Zitrone)**
Medā	Polygonatum cirrhifolium (Wall.) Royle
Meṣaśṛṅgī	Gymnema sylvestre (Retz.) R. Br.
Misī, Miśreyā	Foeniculum vulgare Mill. **(Fenchel)**
Mocarasa	Harz von Śālmalī (Bombax ceiba Linn.)
Mṛdvīkā	Vitis vinifera Linn. **(Weinrebe)**
Mṛgaśṛṅgī	Helicteres isora Linn.
Mudga	Vigna radiata (Linn.) Wilczek = Phaseolus radiatus Linn. **(Mung-Bohnen)**
Mudgaparṇī	Phaseolus trilobus Ait. (Nordindien)
	Vigna pilosa Baker (Südindien)
Mūlaka	Raphanus sativus Linn. **(Rettich)**
Muṇḍitikā	Sphaeranthus indicus Linn.
Murā	Casearia esculenta Roxb.
Mūrvā	Marsdenia tenacissima Wight et Arn.
Musalī	Chlorophytum tuberosum Baker (Nordindien)
	Curculigo orchioides Gaertn. (Südindien)
Muskatnuss	Myristica fragrans Houtt.
Mustā, Mustaka	Cyperus rotundus Linn.
Myrrhe	Commiphora myrrha (Nees) Engl.
Nāgabalā	Sida cordata (Burm. f.) Borssum = S. veronicaefolia Lam.
Nāgajihvā	Enicostemma axillare (Lam.) Raynal = E. littorale auct. non Blume
Nāgakeśara	Mesua nagassarium (Burm. f.) Kosterm. = Mesua ferea Linn.
Nāgara	Zingiber officinale Rosc. **(Ingwer)**
Neem	Azadirachta indica A. Juss.

Nīlikā	Indigofera tinctoria Linn.
Nīlotpala	Nymphaea stellata Willd.
Nimba	Azadirachta indica A. Juss. **(Neem)**
Nirguṇḍī	Vitex negundo Linn.
Niśottara	Operculina turpethum (Linn.) Silva Manso = Merremia turpethum (Linn.) G.L. Shah et R.G. Bhat = Ipomoea turpethum Br.
Nyagrodha	Ficus benghalensis Linn.
Orange	Citrus reticulata Blanco
Oregano	Origanum vulgare
Padma	Nelumbo nucifera Gaertn. **(Indischer Lotus)**
Padmaka	Prunus cerasoides D. Don
Palāṇḍu	Allium cepa Linn. **(Zwiebel)**
Palāśa	Butea monosperma (Lam.) Taub. = Butea frondosa Koenig ex Roxb.
Palmlilie	Yucca filamentosa
Papaya	Carica papaya Linn.
Pāribhadra	Erythrina indica Lam.
Parpaṭa(ka), Parpaṭī	Fumaria parviflora Lam. (Nordindien)
	Hedyotis corymbosa (Linn.) Lam. (Südindien)
Parūṣaka	Grewia asiatica Linn. (Nordindien)
	Phoenix pusilla Gaertn. (Südindien)
Pāṣāṇabheda	Bergenia ligulata (Wall.) Engl. (Nordindien)
	Rotula aquatica Lour. (Südindien)
Passionsblume	Passiflora incarnata
Pāṭalā	1. Stereospermum suaveolens DC.
	2. Stereospermum colais (Buch.-Ham. ex Dillw.) Mabberley
Pāṭhā	Cissampelos pareira Linn.
Pathyā	Terminalia chebula Retz.
Paṭola	Trichosanthes lobata Roxb.
Patra	Cinnamomum tamala (Buch.-Ham.) Nees

Pfefferminze	Mentha piperitae
Phalapūraka	Citrus medica Linn. **(Zitrone)**
Pippala	Ficus religiosa Linn.
Pippalī	Piper longum Linn.
Pītabhṛṅgā	Wedelia chinensis (Osbeck) Merrill = W. calendulacea Less
Prapauṇḍarīka	Nelumbo nucifera Gaertn. **(Indischer Lotus)**
Prasāraṇī	Paederia foetida Linn. (Nordindien)
Prasāriṇī	Merremia tridentata (Linn.) Hallier f. ssp tridentata = Ipomoea tridentata (Linn.) Roth (Südindien)
Prativiṣā	Aconitum palmatum D. Don.
Priyaṅgu	Callicarpa macrophylla Vahl
Pṛśniparṇī	Uraria picta Desv. (Nordindien)
	Desmodium gangeticum (Linn.) DC. (Südindien)
Pūga	Areca catechu Linn. **(Areca-Nuss)**
Punarnavā	Boerhaavia diffusa Linn.
Puṣkara	Inula racemosa Hook. f.
Raktacandana	Pterocarpus santalinus Linn. f.
Rāsnā	Pluchea lanceolata Oliver et Hiern. (Nordindien)
	Alpinia galanga (Linn.) Willd. (Südindien)
Ṛddhi	Habenaria edgeworthii Hook.f. ex Collett.
Reṇukā	Vitex agnus-castis Linn. **(Mönchspfeffer)**
Rhabarber	Rheum emodi Wall.
Rizinus	Ricinus communis Linn.
Rohiṣa	Cymbopogon martinii (Roxb.) Wats = Andropogon martinii Roxb.
Rohītaka	Tecomella undulata (G. Don) Seem. (Nordindien)
	Aphanamixis polystachya (Wall.) Parker = Amoora rohituka (Roxb.) Wight et Arn. (Südindien)
Rohrzucker	Saccharum officinarum Linn.

Ṛṣabhaka	Microstylis wallichii Lindl.
Sahacara	Barleria prionitis Linn. (Nordindien)
	Nilgirianthus ciliatus (Nees) Bremek. = Strobilanthes ciliatus Nees (Südindien)
Śaileyaka	**Bitumen, Asphalt**
Śāla	Shorea robusta Gaertn. f.
Śālaparṇī	Desmodium gangeticum (Linn.) DC. (Nordindien)
	Pseudarthria viscida (Linn.) Wight et Arn. (Südindien)
Śalāṭu	Aegle marmelos (Linn.) Corr.
Salbei	Salvia officinalis
Śālmalī	Bombax ceiba Linn. = Salmalia malabarica (DC.) Schott et Endlicher
Śaṇapuṣpī	Crotolaria juncea Linn., Crotolaria retusa Linn.
Śaṅkhapuṣpī	Convolvulus pluricaulis Choisy
Saptaparṇa	Alstonia scholaris (Linn.) R. Br.
Sarala	Pinus roxburghii Sargent
Śarapuṅkha	Tephrosia purpurea (Linn.) Pers.
Sārivā	Hemidesmus indicus (Linn.) R. Br. Eine Smilax-Art mit Anti-*Vāta*-Wirkrichtung wird als Wild Sarsaparilla bezeichnet, als Indian Sarsaparilla oder Country Sarsaparilla wird Hemidesmus indicus bezeichnet, die eine Anti-*Pitta*-Wirkung hat.
Sarja	Vateria indica Linn.
Sarjikakṣāra	**Natriumcarbonat**
Śarkarā	Saccharum officinarum Linn. **(Rohrzucker)**
Sarpagandhā	Rauwolfia serpentina (Linn.) Benth. ex Kurz
Śatāhvā, Śatapuṣpā	Anethum graveolens Linn. = A. sowa Roxb. ex DC.
Śatapatra	Rosa centifolia Linn.
Śaṭī, Śaṭhī	Hedychium spicatum Ham. ex Smith (Nordindien)
	Kaempferia galanga Linn. (Südindien)

Saurāṣṭrī	**Alaun** (Kalium-Aluminium-Sulfat)
Schwarzkümmel	Nigella sativa Linn.
Senna	Cassia senna Linn. = C. angustifolia Vahl
Sesam	Sesamum indicum Linn.
Śilājatu	**Bitumen, Asphalt**
Śirīṣa	Albizia lebbeck (Linn.) Benth.
Snuhī	Euphorbia ligularia Roxb. = E. neriifolia auct. non Linn.
Sonnenhut	Echinacea
Spargel	Asparagus officinalis
Spitzklette	Xanthium strumarium
Spṛkkā	Schizachyrum exile (Hochst.) Stapf.
Śṛṅgavera	Zingiber officinale Rosc. **(Ingwer)**
Śṛṅgī	Pistacia chinensis Bunge ssp. Integerrima (Steward) Rich. f. = Pistacia integerrima Steward ex Brandis
Sthauṇeya	Als Substitut für diese nicht zu identifizierende Pflanze: Taxus baccata Linn.
Sthūlailā	Amomum subulatum Roxb. **(„großer Kardamom")**
Storchschnabel	Geranium maculatum
Süßholz	Glycyrrhiza glabra Linn.
Sumpfiris	Iris versicolor
Śuṇṭhī	Zingiber officinale Rosc. **(Ingwer)**
Svarṇakṣīrī	Euphorbia thomsoniana Boiss.
Svarṇamākṣika	**Kupferpyrit**
Svarṇapatrī	Cassia senna Linn. = C. angustifolia Vahl
Śyāmā, Śyāmalā	Cryptoleptis buchanani Roem. et Schult. (Nordindien)
	Ichnocarpus frutescens (Linn.) R. Br. (Südindien)
Śyonāka	Oroxylum indicum (Linn.) Benth. ex Kurz
Tagara	Valeriana jatamansi Jones = V. wallichii DC.
Tālīśa	Abies spectabilis (D. Don) Mirb. = A. webbiana Lindl.

Tāmalakī	Phyllantus amarus Schum. et Thonn. = P. niruri Linn.
Tamarinde	Tamarindus indica Linn.
Ṭaṅgana, Taṅkaṇa	**Borax**
Tejapatra	Cinnamomum tamala (Buch.-Ham.) Nees
Tejovatī	Xanthoxylum armatum DC. = X. alatum Roxb.
Teufelskralle	Harpagophytum procumbens
Thymian	Thymus vulgaris
Tila	Sesamum indicum Linn. **(Sesam)**
Tintiḍīka	Tamarindus indica Linn. **(Tamarinde)**
Traubensilberkerze	Cimicifuga racemosa
Trāyamāṇā	Gentiana kuroo Royle
Trivṛt, Trivṛtā	Operculina turpethum (Linn.) Silva Manso
Tulasī	Ocimum tenuiflorum Linn. = O. sanctum Linn.
Turuṣka	Liquidamber orientalis Mill.
Tuvaraka	Hydnocarpus laurifolia (Dennst.) Sleumer = H. wightiana Bl.
Tvak	Cinnamomum verum Presl. **(Zimt)**
Upakuñcikā	Nigella sativa Linn. **(Schwarzkümmel)**
Uśīra	Vetiveria zizanioides (Linn.) Nash = Andropogon muricatus Retz.
Utpala	Nymphaea stellata Willd.
Vacā	Acorus calamus Linn. **(Kalmus)**
Vaṃśa	Bambusa arundinacea (Retz) Willd. **(Bambus)**
Vaṃśarocanā	die kristallinen Verdichtungen des **Bambusmarks**
Vanaharidrā	Curcuma aromatica Salisb. **(Wilde Gelbwurz)**
Vaṅga	Zinn (Sn)
Varāhī	Dioscorea bulbifera Linn.
Varuṇa	Crataeva magna (Lour.) DC. = C. nurvala Buch.-Ham.
Vāsā, Vāśā, Vāsaka	Justicia beddomei (Clarke) Bennet = Adhatoda beddomei C. B. Clarke = Adhatoda vasika Nees
Vetra	Calamus rotang Linn. **(Rattan)**

Viḍaṅga	Embelia ribes Burm. f.
Vidārī	Pueraria tuberosa DC.
Viṣa	Commiphora myrrha (Nees) Engl. **(Myrrhe)**
Viśālā	Citrullus colocynthis (Linn.) Schrader
Vogelmiere	Stellaria media
Vṛddhadāru	Ipomoea petaloidea Choisy (Nordindien) Argyreia nervosa (Burm. f.) Boj. (Südindien)
Vṛddhikā	Habenaria intermedia D. Don
Vṛkṣāmla	Garcinia indica Chois. (Nordindien) Garcinia gummi-gutta (Linn.) Robs. (Südindien)
Wacholder	Juniperus communis
Walnuss	Juglans regia
Weintraube	Vitis vinifera Linn.
Weißdorn	Crataegus oxyacantha
Weiße Seerose	Nymphaea alba Linn.
Yams	Dioscorea batatas
Yaśada	Zink (Zn)
Yaṣṭīmadhu	Glycyrrhiza glabra Linn. **(Süßholz)**
Yava	Hordeum vulgare Linn. **(Gerste)**
Yavakṣāra	Natriumnitrat, **Salpeter**
Yavānī, Yavānikā	Trachyspermum ammi (Linn.) Sprague = Carum copticum Benth. ex Kurz **(Ajowan)**
Yavāṣa (ka)	Alhagi pseudalhagi (Bieb.) Desv.
Yukka	Yucca filamentosa
Zimt	Cinnamomum verum Presl.
Zuckerrohr	Saccharum officinarum Linn.

7.2.2 Rezepturen und Medikamente

Abhayāriṣṭa	Abhayā (= Harītakī), Mṛdvīkā, Viḍaṅga, Madhūka-Blüten, Gokṣura, Trivṛtā, Dhānya, Dhātakī, Indravāruṇī, Cavya, Miśreyā, Śuṇṭhī, Dantī, Mocarasa, Guḍa (AFI S. 3)
Abhraka-bhasma	gebrannter Talk
Aṇu-taila	Jīvantī, Balā, Devadāru, Mustā, Tvak, Uśīra, Sārivā, Candana, Dārvī, Madhuka, Aguru, Śatāvarī, Kamala, Bilva, Utpala, Bṛhatī, Kaṇṭakārī, Rāsnā, Śālaparṇī, Pṛśniparṇī, Viḍaṅga, Patra, Elā, Reṇukā, Ziegenmilch, Sesamöl (AFI S. 102)
Aravindāsava	Aravinda (=roter Kamala), Uśīra, Kāśmarī, Nīlotpala, Mañjiṣṭhā, Elā, Balā, Jaṭāmāṃsī, Mustā, Sārivā, Harītakī, Bibhītaka, Vacā, Āmalakī, Śaṭhī, Śyāmā, Nīlikā, Paṭola, Parpaṭa, Arjuna, Madhūka, Madhuka, Murā, Drākṣā, Dhātakī, Śarkarā, Honig (AFI S. 5)
Arjuna-ghṛta	Arjuna, Ghee (Vśs S. 69)
Arjunāriṣṭa	Arjuna-Rinde, Drākṣā, Madhūka-Blüten, Dhātakī, Guḍa (AFI S. 11: Pārthādyariṣṭa)
Ārogyavardhinī-guṭikā	**Quecksilber,** Schwefel, Lauha-bhasma, Abhraka-bhasma, Tāmra-bhasma, Harītakī, Bibhītaka, Āmalakī, Śilājatu, Guggulu, Citraka, Kaṭukā, Nimba (AFI S. 204). Da die Originalrezeptur Quecksilber enthält, ist von der Anwendung abzuraten. Euroved bietet unter der Bezeichnung Bai 50 (Ārogyavardhinī-vaṭī super plus) ein Ersatzpräparat an, das frei von Metallen ist
Aśokāriṣṭa	Aśoka, Dhātakī, Ajājī, Mustaka, Śuṇṭhī, Dārvī, Utpala, Harītakī, Bibhītaka, Āmalakī, Āmra-Kern, Jīraka, Vāsā, Candana, Guḍa (AFI S. 5)
Aśvagandhāriṣṭa	Aśvagandhā, Musalī, Mañjiṣṭhā, Harītakī, Haridrā, Dāruharidrā, Madhuka, Rāsnā, Vidārī, Arjuna, Mustaka, Trivṛt, Sārivā, Śyāmā, Candana, Raktacandana, Vacā, Citraka, Dhātakī, Śuṇṭhī, Marica, Pippalī, Tvak, Elā, Patra, Priyaṅgu, Nāgakeśara, Honig (AFI S. 6)

Avipattikāra-cūrṇa	Śuṇṭhī, Marica, Pippalī, Harītakī, Bibhītaka, Āmalakī, Mustā, Viḍaṅga, Elā, Patra, Trivṛt, Śarkarā, verschiedene Salzarten (AFI S. 87)
Ayucid	Āmalakī, Yaṣṭīmadhu
Babbūlādyariṣṭa	Babbūla, Dhātakī, Kṛṣṇā, Jātīphala, Kaṅkola, Tvak, Elā, Keśara, Lavaṅga, Marica, Guḍa (Bhaiṣ.-Rat., Atisārādhikāra)
Balāriṣṭa	Balā, Aśvagandhā, Dhātakī, Kṣīrakākolī, Eraṇḍa, Rāsnā, Elā, Prasāraṇī, Lavaṅga, Uśīra, Gokṣura, Guḍa (AFI S. 12)
Balā-taila	Balā, Guḍūcī, Rāsnā, Śaṭhī, Sarala, Devadāru, Elā, Mañjiṣṭhā, Agaru, Candana, Padmaka, Atibalā, Mustā, Mudgaparṇī, Māṣaparṇī, Hareṇu, Yaṣṭīmadhu, Tulasī, Ṛṣabhaka, Jīvaka, Palāśa, Kastūrī, Nīlikā, Jātīphala, Spṛkka, Kuṅkuma, Kaṭphala, Hrīvera, Tvak, Kunduruṣka, Karpūra, Turuṣka, Lavaṅga, Kaṅkola, Kuṣṭha, Jaṭāmāṃsī, Priyaṅgu, Sthauṇeya, Tagara, Rohiṣa, Vacā, Madana, Nāgakeśara, Sauerrahm, Ziegenmilch, saurer Reisschleim, Zuckerrohr-Saft, Sesamöl (AFI S. 112)
Bhārṅgyādi-kvātha	Bhārṅgī, Mustā, Parpaṭī, Dhānya, Yavāṣa, Śuṇṭhī, Bhūnimba, Kuṣṭha, Pippalī, Bṛhatī, Guḍūcī (AFI S. 50)
Bhāskara-lavaṇa	Pippalī, Pippalī-Wurzel, Dhānyaka, Kṛṣṇajīraka, Patra, Tālīśa, Keśara, Marica, Ajājī, Śuṇṭhī, Tvak, Elā, Dāḍima, Amlavetasa, verschiedene Salzarten (Vśs S. 748)
Bhṛṅgarāja-taila	Bhṛṅgarāja, Mañjiṣṭhā, Padmaka, Lodhra, Candana, Gairika, Balā, Haridrā, Dāruharidrā, Keśara, Priyaṅgu, Yaṣṭīmadhu, Prapauṇḍarīka, Sārivā, Sesamöl (AFI S. 115)
Bhūnimbādi-kaṣāya	Bhūnimba, Vāsā, Kaṭukā, Paṭola, *Triphalā,* Candana, Nimba (Sahas. S. 78)
Bilvādi-cūrṇa	Bilva, Dāruharidrā, Tvak, Hrīvera, Durālabhā (CaS Ci. 19.52)
Bilva-taila	Bilva, Urin, Sesamöl (Vśs S. 980)
Brahma-rasāyana	Pathyā, Dhātrī, Bilva, Śyonāka, Gambhārī, Pāṭalā, Agnimantha, Śālaparṇī, Pṛśniparṇī,

	Bṛhatī, Kaṇṭakārī, Gokṣura, Balā, Punarnavā, Eraṇḍa, Māṣaparṇī, Mudgaparṇī, Śatāvarī, Medā, Jīvantī, Jīvaka, Ṛṣabhaka, Śālī, Śara, Darbha, Ikṣu, Tvak, Elā, Mustā, Haridrā, Pippalī, Agaru, Candana, Maṇḍūkaparṇī, Nāgakeśara, Śaṅkhapuṣpī, Vacā, Yaṣṭīmadhu, Viḍaṅga, raffinierter Zucker, Ghee, Sesamöl, Honig (AFI S. 35)
Bṛhat-pañcamūla	Die „fünf großen Wurzeln“: Bilva, Śyonāka, Gambhārī, Pāṭalā, Agnimantha (Vśs S. 628)
Candanabalālākṣādi-taila	Raktacandana, Balā-Wurzel, Lākṣā, Lāmajjaka, Candana, Uśīra, Madhuka, Śatapuṣpā, Kaṭukā, Devadāru, Haridrā, Kuṣṭha, Mañjiṣṭhā, Aguru, Hrīvera, Aśvagandhā, Balā, Dārvī, Mūrvā, Mustā, Mūlaka, Elā, Tvak, Nāgakeśara, Rāsnā, Śaṭhī, Campaka, Asana, Sārivā, Salz, Milch, Sesamöl (AFI S. 106)
Candanādi-lauha	Raktacandana, Hrīvera, Pāṭhā, Uśīra, Pippalī, Harītakī, Śuṇṭhī, Utpala, Dhātrī, Mustā, Citraka, Viḍaṅga, *Lauha-bhasma* (AFI S. 224)
Candanādi-taila	Candana, Hrīvera, Haridrā, Yaṣṭīmadhu, Śilājatu, Padmaka, Mañjiṣṭhā, Sarala, Devadāru, Śaṭī, Elā, Mālatī, Keśara, Patra, Bilva, Uśīra, Kaṅkola, Raktacandana, Mustā, Haridrā, Dāruharidrā, Sārivā, Kaṭukā, Lavaṅga, Aguru, Kuṅkuma, Tvak, Hareṇu, Nalikā, Lākṣā, Sauermilch, Sesamöl (AFI S. 105)
Candanāsava	Candana, Hrīvera, Mustā, Gambhārī, Nīlotpala, Priyaṅgu, Padmaka, Lodhra, Mañjiṣṭhā, Raktacandana, Pāṭhā, Kirātatikta, Nyagrodha, Pippalī, Śaṭhī, Parpaṭa, Madhuka, Rāsnā, Paṭola, Kāñcanāra, Āmra, Mocarasa, Dhātakī, Drākṣā, Śarkarā, Guḍa (AFI S. 9)
Candraprabhā-vaṭī	Karpūra, Vacā, Mustā, Bhūnimba, Guḍūcī, Devadāru, Haridrā, Ativiṣā, Dārvī, Pippalī-Wurzel, Citraka, Dhānyaka, Harītakī, Bibhītaka, Āmalakī, Cavya, Viḍaṅga, Gajapippalī, Śuṇṭhī, Marica, Pippalī, *Svarṇamākṣika-bhasma,* YavaKṣāra, Sarjikakṣāra, Trivṛt, Dantī, TejaPatra, Tvak, Elā, Vaṃśarocanā, *Lauha-Bhasma,* Śilājatu, Guggulu, Śarkarā, verschiedene Salzarten (AFI S. 146)

Citrakādi-guṭikā	Citraka, Pippalī-Wurzel, Yavakṣāra, Sarjikakṣāra, Śuṇṭhī, Marica, Pippalī, Hiṅgu, Ajamodā, Cavya, Mātuluṅga, Dāḍima, verschiedene Salzsorten (AFI S. 147)
Cyavanaprāśa	Bilva, Agnimantha, Śyonāka, Gambhārī, Pāṭalā, Balā, Śālaparṇī, Pṛśniparṇī, Mudgaparṇī, Māṣaparṇī, Pippalī, Gokṣura, Bṛhatī, Kaṇṭakārī, Śṛṅgī, Tāmalakī, Drākṣā, Jīvantī, Puṣkara, Agaru, Harītakī, Guḍūcī, Ṛddhi, Jīvaka, Ṛṣabhaka, Śatī, Mustā, Punarnavā, Medā, Elā, Candana, Utpala, Vidārī, Vāsā-Wurzel, Kākolī, Kākanāsikā, Āmalakī, Vaṃśarocanā, Tvak, Patra, Nāgakeśara, Śarkarā, Ghee, Sesamöl, Honig (AFI S. 31)
Dāḍimādi-ghṛta	Dāḍima, Dhānya, Citraka, Śṛṅgavera, Pippalī, Ghee (AFI S. 72)
Daśamūla	Bilva, Śyoṇāka, Gambhārī, Pāṭalā, Agnimantha, Śālaparṇī, Pṛśniparṇī, Bṛhatī, Kaṇṭakārī, Gokṣura (Vśs S. 537)
Daśamūlāriṣṭa	Bilva, Śyoṇāka, Gambhārī, Pāṭalā, Agnimantha, Śālaparṇī, Pṛśniparṇī, Bṛhatī, Kaṇṭakārī, Gokṣura, Citraka, Puṣkara-Wurzel, Lodhra, Guḍūcī, Dhātrī, Durālabhā, Khadira, Bījasāra, Pathyā, Kuṣṭha, Mañjiṣṭhā, Devadāru, Viḍaṅga, Madhuka, Bhārṅgī, Kapittha, Bibhītaka, Punarnavā, Cavya, Jaṭāmāṃsī, Priyaṅgu, Śārivā, Kṛṣṇajīraka, Trivṛtā, Reṇukā, Rāsnā, Pippalī, Pūga, Śaṭhī, Haridrā, Śatapuṣpā, Padmaka, Nāgakeśara, Mustā, Indrayava, Śṛṅgī, Jīvaka, Ṛṣabhaka, Medā, Mahāmedā, Kākolī, Kṣīrakākolī, Ṛddhi, Vṛddhikā, Drākṣā, Dhātakī, Kaṅkola, Hrīvera, Candana, Jātīphala, Lavaṅga, Tvak, Elā, Tejapatra, Kastūrī, Guḍa, Honig (AFI S. 10)
Daśāṅga-lepa	Śirīṣa, Yaṣṭīmadhu, Tagara, Raktacandana, Elā, Jaṭāmāṃsī, Haridrā, Dāruharidrā, Kuṣṭha, Hrīvera, Ghee (AFI S. 137)
Devadārv-ariṣṭa	Devadāru, Vāsā, Mañjiṣṭhā, Indrayava, Dantī, Tagara, Haridrā, Dāruharidrā, Rāsnā, Viḍaṅga, Mustā, Śirīṣa, Khadira, Arjuna, Yavānī, Kuṭaja, Candana, Guḍūcī, Kaṭukā, Citraka, Dhātakī, Śuṇṭhī, Marica, Pippalī, Tvak, Elā, Patra, Priyaṅgu, Nāgakeśara, Honig (AFI S. 11)

Dhātrī-lauha	Dhātrī, Eisenpulver, Yaṣṭīmadhu, Amṛtā (AFI S. 224)
Drākṣāriṣṭa	Drākṣā, Tvak, Elā, Patra, Keśara, Priyaṅgu, Marica, Kṛṣṇā, Viḍaṅga, Dhātakī, Guḍa (AFI S. 11)
Drākṣā-ghṛta	Drākṣā, altes Ghee (Sahas. S. 313)
Gaṅgādhara-cūrṇa	Mustā, Śyoṇāka, Śuṇṭhī, Dhātakī-Blüten, Lodhra, Bālaka, Śalāṭu, Mocarasa, Pāṭhā, Indrayava, Kuṭaja, Tvak, Āmra-Samen, Varāhī-Knolle, Ativiṣā (Vśs S. 348)
Gokṣurādi-guggulu	Gokṣura, Guggulu, Śuṇṭhī, Marica, Pippalī, Harītakī, Bibhītaka, Āmalakī, Mustā (AFI S. 57)
Guḍūcyādi-taila	Guḍūcī, Candana, Uśīra, Kuṣṭha, Mustā, Sārivā, Āmalakī, Utpala, Milch, Sesamöl (Sahas. S. 254)
Hiṅgvaṣṭaka-cūrṇa	Śuṇṭhī, Marica, Pippalī, Ajamodā, Jīraka, Kṛṣṇajīraka, Hiṅgu, Steinsalz (AFI S. 95)
Jīrakāriṣṭa	Jīraka, Dhātakī, Śuṇṭhī, Jātīphala, Mustaka, Tvak, Elā, Patra, Nāgakeśara, Yavānikā, Kaṅkola, Lavaṅga, Guḍa (AFI S. 9)
Kabz-Har	Crotolaria juncea (Śaṇapuṣpī), Zingiber officinale (Śuṇṭhī), Foeniculum vulgare (Misī), Embelia ribes (Viḍaṅga), Ipomoea hederacea (Kṛṣṇabīja), Terminalia chebula (Harītakī), Ipomoea turpethum (Niśottara), Trachyspermum ammi (Yavānī), verschiedene Salzarten (Euroved-Produkt)
Kaiśora-guggulu	Guggulu, Harītakī, Bibhītaka, Āmalakī, Guḍūcī, Śuṇṭhī, Marica, Pippalī, Vidaṅga, Trivṛt, Dantī, Ghee (AFI S. 57)
Kāmadugha	Gairika, Guḍūcī
Kanakāsava	Kanaka (= Dhattūra), Vāsā, Madhuka, Pippalī, Kaṇṭakārī, Nāgakeśara, Śuṇṭhī, Bhārṅgī, Tālīśa, Dhātakī, Drākṣā, Śarkarā, Honig (AFI S. 7)
Kāñcanāra-guggulu	Kāñcanāra, Harītakī, Bibhītaka, Āmalakī, Śuṇṭhī, Marica, Pippalī, Varuṇa, Elā, Tvak, Patra, Guggulu (AFI S. 57)
Kaṅkāyana-vaṭī	Śaṭī, Puṣkara, Dantī, Citraka, Āḍhakī, Śuṇṭhī, Vacā, Trivṛt, Hiṅgu, Yavakṣāra, Amlavetasa, Yavānī, Jīraka, Marica, Dhānyaka, Upakuñcikā, Ajamodā, Mātuluṅga (AFI S. 144)

Kaṇṭakāry-avaleha	Kaṇṭakārī, Guḍūcī, Cavya, Citraka, Mustā, Karkaṭaśṛṅgī, Śuṇṭhī, Marica, Pippalī, Dhanvayāsaka, Bhārṅgī, Śaṭhī, Vaṃśarocanā, Śarkarā, Ghee, Sesamöl, Honig (AFI S. 28)
Kasamrit Herbal	Ficus religiosa (Pippala), Zingiber officinale (Śuṇṭhī), Cyperus rotundus (Mustā), Solanum xanthocarpum (Kaṇṭakārī), Ocimum sanctum (Tulasī), Abies webbiana (Tālīśa), Piper nigrum (Marica), Cinnamomum zeylanicum (Tvak), Achyranthes aspera (Apāmārga), Clerodendron phlomides (Agnimantha), Acorus calamus (Vacā), Adhatoda vasica (Vāsā), Borax (Taṅgana), Valeriana wallichii (Tagara), Zucker, Natriumbenzoat
Kasīsādi-taila	Kasīsa, Pippalī, Śuṇṭhī, Kuṣṭha, Lāṅgalī, Pāṣāṇabheda, Karavīra, Dantī, Viḍaṅga, Citraka, Haritāla, Manaḥśilā, Svarṇakṣīrī, Snuhī, Arka, Steinsalz, Kuhurin, Sesamöl (AFI S. 103)
Khadirādi-guṭikā	Khadira, Puṣkara, Śṛṅgī, Kaṭphala, Bhārṅgī, Harītakī, Lavaṅga, Śuṇṭhī, Marica, Pippalī, Ativiṣā, Kṛṣṇajīraka, Yavāṣaka, Amṛtā, Bṛhatī, Kaṇṭakārī, Bibhītaka, Dāḍima, Babbūla, Vāsā (AFI S. 145)
Khadirāriṣṭa	Khadira, Devadāru, Bākucī, Dārvī, Harītakī, Bibhītaka, Āmalakī, Dhātakī, Kaṅkola, Nāgakeśara, Jātīphala, Lavaṅga, Elā, Tvak, Patra, Pippalī, Śarkarā, Honig (AFI S. 8)
Kṣīrabalā-taila	Balā, Milch, Sesamöl (AFI S. 104)
Kumāryāsava	Kumārī, Harītakī, Dhātakī, Jātīphala, Lavaṅga, Kaṅkola, Kabābaka, Jaṭilā, Cavya, Citraka, Karkaṭaśṛṅgī, Bibhītaka, Puṣkara-Wurzel, *Tāmra-bhasma, Lauha-bhasma,* Guḍa, Honig (AFI S. 8)
Kūṣmāṇḍaka-rasāyana	Kūṣmāṇḍa, Pippalī, Śuṇṭhī, Jīraka, Tvak, Elā, Patra, Marica, Dhānya, Śarkarā, Ghee, Honig (AFI S. 29)
Kuṭajāriṣṭa	Kuṭaja-Wurzel, Mṛdvīkā, Madhūka-Blüten, Kāśmarī, Dhātakī, Guḍa (AFI S. 7)
Kuṭajāvaleha	Kuṭaja-Rinde, Dāruharidrā, Mocarasa, Śuṇṭhī, Marica, Pippalī, Harītakī, Bibhītaka, Āmalakī, Lajjālu, Citraka, Pāṭhā, Bilva, Indrayava, Vacā,

	Bhallātaka, Prativiṣā, Viḍaṅga, Bālaka (AFI S. 28f)
Lākṣā-guggulu	Lākṣā, Asthisaṃhṛta, Arjuna, Aśvagandhā, Nāgabalā, Guggulu (AFI S. 59)
Lauha-bhasma	Eisenpulver wird auf spezielle Weise gebrannt
Lavaṅgādi-vaṭī	Lavaṅga, Marica, Bibhītaka, Khadira, Babbūla (AFI S. 152)
Lohāsava	Eisenpulver, Śuṇṭhī, Marica, Pippalī, Harītakī, Bibhītaka, Āmalakī, Yavānikā, Vidaṅga, Mustaka, Citraka, Dhātakī, Honig, Guḍa (AFI S. 15)
Mahāmaricādi-taila	Marica, Trivṛt, Devadāru, Haridrā, Dāruharidrā, Jaṭāmāṃsī, Kuṣṭha, Candana, Viśālā, Karavīra, Haritāla, Manaḥśilā, Citraka, Lāṅgalī, Viḍaṅga, Cakramardaka, Śirīṣa, Kuṭaja, Nimba, Saptaparṇa, Snuhī, Amṛtā, Āragvadha, Karañja, Mustā, Khadira, Pippalī, Vacā, Jyotiṣmatī, Viṣa, Milch, Kuhdung, Kuhurin, Sesamöl (Vśs S. 787)
Mahāmāṣa-taila	Bilva, Śyoṇāka, Gambhārī, Pāṭalā, Agnimantha, Śālaparṇī, Pṛśniparṇī, Bṛhatī, Kaṇṭakārī, Gokṣura, Māṣa, Aśvagandhā, Śaṭhī, Devadāru, Balā, Rāsnā, Prasāriṇī, Kuṣṭha, Parūṣaka, Bhārṅgī, Vidārī, Punarnavā, Mātuluṅga, Ajājī, Śatapuṣpā, Śatāvarī, Pippalī, Citraka, Jīvantī, Kākolī, Kṣīrakākolī, Medā, Mahāmedā, Mudgaparṇī, Māṣaparṇī, Jīvaka, Ṛṣabhaka, Madhuka, Steinsalz, Sesamöl (Sahas. 282f)
Mahārāsnādi-kaṣāya	Rāsnā, Dhanvayāsa, Balā, Eraṇḍa, Devadāru, Śaṭhī, Vacā, Vāsaka, Nāgara, Pathyā, Cavya, Mustā, Punarnavā, Guḍūcī, Vṛddhadāru, Śatapuṣpā, Gokṣura, Aśvagandhā, Ativiṣā, Āragvadha, Śatāvarī, Pippalī, Sahacara, Dhānyaka, Kaṇṭakārī, Bṛhatī (Sahas. S. 80)
Mahātikta-ghṛta	Saptaparṇa, Ativiṣā, Āragvadha, Kaṭukā, Pāṭhā, Mustā, Uśīra, Harītakī, Bibhītaka, Āmalakī, Paṭola, Nimba, Parpaṭaka, Dhanvayāsa, Raktacandana, Pippalī, Gajapippalī, Padmaka, Haridrā, Dāruharidrā, Vacā, Viśālā, Śatāvarī, Sārivā, Śyāmalā, Indrayava, Vāsā, Mūrvā, Amṛtā, Kirātatikta, Yaṣṭīmadhu, Trāyamāṇā, Ghee (AFI S. 78)

Mahātriphalādya-ghṛta	Triphalā, Bhṛṅgarāja, Vāsā, Śatāvarī, Guḍūcī, Āmalakī, Pippalī, Drākṣā, Harītakī, Bibhītaka, Nīlotpala, Madhuka, Kṣīrakākolī, Kaṇṭakārī, Śarkarā, Ghee, Ziegenmilch (AFI S. 78)
Maṇḍūra-bhasma	speziell zubereitetes Eisenoxid (Rost)
Maṇḍūra-vaṭaka	Svarṇamākṣika, Dārvī, Cavya, Granthikā, Devadāru, Nāgara, Marica, Pippalī, Citraka, Viḍaṅga, Harītakī, Dhātrī, Bibhītaka, *Maṇḍūra,* Kuhurin (AFI S. 197)
Mṛgaśṛṅga-bhasma	Asche vom Hirschgeweih
Mauktikā-bhasma	auf spezielle Art gebrannte Perlen (wörtl.: „Perlenasche")
Memorax	Convolvulus microphyllus (Śaṅkhapuṣpī), Herpestis monniera (Brāhmī), Withania somnifera (Aśvagandhā), Glycyrrhiza glabra (Madhuka), Rauwolfia serpentina (Sarpagandhā), Myristica fragrans (Jātīphala), Coral leaves, (Euroved-Produkt)
Muktāśukti-bhasma	auf spezielle Weise gebrannte Austernschale
Nāgārjunābhra	Abhraka, Presssaft von Arjuna (Vśs S. 599)
Nārāyaṇa-taila	Bilva, Agnimantha, Śyonāka, Pāṭalā, Pāribhadra, Prasāraṇī, Aśvagandhā, Bṛhatī, Kaṇṭakārī, Balā, Atibalā, Gokṣura, Punarnavā, Śatapuṣpā, Devadāru, Jaṭāmāṃsī, Śaileyaka, Vacā, Candana, Tagara, Kuṣṭha, Elā, Śālaparṇī, Pṛśniparṇī, Mudgaparṇī, Māṣaparṇī, Rāsnā, Salz, Kuhmilch, Sesamöl (AFI S. 108f)
Navāyasa-lauha	Śuṇṭhī, Marica, Pippalī, Harītakī, Bibhītaka, Āmalakī, Mustā, Viḍaṅga, Citraka, *Lauha-bhasma,* Ghee, Honig (Bhaiṣ.-Rat. pāṇḍukāmalādhikāra)
Pañcatikta-ghṛta	Nimba, Paṭola, Kaṇṭakārī, Guḍūcī, Vāsaka, Harītakī, Bibhītaka, Āmalakī, Ghee (AFI S. 75)
Pañcatikta-guggulu-ghṛta	Nimba, Amṛtā, Vāsā, Paṭola, Kaṇṭakārī, Pāṭhā, Viḍaṅga, Devadāru, Gajapippalī, Yava, Sarjikṣāra, Nāgara, Haridrā, Misī, Cavya, Kuṣṭha, Tejovatī, Marica, Kuṭaja, Yavānī, Citraka, Kaṭukā, Bhallātaka, Vacā, Rāsnā, Mañjiṣṭhā, Ativiṣā, Guggulu, Ghee (AFI S. 75)

Pāribhadra-taila	Nimba, Sesamöl
Parpaṭaka-kaṣāya	Parpaṭa, Honig (Sahas. S. 61)
Piṇḍa-taila	Mañjiṣṭhā, Sarja, Sārivā, Bienenwachs, Sesamöl (AFI S. 110)
Pippaly-āsava	Pippalī, Marica, Cavya, Haridrā, Citraka, Mustā, Viḍaṅga, Pūga, Lodhra, Pāṭhā, Dhātrī, Elāvāluka, Uśīra, Candana, Kuṣṭha, Lavaṅga, Tagara, Jaṭāmāṃsī, Tvak, Elā, Patra, Priyaṅgu, Nāgakeśara, Drākṣā, Dhātakī, Guḍa (AFI S. 11f)
Pravāla-bhasma	auf spezielle Weise gebrannter Korallenkalk
Punarnavādi-maṇḍūra	Punarnavā, Trivṛt, Śuṇṭhī, Marica, Pippalī, Viḍaṅga, Devadāru, Citraka, Kuṣṭha, Haridrā, Dāruharidrā, Harītakī, Bibhītaka, Āmalakī, Dantī, Cavya, Kaliṅga (= Kuṭaja), Pippalī-Wurzel, Mustā, Maṇḍūra, Kuhurin (AFI S. 197)
Punarnavādi-taila	Punarnavā, Pathyā, Buttermilch, Sesamöl (PK S. 135)
Rasāyana-cūrṇa	Āmalakī, Gokṣura, Guḍūcī (MIP S. 104)
Rāsnā-Guggulu	Rāsnā, Guggulu, Ghee (Vśs S. 894)
Rhuma Oil	Rhizinus communis (Eraṇḍa), Datura alba (Dhattūra), Withania somnifera (Aśvagandhā), Asparagus racemosa (Śatāvarī), Curcuma aromatica (Vanaharidrā), Strychnos nux-vomica (Kāraskara), Cinnamomum camphora (Karpūra), Terpentinöl, Sesamöl, weitere unbenannte Bestandteile, (Euroved-Produkt)
Rohītaka-lauha	Rohītaka, Śuṇṭhī, Marica, Pippalī, Harītakī, Bibhītaka, Āmalakī, Mustā, Citraka, Viḍaṅga, *Lauha-bhasma* (AFI S. 225)
Rohītakāriṣṭa	Rohītaka, Dhātakī, Pippalī, Pippalī-Wurzel, Cavya, Citraka, Śuṇṭhī, Tvak, Elā, Patra, Harītakī, Bibhītaka, Āmalakī, Guḍa (AFI S. 15)
Ṣaḍaṅga-jala	Mustā, Candana, Śuṇṭhī, Hrīvera, Parpaṭa, Uśīra (AFI S. 52)
Ṣaḍbindu-taila	Bhṛṅgarāja, Eraṇḍa, Tagara, Śatāhvā, Jīvantī, Rāsnā, Viḍaṅga, Yaṣṭīmadhu, Śuṇṭhī, Salz, Ziegenmilch, Sesamöl (AFI S. 120)
Sahacarādi-taila	Sahacara, *Daśamūla,* Śatāvarī, Uśīra, Kuṣṭha, Candana, Elā, Spṛkkā, Hrīvera, Śilājatu,

	Mañjiṣṭhā, Agaru, Devadāru, Coraka, Misī, Turuṣka, Tagara, Milch, Sesamöl (AFI S. 121)
Saindhavādi-taila	Arka, Marica, Citraka, Bhṛṅgarāja, Haridrā, Dāruharidrā, Salz, Sesamöl (AFI S. 121)
Śaṅkha-bhasma	wörtl.: Muschelasche. Muschelkalk wird in einem aufwändigen Prozess gebrannt
Saptāmṛta-lauha	Madhuka, Harītakī, Bibhītaka, Āmalakī, *Lauhabhasma,* Ghee, Honig (AFI S. 226)
Sārasvatāriṣṭa	Brāhmī, Śatāvarī, Vidārī, Harītakī, Uśīra, Ārdraka, Misī, Dhātakī, Hareṇu, Trivṛtā, Pippalī, Lavaṅga, Vacā, Kuṣṭha, Aśvagandhā, Bibhītaka, Amṛtā, Elā, Viḍaṅga, Tvak, Svarṇapatra, Śarkarā, Honig (AFI S. 16)
Sārivādy-āsava	Sārivā, Mustaka, Lodhra, Nyagrodha, Pippala, Śaṭī, Padmaka, Hrīvera, Pāṭhā, Dhātrī, Guḍūcī, Uśīra, Candana, Raktacandana, Yavānī, Kaṭukā, Patra, Sthūlailā, Elā, Kuṣṭha, Svarṇapatrī, Harītakī, Dhātakī, Drākṣā, Guḍa (AFI S. 17)
Śatadhauta-ghṛta	Ghee wird zusammen mit Wasser gekocht, bis das Wasser verkocht ist. Dieser Prozess wird hundertmal wiederholt. (Vśs S. 1021)
Śatāvarī-ghṛta	1. Milch, Ghee und Śatāvarī zusammen kochen. Zusammen mit Zucker, Honig und Pippalī als Aphrodisiakum einnehmen. (Nad. S. 154)
	2. Śatāvarī, Dāḍima, Tintiḍīka, Kākolī, Medā, Vidārī und Phalapūraka zusammen mit Milch und Ghee kochen. Anzuwenden bei Husten, Fieber, Verstopfung *(Ānāha),* Darmkoliken *(Vibandha-śūla)* und Blutungen *(Raktapitta)* (Sahas. S. 334)
Śatāvarī-maṇḍūra	*Maṇḍūra,* Śatāvarī, Joghurt, Milch, Ghee (Vśs S. 1023)
Sitopalādi-cūrṇa	Sitopalā (= Śarkarā) Vaṃśarocanā, Pippalī, Elā, Tvak (AFI S. 94)
Surakta strong	Hemidesmus indicus (Sārivā), Cassia angustifolia (Svarṇapatrī), Rheum emodi (Rhabarber), Operculinum turpethum (Trivṛt), *Triphalā,* Cassia fistula (Āragvadha), Andrographis paniculata (Bhūnimba), Swertia chirayta (Kirātatikta), Ti-

	nospora cordifolia (Guḍūcī), Azadirachta indica (Nimba), Smilax officinalis, Smilax china (Madhusnuhī), Sphaeranthus indicus (Muṇḍitikā), Rubia cordifolia (Mañjiṣṭhā), Berberis aristata (Dārvī), Ajuga bracteosa, Cassia occidentalis (Kāsamarda), Acacia catechu (Khadira), Bauhinia tomentosa (Kāñcanāra), Curcuma longa (Haridrā), Pterocarpus santalinus (Raktacandana), (Euroved-Produkt)
Svarṇamākṣika-bhasma	Auf spezielle Weise gebranntes Kupferpyrit
Tālīsādya-cūrṇa	Tālīśa, Marica, Śuṇṭhī, Pippalī, Vaṃśarocanā, Sthūlailā, Tvak, Śarkarā (AFI S. 89)
Tāmra-bhasma	Auf spezielle Weise gebranntes Kupfer-Pulver
Tāpyādi-cūrṇa	Tāpya (= Svarṇamākṣika), Śilājatu, *Maṇḍūra,* Citraka, Harītakī, Bibhītaka, Āmalakī, Śuṇṭhī, Marica, Pippalī, Viḍaṅga, Śarkarā, Honig (Ah Ci 16.20ff)
Tiktaka-ghṛta	Paṭola, Nimba, Kaṭukā, Dārvī, Pāṭhā, Durālabhā, Parpaṭī, Trāyamāṇā, Mustā, Bhūnimba, Indrayava, Pippalī, Candana, Ghee (AFI S. 70)
Trikaṭu-cūrṇa	Pippalī, Marica, Śuṇṭhī (AFI S. 89)
Triphalā-cūrṇa	Pathyā, Bibhītaka, Dhātrī (AFI S. 89)
Triphalā-guggulu	Harītakī, Bibhītaka, Āmalakī, Pippalī, Guggulu (AFI S. 58)
Vaikrānta-bhasma	Auf spezielle Art gebranntes Turmalin-Pulver
Vajra-kṣāra	Salz, *Yavanāla-bhasma,* Taṅkaṇa, Sarja, Arka, Snuhī, Śuṇṭhī, Marica, Pippalī, Harītakī (AFI S. 132)
Vāsāriṣṭa	Vāsaka, Dhātakī, Elā, Tvak, Patra, Keśara, Kaṅkola, Śuṇṭhī, Marica, Pippalī, Hrīvera, Guḍa (AFI S. 15)
Vāsāharītaky-avaleha	Vāsā, Harītakī, Pippalī, Tvak, Patra, Elā, Keśara, Śarkarā (MIP S. 129f)
Vāsāvaleha	Vāsaka, Pippalī, Śarkarā, Ghee, Honig (AFI S. 37)
Viṣagarbha-taila	Nirguṇḍī, Pītabhṛṅgā, Dhattūra, Vacā, Kuṣṭha, Jyotiṣmatī, Kaṭphala, Ativiṣā, Kuhurin, Sesamöl (MIP S. 135)

Wintergreen-Öl	Ätherisches Öl aus den Blättern von Gaultheria fragrantissima Wall.
Yavanāla-bhasma	Asche von Hordeum vulgare Linn.
Yavanāla-kṣāra	Ätzmittel aus *Yavanāla-bhasma* und Wasser
Yogarāja-guggulu	Citraka, Pippalī, Yavānī, Upakuñcikā, Viḍaṅga, Ajamodā, Jīraka, Devadāru, Cavya, Elā, Kuṣṭha, Rāsnā, Gokṣura, Dhānyaka, Harītakī, Bibhītaka, Āmalakī, Mustaka, Śuṇṭhī, Marica, Pippalī, Tvak, Uśīra, Yavakṣāra, Tālīśa, Patra, Guggulu, Ghee, Salz (AFI S. 58f)

Abkürzungen aus den Rezepturen

AFI	The Ayurvedic Formulary of India Part 1. Government of India Press, Delhi 1978
Ah	Aṣṭāṅgahṛdaya-Saṃhitā
Bhaiṣ.Rat.	Bhaiṣajya Ratnāvalī
CaS	Caraka-Saṃhitā
MIP	Kaviraj Har Swaroop Sharma: A Manual of Indian Pharmacopoeia. Unjha Ayurvedic Pharmacy, Ahmedabad 1939
Nad	Nadkarni, A.K.: Dr. K.M. Nadkarni's Indian Materia Medica. Second Reprint of Third Revised and Enlarged Edition. Popular Prakashan, Bombay 1982
Sahas	Sahasrayoga. Yugāntar Prakāśan, Delhi 1990
Vśs	Umeśachandra Gupta Kaviratna: Vaidyaka-śabdasindhu. Neue überarbeitete Auflage. Calcutta 1914

7.2.3 Ayurvedische Kombinationspräparate

Über Euroved (☞ 7.3.3) erhältliche Produkte

Traditioneller Name der Rezeptur	Dosierung	Darreichungs-form	Produkt
Abhayāriṣṭa	375 ml	Kräuterwein	Bai 52
Ayucid	25 g	Tabletten	Bai 47
Āmalakī Rasayana	70 g	Tabletten	Bai 33
Arjunāriṣṭa	375 ml	Kräuterwein	Bai 40
Ārogyavardhinī-vaṭī super plus (Originalrezeptur quecksilberhaltig!)	30 g	Tabletten	Bai 50
Aravindāsava	100 ml	Kräuterwein	Bai 27
Aśokāriṣṭa	375 ml	Kräuterwein	Bai 13
Aśvagandhā-Extrakt			Bai 80
Aśvagandhāriṣṭa	375 ml	Kräuterwein	Bai 32
Balāriṣṭa	375 ml	Kräuterwein	Bai 83
Brāhmī-ghṛta	100 ml	Ghee-Zubereitung	Bai 54
Candana-balā-lākṣādi-taila		Öl	Bai 86
Candraprabhā-vaṭī	40 g/36	Tabletten	Bai 24
Citrakādi-guṭikā	40 g	Tabletten	Bai 01
Cyavanaprāśa (+ Safran)		Mus	Bai 05
Daśamūlāriṣṭa	375 ml	Kräuterwein	Bai 59
Dhātrī-lauha	10 g	Tabletten	Bai 03
Gokṣurādi-guggulu	40 g	Tabletten	Bai 46
Isabgol (= Flohsamen)	100 g	Puder	Bai 07
Kabz Har	70 g	Granulat	Bai 06
Kaiśora-guggulu	40 g	Tabletten	Bai 44
Kāñcanāra-guggulu	40 g	Tabletten	Bai 45
Kaṅkāyana-vatī	30 g	Tabletten	Bai 67
Kasamrita Ayurveda	100 ml	Liquid	Bai 34
Ṣaḍbindu-taila	15 ml	Öl	Bai 62
Khadirādi-guṭikā	12,5 g	Tabletten	Bai 38
Khadirāriṣṭa	375 ml	Kräuterwein	Bai 69
Kuṭajāriṣṭa	250 ml	Kräuterwein	Bai 70
Lākṣā-guggulu	40 g	Tabletten	Bai 58

Traditioneller Name der Rezeptur	Dosierung	Darreichungs-form	Produkt
Lohāsava	200 ml	Kräuterwein	Bai 81
Bhṛngarāja-taila	100 ml	Öl	Bai 61
Mahātriphalādya-ghṛta	100 g	Ghee-Zubereitung	Bai 51
Memorax	30 g	Tabletten	Bai 15
Neem Vaṭī (Nimba)	50 g	Tabletten	Bai 10
Niruri B (Tāmalakī)	40 g	Tabletten	Bai 41
Pañcatikta-guggulu-ghṛta	100 ml	Ghee-Zubereitung	Bai 65
Sarpagandhā	30 g	Tabletten	Bai 14
Sārasvatāriṣṭa	375 ml	Kräuterwein	Bai 84
Śatāvarī	50 g	Tabletten	Bai 39
Śilājit (= Śilājatu)	20 g	Tabletten	Bai 25
Surakta strong	200 ml	Liquid	Bai 02
Triphalā-cūrṇa	70 g	Tabletten	Bai 35
Triphalā-guggulu	40 g	Tabletten	Bai 16
Trikaṭu	30 g	Tabletten	Bai 17
Vāsāriṣṭa	375 ml	Kräuterwein	Bai 82
Yogarāja-guggulu	40 g	Tabletten	Bai 43

7.3 Literatur und Informationen

7.3.1 Verwendete und weiterführende Literatur

Sanskrittexte und ihre Übersetzung

Aṣṭānga-Hridaya. A Compendium of the ayurvedic system, composed by Vāgbhaṭa with the Commentaries 'Sarvā gasundarā' of Arunadatta and ‚Āyurvedarasāyana' of Hemādri collated by Annā Moreśwar Kunte and Krisṇa Rāmchandra Sāstrī Navre. Hrsg: Bhiṣagāchārya Hariśāstrī Parādkar Vaid. Reprinted (Krishnadas Ayurveda Series 4). Vārāṇasī 1995

Bhishagratna, Kaviraj Kunjalal Bhishagratna: An English Translation of the Suśruta-Saṃhitā. Based on Original Sanskrit Text with a Full and Comprehensive Introduction, Additional Texts, Different Readings, Notes, Comparative Views, Index, Glossary and Plates in Three Volumes. (Chowkhamba Sanskrit Studies Vol. XXX) Chowkhamba Sanskrit Series, Third Edition. Vārāṇasī 1981

Charakasaṃhitā by Agniveśa, Revised by Charaka and Dṛiḍhabala with the Āyurveda-Dīpikā Commentary of Chakrapāṇidatta, edited by Vaidya Jādavji Trikamji Āchārya. 3rd edition, Bombay 1941

Hilgenberg, Luise; Kirfel, Willibald: Vāgbhaṭa's Aṣṭāṅgahṛdayasaṃhitā. Ein altindisches Lehrbuch der Heilkunde. Aus dem Sanskrit ins Deutsche übertragen mit Einleitung, Anmerkungen und Indices. E. J. Brill. Leiden 1941

Meulenbeld, Gerrit Jan: The Mādhavanidāna and its Chief Commentary. Chapters 1–10, Introduction, Translation and Notes. E. J. Brill, Leiden 1974

Murthy, K.R. Srikanta: Mādhavanidānam (Roga Viniścaya) of Mādhavakara. (A Treatise on Āyurveda) Text with English Translation, Criticqal Introduction and Appendix. (Jaikrishnadas Ayurveda Series No. 69) Chaukhamba Orientalia. Second Edition Varanasi 1995

Murthy, K.R. Srikanta: Śārṅgadhara-Saṃhitā (A Treatise on Āyurveda) Translated into English. (Jaikrishnadas Ayurveda Series No. 58) Chaukhamba Orientalia. Second Edition Varanasi 1995

Nāḍī-Parīkṣā. Rāvaṇakṛta Nāḍī-Parīkṣā ‚Vaidyaprabhā' Bhāṣāṭīkā samupetā, kommentiert von Indradeva Tripaṭhī, 3. Auflage (Chaukhambha Orientalia Jayakṛṣṇadāsa Āyurveda Granthamālā 3) Vārāṇasī 1987

Nāḍī-Vijñāna. Maharṣikaṇāda-kṛtam Nāḍī-Vijñānam ‚Vidyotinī' Bhāṣāṭīkā samupetā, kommentiert von Indradeva Tripaṭhī, 3. Auflage (Chaukhambha Orientalia; Jayakṛṣṇadāsa Āyurveda Granthamālā 2). Vārāṇasī 1987

Miśra, Tārāśaṃkar: Nāḍī-Darśana. Nachdruck der 5. korrigierten Auflage (Vārāṇasī 1993), Dillī (Delhi) 1995 (Motilal Banarsidas)

Rāy, Nimāi & Tripāṭh, Pareś: Biśikhora prathama adhyāya. Āyurvvedya chātropayog 2. Auflage. Kalikātā (Calcutta) 1993

Singhal G. D. et al. (trans.): Ancient Indian Surgery (Suśruta Saṃhitā). 10 vols. Singhal Publications, Varanasi 1972–1993

Sharmā, P.V.: Rogī-parīkṣā-vidhi. 4. Auflage (Chaukhambha Bharati Academy; V. Ayurveda Series 4). Vārāṇasī 1995

Sharma, Ram Karan; Dash, Bhagwan: Agniveśa's Caraka-Saṃhitā. Text with English Translation & Critical Exposition. Based on Cakrapāṇidatta's Āyurvedadīpikā. 4 Vols. (Chowkhamba Sanskrit Studies Vol. XCIV). Chowkhamba Sanskrit Series Office. Varanasi 1997

Shukla, Vidyadhar: Āyurvedīya Vikṛti Vijñāna. 4. Auflage (Chaukhamba Sanskrit Pratishthan; Vrajajīvana Āyurvijñāna Granthamālā 5). Delhi 1997

Sushrutasaṃhitā of Sushruta with the Nibandhasangraha Commentary of Shri Dalhaṇāchārya. Hrsg: Jādavji Trikumji Āchārya. Reprint (Chaukhamba Surbharati Prakashan, The Chaukhamba Ayurvijnan Granthamala 42) Vārāṇasī 1994.

Upādhyāya, Govinda Prasāda: Āyurvedīya rogī-roga parīkṣā paddhati. 1. Auflage (Caukhambā Surabhāratī Prakāśana; Caukhambā Āyurvijñāna Granthamālā 56). Vārāṇasī 1997

Yogaratnākara with ‚Vidyotinī' Hindī Commentary by Vaidya Lakṣmīpati Sāstrī. Hrsg: Bhiṣagratna Brahmaśakar Sāstrī. 5. Auflage (The Kashi Sanskrit Series 160). Vārāṇasī 1993

Kapitel 1 und 2

Bhardwaj, Arya: Ayurveda for the western mind. Centre for Study on Research on Alternative Medicine. New Delhi, 1999

Dash, Bhagwan: Fundamentals of Ayurvedic Medicine. Konark Publishers, New Delhi, 1995

Durant, Will: Kulturgeschichte der Menschheit. Der alte Orient und Indien. Ullstein, München 1983

Frawley, David: Vom Geist des Ayurveda. Windpferd-Verlag, 1999

Mylius, Klaus: Geschichte der altindischen Literatur. Die 3000jährige Entwicklung der religiös-philosophischen, belletristischen und wissenschaftlichen Literatur Indiens von den Veden bis zur Etablierung des Islam. Scherz, München 1988

Mylius, Klaus.: Älteste indische Dichtung und Prosa. Vedische Hymnen, Legenden, Zauberlieder, philosophische und ritualistische Lehren. 3. Aufl., Edition Erata, Leipzig 2002

Ranade, Subhash: Ayurveda – Wesen und Methodik. Haug, Heidelberg, 1994

Rhyner, Hans-H.: Ayurveda. Das Praxis Handbuch. Urania, Neuhausen, Schweiz 1997

Svoboda, Robert; Lade, Arnie: Ayurveda und traditionelle chinesische Medizin. Die beiden ältesten Heilsysteme im Vergleich. O. W. Barth München, 2002

Tola, Fernando; Dragonetti, Carmen: The Yogasutras of Patanjali. On concentration of mind. Motilal Banarsidass Publishers, Delhi, 1987

Zysk, Kenneth G.: Asceticism and Healing in Ancient India. Medicine in the Buddhist Monastery. Oxford University Press. New York, Oxford 1991

Kapitel 3

Savnur, H. V.: Ayurvedic Materia Medica with Principles of Pharmacology & Therapeutics. Sri Garib Dass Oriental Series No. 26, Sri Satguru Publications, Reprint Edition Delhi 1988

Seal, Bajendranath: The Positive Sciences of the Ancient Hindus. Moti Lal Banarsi Dass. Delhi, Varanasi, Patna 1958

Svoboda, Robert E.: Prakruti. Your Ayurvedic Constitution. First Indian Edition. Motilal Banarsidass, Delhi 1994

Kapitel 4

Srikantamurthy, K. R.: Clinical Methods in Ayurveda. 1. Auflage (Chaukhambha Orientalia; Jaikrishnadas Ayurveda Series No. 42. Varanasi 1983

Srikanta Murthy, K. R.: Doctrines of Pathology in Āyurveda. 4. Auflage (Chaukhambha Orientalia; Vidyavilas Ayurveda Series No. 3.) Vārāṇasī/ Delhi 1987

Upadhyay, Govind Prasad: The Science of Pulse Examination in Ayurveda. (Indian Medical Science Series No. 57) Sri Satguru Publications, Delhi 1997

Kapitel 5

Frawley, David: Das große Ayurveda-Heilungsbuch. Prinzipien und Praxis. Droemer/Knaur, München 2001

Frawley, David; Lad, Vasant: Die Ayurveda Pflanzenheilkunde. Windpferd, Aitrang 2000

Lad, Vasant: Selbstheilung mit Ayurveda. O. W. Barth, Bern, 1999

Lele, Avinash; Ranade, Subhash; Qutab, Abbas: Pancha-Karma and Ayurvedic Massage. International Academy of Ayurved, Pune, 1997

Sabnis, Nicky S., Kühn-Sabnis, G.: Sanft abnehmen mit Ayurveda. Gräfe und Unzer, München 2002

Verma, Vinod: Gesundheit durch Yoga und Ayurveda. Patanjalis Yoga-Sutras und ihre Anwendung auf Ayurveda. Urania, Neuhausen, Schweiz, 1998

Verma, Vinod: Das Ayurveda Programm für jeden Tag. Nymphenburger, München, 2002

Tierra, M.: Westliche Kräuter in TCM und Ayurveda. Urban & Fischer, München 2001

Zoller, Andrea; Nordwig, Hellmuth: Heilpflanzen der Ayurvedischen Medizin. Ein praktisches Handbuch. Haug, Heidelberg 1997

Kapitel 6

Aṣṭāṅgahṛdaya-Saṃhitā (☞ „Sanskrittexte und ihre Übersetzungen")

Behnke, Karl-Heinz: Rezepturen und Heilpflanzen der ayurvedischen Medizin. Verzeichnis für Ärzte und Therapeuten. Sonntag, Stuttgart 2002

Caraka-Saṃhitā (☞ „Sanskrittexte und ihre Übersetzungen")

Dandekar, Govin: Mit Ayurveda Hepatitis heilen. Haug-Verlag, Heidelberg, 1998

Kapitel 7

Mitra, N. N. (Hrsg.) Bhaiṣajya Ratnāvalī. Motilal Banarsidass, Delhi 1962

Nadkarni, A. K.: Dr. K. M. Nadkarni's Indian Materia Medica. Second Reprint of Third Revised and Enlarged Edition. Popular Prakashan, Bombay 1982

Sahasrayoga. Yugāntar Prakāśan, Delhi 1990

The Ayurvedic Formulary of India Part 1. Government of India Press, Delhi 1978

Umeśachandram Gupta Kaviratna: Vaidyaka-śabdasindhu. Neue überarbeitete Auflage. Calcutta 1914

Warrier, P. K.; Nambiar, V. P. K.; Ramankutty, C. [Ed.]: Indian Medicinal Plants. A Compendium of 500 Species. 5 Volumes. Orient Longman, Madras 1994–1996

7.3.2 Zeitschriften und Internet-Adressen

Zeitschriften

Light on Ayurveda. (Hrsg.) Jen Ryder. E-Mail: jenryder@attbi.com
Ayulink. (Hrsg.) Dr. Prerak Shah. E-Mail: ayulink@hotmail.com
Ayurveda for you. (Hrsg.) Shashikant Patwardhan. E-Mail: www.ayurveda-foryou.com

Internet-Adressen

International Academy of Ayurveda. Chairman-Prof. Subhash Ranade. 367 Sahakar Nagar 1, Pune 411,009, Internet: www.ayurved-int.com
Shri Baidyanath Bhavan Ltd. 1 Gupta Lane, Kolkatta, 700,006. Managing Director: Mr. R. K. Sharma; Internet: www.allayurveda.com
Ayurveda webline, Dr. Prashant Sawant. 8 Greenfield, Raikar Road, Mahim, Mumbai; Internet: www.ayurvedwebline.com
Sudarshan Chikitsalayam. Dr. B. G. Gokullan. Ernakulam, Kerala Ernakulam, Kerala; Internet: www.netrafoundation.org
Dr. K. Anilkumar. Kerala Ayurveda Pharmacy, Alwayee, Kerala;
Internet: www.kapl-ayur.com
Planet saffron group. Worli, Mumbai, Internet: www.safronsoul.com

7.3.3 Bezugsadressen

Deutschland

Bastei Apotheke, Karl-Theodor-Str. 38, 80803 München.
Internet:www.basteiapotheke.de; E-mail: fo@basteiapotheke.de

Euroved Gesellschaft zur Verbreitung internationaler Heilweisen mbH Ayurveda Produkte, Beratung und intern. Vertrieb, In den Forstwiesen 27, 56745 Bell. Tel: 0 26 52/52 77 55. Fax: 0 26 52/52 77 63.
Internet: www.euroved. com; E-Mail: euroved.com

Firma Wellments. Ayurvedische Öle mit einheimischen Heilpflanzen. Internet: www.wellments.com

Laxmi FoodsNicky Sitaram Sabnis. Versand ayurvedischer Gewürze und Mischungen. Hochriesstr. 4, 83253 Rimsting. Tel.: 0 80 51/30 95 51;
Fax. 0 80 51/30 95 52. Internet www.laxmifoods.de

Dr. E. P. Jeevan und H. Seegebarth. Raiffeisenstr. 23, 90427 Nürnberg. Tel.: 09 11/3 21 88 89. Internet: www.ayurveda-care.de

Kräuter Schulte, Schloßstr. 7, 76593 Gernsbach. Tel.: 072 24/38 76; Fax: 072 24/6 84 34

SEVA Akademie, Schleißheimer Straße 22, 81479 München. Tel: 089/7 90 46 80. Internet: www. ayurveda-seva.de; E-Mail: info@ ayurveda-seva.de.

Österreich, Italien

Firma Cura Marketing GmbH, Holzgasse 18, A-1020 Innsbruck. Tel. 0043/ (0)512/ 26 26 76-33; Fax: 0043 /(0)512/26 26 76-20

Firma Magister Doskar. Apotheke und Großhändler für pharm. Produkte, Schottenring 14, A-1010 Wien. Tel.: 0043 /(0)1/53 53 72 40; Fax: 0043 (0)1/5 35 37 24 24; E-mail: info@doskar.at

Prodotti Ayurvedici, Via Balbi 33/29, 16126 Genua. Tel.: 00 39/0 10/275 85 07; Internet: www.joytinat.it; E-Mail: info@joytinat.it

7.3.4 Ausbildungsadressen

Deutschland

Akademie für Ayurveda, Kaiserstr. 66, 76133 Karlsruhe. Tel.: 07 21/35 45 99-0, Internet: www.interspa-ayurveda.de

Ayurveda-Care. Dr. E. P. Jeevan und H. Seegebarth, Raiffeisenstr. 23, 90427 Nürnberg. Tel.: 09 11/321 88 89; Internet: www.ayurveda-care.de

Euroved Gesellschaft zur Verbreitung internationaler Heilweisen mbH, Ayurveda Produkte, Beratung und intern. Vertrieb. In den Forstwiesen 27, 56745 Bell. Tel: 0 26 52/ 52 77-6 (7); Fax: 0 26 52/52 77 63; Internet: www.euroved.com; E-Mail info@euroved

Laxmi Foods & Ayurvedahaus „Annapurna“. Nicky Sitaram Sabnis & Gabriele Kühn-Sabnis. Ayurvedische Kochkurse auf der Fraueninsel, Seminare mit indischen Ärzten, Hochriesstr. 4, 83253 Rimsting. Tel. 08051/309551; Fax: 08051/309552; Internet: www. laxmifoods.de; E-Mail: gabnic.laxmi@t-online.de

Mahindra-Institut, Forsthausstr. 6, 63633 Birstein. Tel: 0 60 54/9 13 10. Internet: www.mahindra-institut.de

SEVA Akademie, Schleißheimer Straße 22, 81479 München.
Tel: 089/7904680; Internet: www.ayurveda-seva.de

Sigma-institute GbR, Buddenstr. 22, 48143 Münster. Tel.: 0251/4 84 08 99; Internet: www.sigma-institute.de

Europa

Ateneo Veda Vyasa, Yoga Sadhana; 17041 Altare, (I) Savona.
Tel. und Fax: 00 39/0 19/58 48 38 ; E-Mail: ashram@tnt.it

Ayurveda Fachinstitut Anemonya, Burggasse 117, A-1070 Wien.
Tel: 00 43/ (0)1/4 05 55 87; Fax: 0043/(0)1/4 05 01 39;
E-Mail: ayurveda@newsclub.at

East West College of Herbalism, Mrs. Pratibha, Hartswood. Hartsfield, (UK) Sussex. Tel.: 00 44/ (0) 13 42/82 23 12

European Institute of Vedic sciences, Atreya Smith, (F) 30170 Monoblet; Internet: www.atreya.com

Foundation for Health, Zana Kiesner, Bellotiego 1, Warszwa.
Tel: 00 48/(0) 22/6 36 34 01; Internet: www.osrodekpomocyzdrowiu.com

Massageschule Bergler GmbH, Elisabethstr. 17–19, A-8010 Graz:
Tel.: 00 43/ (0)3 16/38 10 71; Internet: www.massageschule.at;
E-mail: info@massageschule.at

Samkhya Ayurveda Organization, Mr. Chandrashekhar Monsanto, Gerard Daostraat 17-2, (NL) Amsterdam, 1072 VJ. Tel.: 00 31/(0) 84/2 21 15 62

School of Ayurvedic Culture, Banys 98, La Garriga, (ES) 08530 Barcelona. Internet: www.ayurveda-internacional.com

SKA Ayurveda, Lisa Querimit, Via Binda 16/ b, (I) Milano.
Tel: 00 39/02/89 12 19 59

USA

American Ayurvedic Association, 719 Olde Hickory Rd., (USA) Lancaster, PA, 17601. Internet: www.ayurvedic/association.org

American Institute of Vedic Studies, Dr. David Frawley, P.O. Box 8357, 1710 River Road, (USA) Santa Fe, N.M. 87504. Tel: 0 01/5 05/9 83 93 85.
Internet: www.vedanet.com/

Ayurveda Institute, Dr. Vasant Lad, 11311 Nenaul Blvd.NE, (USA) Albuquerque NM. Internet: www.ayurveda.com

Ayurveda Institute of American, Dr. Jay Apte. 5499-C, New Park Mall Rd. (USA) Newark, CA, 94404. Internet: www.aiayu.com

Ayurvedic Academy, Dr. Vivek Shanbhag, 819 NE 65 th Street, (USA) Seattle, WA, 98177. Internet: www.ayurvedaonline.com

California College of Ayurveda, Marc Halpern, Grass valley, (USA) Sacramento, CA. Internet: www.californiacollege.com

California Association of Ayurvedic Medicine.
Internet: www.ayurveda-caam.org/

New England Institute of Ayurvedic Medicine, 11 Elm Street, Suite 103–105, (USA) Worcester MA 01609. Tel.: 001/508/7 75 37 44.
E-mail: ayurveda@hotmail.com

Indien

International Academy of Ayurveda, Prof. Subhash Ranade, 367 Sahakar Nagar 1, (Indien) Pune 411,009. Tel./Fax: 00 91/(0)20/4 22 44 27.
Internet: www.ayurved-int.com

7.3.5 Kliniken und Ärzte

Deutschland

Dr. Chopra, Habichtswald-Klinik, Wigandstr. 1, 34131 Kassel.
Tel.: 05 61/31 08 99

Dr. Rajsekhar Kumaran, Neue Wicker Klinik, Ludwigstr. 41, 61231 Bad Nauheim. Tel.: 0 60 32/9 99-128(129)

Veda-Klinik (ab Ende 2004), 75328 Schömberg Charlottenhöhe,
Internet: www.vedaconsulting.de

Dr. Jürgen Heckmann, Uhlandstr. 4, 77654 Offenburg. Tel.: 07 81/ 94 855 13

Dr. Dandekar und Dr. M. Dixit, Halbinselstraße, 88142 Wasserburg/Bodensee. Tel: 0 83 82/99 81 91; Internet: www.bifan.de

Dr. E.P. Jeevan und H. Seegebarth, Raiffeisenstr. 23, 90427 Nürnberg.
Tel: 09 11/ 321 88 89; Internet: www.ayurveda-care.de

Dr. K. Gramminger, In den Forstwiesen 27, 56745 Bell; Tel: 0 26 52/52 77 55

Schweiz, Österreich, Italien

Dr. P. V. Rai, Nord 28, CH 9428 Walzenhausen. Tel.: 00 41/(0)71/8 88 08 08

Ayurveda Praxis Dr. Hans H. Rhyner, Bergstrasse 8, CH-9100 Hersiau. Tel.: 00 41/(0)71/3 50 16 60; Internet: www.ayurved.ch;
E-Mail: dr.rhyner@bluewin.ch

Adressenverzeichnis Schweiz ist anzufordern bei der SAA Swiss Ayurveda Association. Tel.: 0041/(0)31/3 31 28 69; Internet: www.gesund.ch.

Adressenverzeichnis Österreich ist anzufordern unter www.naturgesund.at

Marina Genzini Angeli, Via de Gasperi 17, (I) 28041 Arona NO;
E-mail: marco.angeli10@tin.it

Register

A

B

G

H

I

J

K

L

M

N

T

U